U0226856

## 循证研究方法与实践丛书

# 《系统评价/Meta分析在基础医学领域的应用》编委会


**总主编** 杨克虎

**主　编** 马　彬

**副主编** 曾宪涛　张天嵩　赵　霏

**编　委**（按姓氏笔划排序）

马　彬（兰州大学）
邝心颖（香港中文大学）
田金徽（兰州大学）
冯　硕（北京市中医研究所）
邢　丹（北京大学人民医院）
刘雅莉（首都医科大学附属北京儿童医院）
李　博（首都医科大学附属北京中医医院）
李朝霞（甘肃省第二人民医院）
张天嵩（复旦大学附属静安区中心医院）
张菊霞（甘肃省人民医院）
杨克虎（兰州大学）
陈　昊（南京中医药大学）
陈耀龙（兰州大学）
肖　政（遵义医学院附属医院）
拜争刚（南京理工大学）
胡　晶（北京市中医研究所）
赵　霏（西北民族大学）
耿劲松（南通大学）
黄玉珊（井冈山大学）
曾宪涛（武汉大学中南医院）

**秘　书** 张　婷

# 系统评价/Meta分析
## 在基础医学领域的应用

马　彬　主编

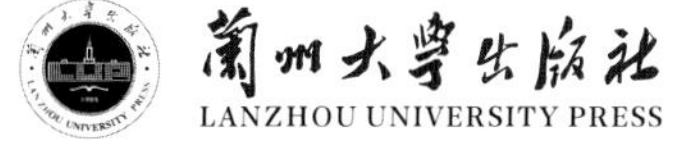

图书在版编目（CIP）数据

系统评价/Meta分析在基础医学领域的应用 / 马彬主编. -- 兰州 : 兰州大学出版社, 2018.4
ISBN 978-7-311-05341-3

Ⅰ. ①系… Ⅱ. ①马… Ⅲ. ①卫生统计－统计分析 Ⅳ. ①R195

中国版本图书馆CIP数据核字(2018)第072572号

责任编辑　郝可伟
封面设计　郇　海

书　　名　系统评价/Meta分析在基础医学领域的应用
作　　者　马　彬　主编
出版发行　兰州大学出版社　(地址:兰州市天水南路222号　730000)
电　　话　0931-8912613(总编办公室)　0931-8617156(营销中心)
　　　　　0931-8914298(读者服务部)
网　　址　http://press.lzu.edu.cn
电子信箱　press@lzu.edu.cn
印　　刷　甘肃新华印刷厂
开　　本　710 mm×1020 mm　1/16
印　　张　24.25(插页4)
字　　数　419千
版　　次　2018年4月第1版
印　　次　2018年4月第1次印刷
书　　号　ISBN 978-7-311-05341-3
定　　价　48.00元

# 前　言

兰州大学循证医学中心创建于2005年，是全国较早开展循证医学教育与研究的机构之一，目前拥有两个省级重点实验室（甘肃省循证医学与临床转化重点实验室；甘肃省智慧医疗工程实验室）、两个国际中心（世界卫生组织指南实施与知识转化合作中心；GRADE中国中心）。在走过的十二个春秋里，先后获得过国家教学成果二等奖、甘肃省医学科技特等奖和甘肃省科技进步一等奖，科研成果陆续发表在《The Lancet》《JAMA》《The BMJ》《Annals of Internal Medicine》等国际顶级期刊。在开展循证医学教学和研究工作的同时，我们一直特别重视循证医学相关教材和专著的编写和翻译，这不仅仅是我们“向一流学习，做一流研究，出一流成果”的奠基之举，也是推动循证医学知识传播、普及和交流的重要途径和手段。目前，已经主编出版的有国家“十一五”、“十二五”和“十三五”规划教材《循证医学》《生物医学信息检索与利用》《卫生信息检索与利用》以及《中西医结合诊疗指南制定手册》《世界卫生组织指南制定手册》和《治疗的真相》等教材和译著。自2008年起，我们开始策划编写“循证研究方法与实践系列丛书”，第一本《系统评价指导手册》于2009年成稿，2010年正式出版。此后，陆续主编出版了《诊断试验准确性系统评价/Meta分析指导手册》《网状Meta分析方法与实践》和《GRADE在系统评价和实践指南中的应用》等书，受到读者的广泛好评。《系统评价/Meta分析在基础医学领域的应用》就是这一系列丛书的第五种。

从Cochrane协作网创始人Iain Chalmers爵士发表第一篇系统评价/Meta分析至今已近30年，系统评价/Meta分析这一证据研究方法得到了广泛的应用和空前的发展。近年来这种研究方法也越来越多地应用于基础医学领域。由于基础医学研究方法及特点与临床医学研究存在一定的区别，相应的系统评价/Meta分析方法在基础医学领域的应用也具有其特殊性。到目前为止，尚未见到基础医学领域系统评价/Meta分析的指导工具书，从而影响了基础医学领域系统评价/Meta分析的发展。编写本书的主要目的就是为基础医学领域系统评价/Meta分析的科学设计、严谨实施和规范报告提供参考和借鉴，以促进基础医学领域系统评价/Meta分析的质量提升和进一步发展。本书内容包括“系统评价/Meta分析基础”和“基础医学领域系统评价/Meta分析方法与实践”两大部分，主要特点是在详细介绍系统评价/Meta分析方法在基础医学领域的应用现状及其挑战的基础上，分门别类地选取了典型实例进行深入剖析和解读，便于读者学习和理解；对于晦涩难懂的统计软件，也以实例讲解贯穿整个使用过程，突出实践操作和实际应用，方便读者学习使用和熟练掌握。

本书主编马彬副教授是兰州大学循证医学中心的青年骨干，在硕士学习阶段即关注循证方法学的研究，博士学习阶段专门赴加拿大McMaster大学，师从世界循证医学创始人、加拿大皇家科学院院士Gordon Guyatt教授研修学习，在中医药临床研究方法与报告质量方面和动物实验系统评价/Meta分析领域进行了积极的探索，并发表了系列研究论文。2013年她主持的“我国传统中医药领域动物实验设计与报告标准新方法的建立”获得国家自然科学基金资助。近年来，马彬副教授带领她的研究生，与兰州大学循证医学中心的骨干教师一起，联合14家高校和科研机构的中青年同道，对基础医学领域系统评价/Meta分析方法开展了系统、深入的研究和有益的探索，《系统评价/Meta分析在基础医学领域的应用》就是他们学习和研究的重要成果。

目前，基础医学领域的系统评价/Meta分析方法学尚不够完善，仍然存在很大的探索空间。作为国内第一本全面介绍系统评价/Meta分析方法在基础医学领域应用与实践的著作，尽管作者已经付出了最大的努力，力图做到此前最好，但不足之处和欠完善的地方在所难免，希望读者在阅读时一定要以批判的眼光和辩证的态度，有选择地采纳和接受。我们也热切地欢迎各位同道及广大读者对书中的观点和内容提出宝贵的意见，并发送至mab@lzu.edu.cn，以便再版时及时修正和改进完善。

在本书编写过程中参考了大量的相关论著，在此谨向这些论著的作者表示衷心的感谢。此外，兰州大学硕士研究生张婷，参加兰州大学循证医学中心本科生创新能力培养项目的赵璐璐、唐晓宇、许家科、闫琼、侯皓中、边天月、王欢、贾瑜、吴凯南、朱敏、刘梦娜、廖旭亮、寇城坤、李涵、孙帝力、姜彦彪等同学承担了部分研究资料的收集、整理和统计分析，以及大量的文字校对工作，对各位同学的辛勤付出表示诚挚的谢意。

本研究得到兰州大学社会科学处的大力支持，“兰州大学中央高校基本科研业务费专项资金资助”[“循证社会科学研究中心”建设；“循证社会科学研究创新团队”建设（16LZUJBWTD013）]和甘肃省循证医学与临床转化重点实验室的支持帮助，在此表示衷心的感谢。

杨克虎

2018年1月

# 目 录

## 上篇 系统评价/Meta分析基础

# 上　篇

## 系统评价/Meta分析基础

# 第一章　系统评价/Meta分析简介

## 第一节　起源与概念

### 一、起源

#### （一）从证据综合到系统评价

20世纪80年代，科学家们就注意到，在对原始研究进行综合分析时，由于缺乏规范的研究过程，在纳入研究、分析资料及得出结论方面主要靠研究者的主观臆断，而非客观、透明的方法，因而针对同一问题得出的结论大相径庭。因此，科学家开始意识到，正如原始研究需要严格的方法学指导，综述研究的质量也需要严格的方法学来保证。Light等人陆续出版《研究综述评价年鉴》和《总结：综述研究的科学》等系列书籍，全面、系统地介绍了传统综述研究的方法和原理，启发了医学研究人员对医学综述研究质量的关注。随后，Mulrow等人调查了1985—1986年间在《The Journal of the American Medical Association（JAMA）》《The New England Journal of Medicine（NEMJ）》《Annals of Internal Medicine》《Archives of Internal Medicine》这4种发行量超过50 000册的医学期刊上发表的50篇综述，发现普遍质量低下，基本没有使用科学的方法去甄别、评价和综合信息，故也无法充分为读者提供有价值的信息。因此，提出应该从以下7个方面提高传统综述研究过程的科学性和规范性：（1）医学综述应该致力于解决一个具体明确的问题；（2）检索应有效率；（3）应该制定详细的纳入、排除标准；（4）评价方法和过程应标准化；（5）结果的整合应客观、全面；（6）只有经过系统、全面地收集、评价和整合信息，最后的结论才可信；（7）评价者应指出当前综述的局限性并提出以后的改进建议。这一发现立刻引起医学界的关注，并为系统评价方法的提出和发展奠定了方法学基础。1988

年，Oxman和Guyatt等学者开始发表系列文章指导读者如何阅读、评价医学综述质量。北美医学研究者们的这些动向正在呼唤一种全新的研究综合方法的出现。

与此同时，欧洲一些临床医生也在不断关注和探索如何更科学、系统地整理和收集研究证据的方法。1972年，英国临床医生和流行病学专家Archie Cochrane的《效果与效率：卫生服务中的随想》一书也明确提出：由于资源终将有限，因此应该使用已被证明有明显效果的卫生保健措施，而随机对照试验是检验干预效果最好的方法。1979年，他进一步提出应该将医学领域里所有相关的随机对照试验收集起来综合分析，并随着新的临床试验的出现不断更新，以便得出更为可靠的结论。英国产科医生Iain Chalmers深受Archie Cochrane的影响，并将其设想付诸实践。1989年他与同行出版的《妊娠和分娩领域的有效治疗》中对短疗程、低价格类固醇药物治疗有早产倾向孕妇的随机对照试验进行总结归纳，结果有力地证明了这种药物可大大降低婴儿死于早产并发症的风险。该结果在欧洲的推广减少了欧洲新生儿死亡率的30%～50%，现代意义上的系统评价雏形在这本著作中已经形成。

（二）从Meta分析到系统评价

19世纪上半叶，为减少随机误差的影响，德国数学家Karl Gauss和法国数学家Pierre-Simon Laplace发明了一系列合并效应量的统计方法，形成了Meta分析的雏形。Meta分析从理论走向实践最早是在天文观测中，当时的天文学家发现，在多个场合测量恒星的位置往往导致稍有不同的估计，需要一定的方法来合并估计，从收集的结果中得到一个平均值。1861年，英国皇家天文学家George Airy出版了一本针对天文学家的“教材”，详细阐述了这种定量合成过程所采用的方法，即Meta分析。1904年，Karl Pearson发表在《英国医学杂志》上的一篇文献被认为是Meta分析早期在医学中的应用。时任伦敦大学学院生物测定学实验室主任的Karl Pearson应政府的要求，评价一种伤寒疫苗有效性的证据。他收集了在英国不同地区服役士兵中进行的11个相关研究的免疫力和病死率数据，计算其中每一个的相关系数，并将这些相关系数合为两组，得出平均相关系数，使得结果更加客观、全面。20世纪30年代，英国农业统计学家Ronald Fisher提出了合并$P$值的概念，在其领域发展并运用了类似于Meta分析的方法。1976年，心理学家Gene Glass正式提出Meta分析的概念，这种概念迅速在卫生保健领域得以传播和应用。此后，医学研究者将这种统计方法迅速应用到临床试验及卫生领域，并在应用的过程中考虑进一步减小系统误差——即向真正意义上的系统评价靠拢。

20世纪90年代，为降低偏倚而提出的科学综述的方法与为减小机遇而逐渐成熟的Meta分析的方法在医学领域最终结合到了一起，催生出了一种全新的证据综合方法。1993年7月，《英国医学杂志》与英国Cochrane中心的方法学家和编辑们在伦敦召开会议，将这种方法命名为“系统评价（Systematic Reviews）”，并大力推广和使用这一新术语，由此揭开了推动了证据综合研究的新篇章。

## 二、定义

虽然医学“系统评价”这一术语早在1936年就被使用，但并非表达其现在的真正含义。自20世纪90年代以来，随着系统评价和Meta分析逐渐被认可和应用，已有多个组织或个人对其进行了定义，其中《流行病学词典》（第5版）中对“系统评价”和“Meta分析”做出了详细的定义（表1-1）：

**表1-1　系统评价和Meta分析的定义**

| | 英文 | 中文 |
|---|---|---|
| 系统评价<br>Systematic reviews | The application of strategies that limit bias in the assembly, critical appraisal, and synthesis of all relevant studies on a specific topic. Meta-analysis may be, but is not necessarily, used as part of this process. | 运用减少偏倚的策略，严格评价和综合针对某一具体问题的所有相关研究。Meta分析可能但不一定是这个过程的一部分。 |
| Meta分析<br>Meta analysis | A statistical analysis of results from separate studies, examining sources of differences in results among studies, and leading to a quantitative summary of the results if the results are judged sufficiently similar to support such synthesis. | Meta分析是一种对独立研究的结果进行统计分析的方法，它对研究结果间差异的来源进行检查，如果结果具有足够的相似性而能用这种方法，便可对结果进行定量合成。 |

系统评价制作过程严谨、科学，具有良好的重复性，可为某一领域和/或专业提供大量新信息和新知识，在循证医学证据分级体系中被认为是临床研究证据中最高级别的证据。但由于该研究是基于原始研究文献的二次综合分析和评价，其质量会受到诸多因素的影响，如原始研究的质量、系统评价方法及评价者本人专业知识、认识水平和观点等。因此，在阅读系统评价的观点和结论的时候，仍需严格评估其内在真实性和科学性，谨慎对待。

## 第二节　特点与分类

### 一、特点

#### （一）与传统综述的区别

传统文献综述（Traditional Review）又称为叙述性文献综述（Narrative Review），是一种定性叙述性的研究方法，是研究者为了了解某一领域学科发展现状，通过阅读、复习该领域某一段时期的研究文献，提取并分析研究文献中的结论，评价研究成果的价值和意义，发现存在的问题，对将来的研究方向提出建议，使读者能在短时间内了解这一领域的研究历史、当前进展和发展趋势。传统综述的写作没有固定的格式和规程，也没有对纳入研究的质量进行评价的统一标准，其质量受作者专业水平、资料和数据采集及纳入文献的广度和正确性以及纳入研究的质量影响很大，而且不能定量获得干预措施的总效应量，不同作者对同一领域的研究结果可能得出不同的结论。故在接受和应用这类证据时，宜持谨慎态度。

系统评价和传统文献综述均是对临床研究文献的二次分析和总结，均受纳入原始临床研究质量的制约，易受系统偏倚、随机误差的影响。确定一篇综述为叙述性文献综述，还是系统评价，主要看其是否采用科学方法减少偏倚或混杂因素的影响。传统文献综述常涉及某一问题的多个方面（如糖尿病的病理、病理生理、流行病学、诊断方法及预防、治疗、康复措施），也可仅涉及某一方面的问题（如诊断、治疗等），有助于广泛了解某一疾病的全貌。系统评价和/或Meta分析均为集中研究某一具体临床问题的某一方面，如糖尿病的预后，具有一定的深度，有助于深入了解某一具体疾病的诊疗（表1-2）。

#### （二）与其他证据资源的关系

系统评价并非横空出世，而是证据综合研究和Meta分析发展的必然结果。自1993年正式提出“系统评价”这一术语，其理念和方法已越来越广泛得到政策制定者、研究人员、卫生保健人员和患者认可与使用，并一度被作为循证医学证据分级中的最高级别证据。但随着其他循证资源的出现，越来越多的用户需要更加可信、方便、快捷的决策证据，系统评价由于其涉及问题有限、制作周期长、内容复杂冗长，如不及时更新便很快过期等局限性，并非作为一线用户的首选。2009年Brain Haynes提出获取和利用卫生保健证据的6S模型，简明、准确地反映了当前卫生保健证据各自的关系，清楚地阐述了系统评价的作用和地位。详见第三章相关内容。

**表1-2 系统评价和传统文献综述的区别**

| 区别 | 高质量的系统评价 | 传统文献综述 |
| --- | --- | --- |
| 研究题目 | 有明确的研究问题和研究假设 | 可能有明确的研究问题,但经常针对主题进行综合讨论,而无研究假设 |
| 文献检索 | 制定广泛而全面的检索策略,收集所有发表和/或未发表的研究,以减少发表偏倚或其他偏倚对其结果的影响 | 通常未制定详细的检索策略,收集所有相关文献 |
| 文献筛选 | 清楚描述纳入研究的类型,可减少因作者利益出现的选择性偏倚 | 通常未说明纳入或排除相关研究的原因 |
| 纳入文献偏倚风险评估 | 评价原始研究的偏倚风险,发现潜在偏倚和纳入研究间异质性来源 | 通常未考虑纳入研究方法或偏倚风险的差异 |
| 研究结果综合 | 基于方法学最佳的研究得出结论 | 通常不区别研究的方法质量 |

## 二、分类

系统评价/Meta分析并非仅限于对干预措施的疗效进行综合分析与评价。根据不同的临床问题、不同的研究领域等，系统评价/Meta分析会有不同的分类(表1-3)。

**表1-3 系统评价/Meta分析的分类**

| 分类方法 | 类型 |
| --- | --- |
| 研究领域 | 基础研究、临床研究、医学教育、方法学研究、政策研究等 |
| 临床问题 | 病因学、诊断学、治疗学、预后学、卫生经济学等 |
| 纳入原始研究类型 | 随机对照试验、非随机对照试验、队列研究、病例对照研究、横断面研究、个案报道等 |
| 纳入研究的方式和数据类型 | 前瞻性/回顾性Meta分析、累积Meta分析、网状Meta分析、个体病历资料的Meta分析、系统评价再评价等 |
| 是否采用统计分析 | 定性系统评价、定量系统评价 |

## 第三节　现状与挑战

### 一、现状

#### （一）发表情况

以 Meta analysis[Title/Abstract] OR Meta analyses[Title/Abstract] OR systematic review[Title/Abstract] OR Meta-analysis[Publication Type] OR Meta-analysis as Topic [Mesh]检索PubMed数据库。自1993年正式提出"Systematic Review"这个术语，时间截至2017年12月31日，PubMed数据库共发表系统评价/Meta分析相关研究200 626篇，数量庞大，而且呈逐年递增趋势（图1-1）。

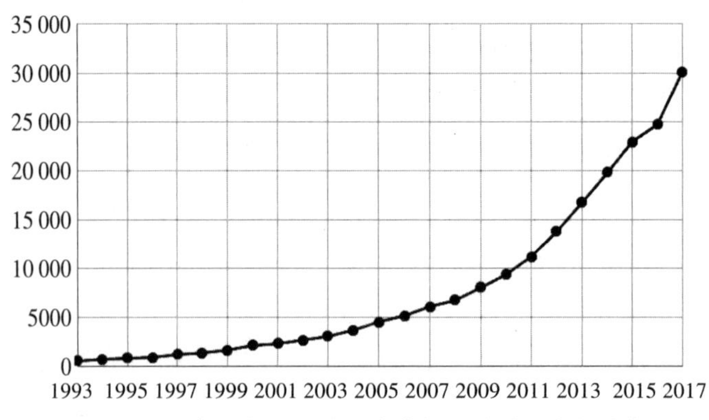


**图1-1　系统评价/Meta分析发表数量随时间变化趋势**

#### （二）分布特征

国内田金徽等学者对发表在EMBASE.com数据库（数据截至2015年12月31日）上的系统评价/Meta分析研究进行全面分析，其结果显示：欧洲发表系统评价/Meta分析数量最多，其次为北美洲，而非洲、大洋洲和南美洲发表数量相对较少；从国家分布来看，前5位国家依次为美国、英国、中国、加拿大和澳大利亚，其中美国、英国和中国3个国家发表了全球近41%的系统评价/Meta分析；从城市分布来看，伦敦发表了近3.3%的系统评价/Meta分析，其次为多伦多和波士顿，在前20位城市，我国上海、北京、成都和南京分别位居第4、8、12和18位（图1-2）；发表系统评价/Meta分析数量最多的前3位期刊分别为《Cochrane Database Syst Rev》《PLoS One》和《BMJ》。

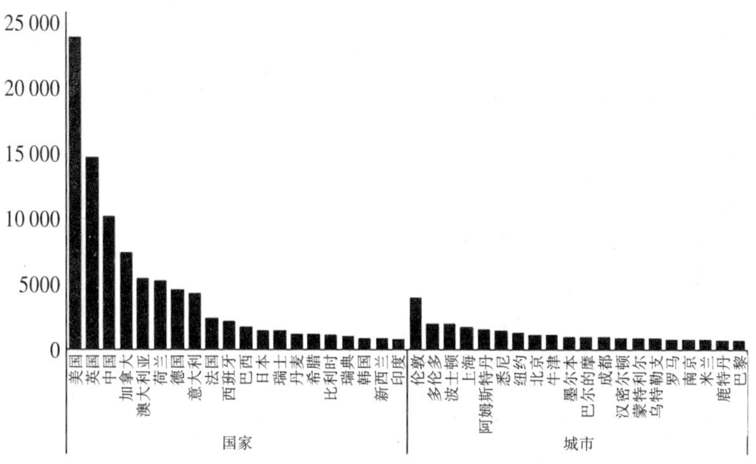


**图1-2　发表系统评价/Meta分析的国家、城市分布(前20位)**

## 二、挑战

### (一) 系统评价的局限性

虽然，系统评价/Meta分析一度被作为循证医学证据分级中的最高级别证据，但并非所有的临床问题都能通过系统评价/Meta分析研究，或者从当前的系统评价/Meta分析研究中找到答案。

1.针对某些临床实践问题而言，虽然有高质量的系统评价/Meta分析研究，但可能由于纳入的原始研究质量较低或还缺乏相关原始研究，导致系统评价/Meta分析研究尚无法得到确切结论。

2.某些新的疗法，例如新药物、新手术方案、新的护理手段等，由于在临床实践中使用时间较短，尚缺乏大量的原始研究，导致尚缺乏足够多的原始研究用于系统评价/Meta分析的生产。

3.罕见疾病研究多以个案报道为唯一的证据形式，缺乏进行系统评价/Meta分析研究的数据。

4.评估不良反应时，由于系统评价/Meta分析纳入的临床试验特别是随机对照试验样本量和研究时限往往有限，难以发现潜伏期长、罕见、对患者有严重影响的不良反应，此时相关的不良反应监察数据库可提供更为全面的信息。

### (二) 未来的发展

20世纪80年代，世界著名未来学家Naisbitt在其著作《大趋势》中提出：面对知识饥荒，我们却淹没于信息海洋，用现有手段显然不可能应对当前的信息。在信息社会，失去控制和没有组织的信息不再是一种资源，而是信息工作者的敌人。医学信息学家Simpson也在20世纪90年代指出：谁掌控了信息谁就掌控了一切。知识社会不仅需要信息的支撑，更需要运用知识对信息进行系统加工、筛选和处理。系统评价作为科学、规范地从海量同类信息中筛选、整合最佳信息的方法与手段，不仅在卫生保健领域，在教育、管理、法律等行业未来都将会发挥越来越大的作用。但要真正将这一研究方法合理应用，最终造福人类，还要解决很多挑战。

1.系统评价/Meta分析研究的注册

2006年世界卫生组织（World Health Organization，WHO）正式启动建立WHO临床试验注册平台，并陆续在多个国家，如美国、英国、中国、澳大利亚-新西兰、荷兰、德国、伊朗、斯里兰卡和日本等筹建一批WHO临床试验注册平台的一级注册机构，正式确立临床试验注册制度，并全面要求全球临床试验进行注册，以确保其试验设计、实施全过程的透明化，提升其研究质量。

与临床试验不同，系统评价/Meta分析研究的注册目前全球并无统一要求。就Cochrane系统评价（Cochrane Systematic Review，CSR）而言，要求必须在Cochrane协作网（The Cochrane Collaboration，CC）注册，并在其指导小组的监督、核查和全程管理下完成。对于非Cochrane系统评价而言，并无强制统一注册要求。但由于该类型系统评价/Meta分析研究仅通过同行评审即可在杂志发表，其制作过程和方法质量监管缺位，因而有可能偏倚风险较高。因此，鉴于临床试验注册的成果经验，2009年在第六届国际生物医学出版与同行评审会议上，倡导注册系统评价/Meta分析研究方案。2011年国际前瞻性系统评价注册库（International prospective register of systematic review，PROSPERO）正式成立并运行。PROSPERO主要针对那些在开放的电子数据库中提交和发表制作系统评价和设计的主要信息，申请注册者只需提供必要信息，不要求质量评价和同行评审。注册信息可按计划修改，每个版本均永久保存在PROSPERO中，并与结果发表链接。PROSPERO给每个注册系统评价/Meta分析分配一个唯一注册号，该注册号有三个特点：（1）注册号与系统评价/Meta分析永久绑定，是鉴定系统评价/Meta分析的一部分；（2）该注册号保存在系统评价/Meta分析的研究方案中，用于任何时候的系统评价/Meta分析交流；（3）报道系统评价/Meta分析时应该纳入该注册号，发表论文时也应该纳入该注册号。

但截至目前，相比较于系统评价/Meta分析全球发表的数量，在PROSPERO上注册的系统评价/Meta分析研究数量依然较少，而且该注册平台上未能涵盖足够数量和研究类型的系统评价/Meta分析。因此，尚无法通过该注册平台了解系统评价/Meta分析研究的全貌。此外，国内研究学者发表的系统评价/Meta分析数量的激增，但在PROSPERO上注册的比例还是非常低。因此，今后有必要寻找合适契机在国内创建与国际接轨的注册平台，或探索合适的机制推进非Cochrane系统评价/Meta分析的注册，提高注册质量。

2.系统评价/Meta分析研究的规范报告

目前，阅读系统评价/Meta分析研究已成为临床医生自我知识更新的重要途径之一，同时也成为指南制定和研究资助机构资助新研究的重要依据之一。科技论文是连接证据生产者和使用者的主要桥梁之一。只有高质量的研究才能提供尽可能接近科学真实的证据，而高质量的研究不仅需要严谨、科学的设计，更需要规范化的报告，对系统评价/Meta分析研究而言亦是如此。早在20世纪90年代，国外医学研究学者就开始关注系统评价/Meta分析报告质量和规范等问题，并于2009年正式发布PRISMA清单（Preferred Reporting Items for Systematic reviews and Meta-Analyses）用于规范系统评价/Meta分析研究的报告规范，并随之研发PRISMA的系列扩展版本，如系统评价/Meta分析摘要的优先报告条目（PRISMA-Abstracts）、系统评价/Meta分析研究方案的优先报告条目（PRISMA-Protocol）、公平性系统评价/Meta分析的优先报告条目（PRISMA- Equity）、单病例数据系统评价/Meta分析的优先报告条目（PRISMA-IPD）、网状Meta分析的优先报告条目（PRISMA-NMA）等。但PRISMA仍存在一定的局限性：（1）PRISMA清单及其系列清单的适用面较广但针对性不强。PRISMA清单主要针对的是基于临床随机对照试验的系统评价/Meta分析的报告。对于其他类型的系统评价/Meta分析，如诊断准确性系统评价/Meta分析、基于动物实验的系统评价/Meta分析等，该清单并不完全适用；（2）尽管PRISMA清单得到Centre for Reviews and Dissemination、Cochrane Collaboration、Council of Science Editors、National Evidence-based Healthcare Collaborating Agency（NECA）和World Association of Medical Editors等5个国际组织以及176种期刊的支持，但在一些高影响力期刊和一些特殊学科领域（如麻醉）的重要期刊的稿约中，并未引入或严格实施PRISMA清单。此外，有研究显示，国内大部分医学期刊在其稿约中并未引入PRISMA及其系列清单，在编辑审稿、同行评审阶段遵循PRISMA及其系列清单的期刊更是少之又少。

因此，今后随着各类系统评价/Meta分析方法的不断完善和建立，有必要采取以下措施：（1）研发针对不同类型系统评价/Meta分析的报告规范，如基础医学研究包括基于动物实验和细胞实验的系统评价/Meta分析、基于不同原始研究类型包括非随机对照试验、个案报告和横断面研究的系统评价/Meta分析等。（2）在行业协会层面，制定相关政策，加强报告清单在期刊稿约中的应用，特别是在国内期刊的采纳和应用。通过采用清单式审稿来提高清单条目的报告率，最终提升其报告质量。（3）加强对包含临床医生、研究者、医学生和医学相关期刊编辑的培训，提升其对报告质量的认知和报告清单的理解，并规范培训方法，从入口和出口两个方面提升系统评价/Meta分析的报告质量。

（杨克虎　马　彬）

## 参考文献

1. Chalmers I, Hedges L, Cooper H. A brief history of research synthesis[J]. Evaluation & the health professions, 2002, 25（1）: 12–37.

2. Cooper H M. Scientific principles for conducting integrative research reviews [J]. Review of Educational Research, 1982, 52: 291–302.

3. Mulrow C D. The medical review article: State of the science[J]. Annals of Internal Medicine, 1987, 106: 485–488.

4. Oxman A D, Guyatt G H. Guidelines for reading literature reviews[J]. CMAJ, 1988, 138: 697–703.

5. Pearson K. Report on certain enteric fever inoculation statistics[J]. BMJ, 1904, 3: 1243–1246.

6. Porta M. A dictionary of epidemiology[M]. 5th ed. New York: Oxford University Press, 2008: 217.

7. Porta M. A dictionary of epidemiology[M]. 5th ed. New York: Oxford University Press, 2008: 154.

8. Haynes R B. Of studies, syntheses, synopses, summaries, and systems: the “5S” evolution of information services for evidence-based health care decisions[J]. ACP J Club, 2006, 145（3）: A8.

9. Cooper H. Scientific guidelines for conducting integrative research reviews[J]. Review of Educational Research, 1982, 52（2）: 291–302.

# 第二章　系统评价/Meta分析制作流程

## 第一节　概述

系统评价/Meta分析是一个独立的观察性研究，其制作过程与一般医学原始研究无异，只是系统评价/Meta分析研究的分析单位为原始研究报告而非原始病患数据而已。与原始临床研究一样，只有严格把关系统评价/Meta分析的制作过程（见图2-1），才能确保其质量的真实性和科学性。

本章将以干预性系统评价/Meta分析为例，依据图2-1所示的制作步骤，详细介绍系统评价/Meta分析制作流程及其需要注意的事项。

## 第二节　系统评价/Meta分析制作步骤

### 一、选题

在计划制作系统评价/Meta分析前，要先设定欲解决的临床研究问题。确定一个明确、可回答并具有临床价值的研究问题是开展系统评价/Meta分析研究的首要前提。而且，后续才可在稳定的基础上构建其合理的研究实施方法。否则，在后续的制作过程中可能会出现逻辑混乱、数据无法整合及结果难以解释等问题，进而导致不断修改研究设计，徒增不必要的工作量。

以干预措施的系统评价/Meta分析为例，研究者在提出研究问题时要明确“PICO”四个关键因素：1.研究问题针对的人群（P，Population）；2.干预措施的界定与特质（I，Intervention）；3.对照组的选择与定义（C，Comparison）；4.欲评价的结局指标（O，Outcome）。

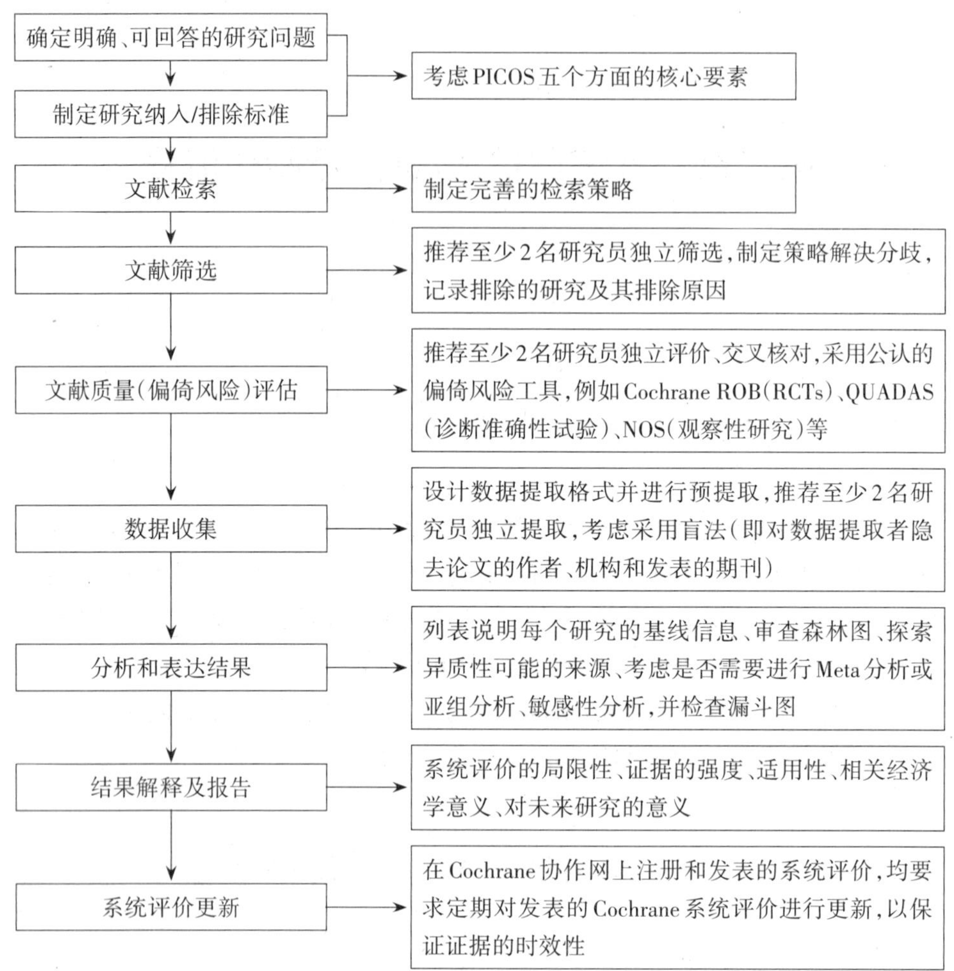


**图2-1　系统评价/Meta分析制作步骤**

临床科学问题来自临床实践的全过程，例如干预措施给患者带来的利与弊（有效性及安全性）、患者对干预措施的偏好和价值观、临床实施上的困难和临床工作者对相关措施的意见等，都可能是具有临床价值的研究问题。系统评价/Meta分析研究者在日常临床工作中发掘或发现好的研究问题后，首先，需要根据PICO原则设定清晰的研究目的。然后，需要确定提出的科学问题是否已经被回答，如查询现有的临床实践指南是否有相关干预措施使用的推荐，或是否已经有相同系统评价/Meta分析发表过。最后，通过仔细而全面的查询，如果发现这是个可深入的科学问题，也就是“可回答”的研究问题后，就可以进一步确定问题的重要性、科学性和可行性，并组织研究团队。理想情况下，系统评价/

Meta分析研究团队应该由不同专业背景的成员来组成，包括相关领域的临床工作者、检索策略制定专家、方法学家（如流行病学专家、统计学家）等。

## 二、制定纳入研究的合格标准

系统评价/Meta分析和传统综述的主要区别是前者包含预先设定的研究合格标准（Eligibility Criteria），也就是预先说明该系统评价/Meta分析将会纳入和排除的研究类别和特性，例如临床问题中受试人群、干预措施和对照组、研究设计类型等。一般情况下，结局指标通常不作为纳入标准的内容。

### （一）受试人群（P，Population）

受试人群的选择以疾病或临床情况为标准，以确定合格的研究中是否有相关的疾病或临床问题，如以国际疾病分类（International Classification of Diseases，ICD）为标准，其次是要确定探讨的疾病或临床情况的特殊范畴，如年龄层、性别、种族、地区、教育程度以及疾病严重程度等。

### （二）干预措施（I，Intervention）和对照措施（C，Comparison）

根据研究问题和目的，明确提出干预措施和对照组的界定，例如：欲单纯探讨干预措施的效果（以安慰剂或是标准治疗为对照），或比较不同干预措施的效果差异。此外，在药物干预措施中，还需要考虑药物制剂、给予途径、剂量、实施时间和频率等重要信息。对于较复杂的干预措施（如行为干预），系统评价/Meta分析作者团队需明确规定干预措施共同或本质的特点。

### （三）结局测量指标（O，Outcome）

在结局指标的制定中，需要通过文献查阅、专家咨询、头脑风暴等方式建立一系列可考虑的结局指标，并结合研究问题的相关性和结局指标数据收集的可行性，进行筛选和排序。结局指标的定义和重要性对系统评价/Meta分析的影响尤其重要，需要相关的利益相关者（临床专家、患者、决策制定者等）的参与。例如，在探讨关于高血压干预措施的系统评价/Meta分析时，对于血压控制的定义及包含的不良反应/不良事件的类型等，都需要多学科研究学者的共同讨论并达成共识。

### （四）研究类型（S，Study Design）

系统评价/Meta分析中，需纳入何种原始研究类型，主要取决于哪种原始研究类型可以解答系统评价/Meta分析所提出的研究问题，而不是单纯从传统的证据等级/分级出发确定所需要纳入的原始研究类型。例如：评价干预措施的有效性时，随机对照试验（Randomized Controlled Trials，RCTs）的论证强度高于非随机对照试验（Non-Randomized Controlled Trials，non-RCTs），但在某些特殊的临床问题研究上，如考虑的结局指标为罕见事件等，RCTs并不能作为很好的证据指标。

现在，越来越多的研究团队在开始系统评价/Meta分析课题之前，选择先撰写并发表系统评价/Meta分析的研究方案（Protocol），这也是循证医学发展的大趋势。与临床随机对照试验的研究方案发表和发布相似，系统评价/Meta分析的研究方案制定亦非常重要和必要。预先制定科学的研究方案能确保后续的制作过程得以顺利开展并完成，更可以在早期明确、透明地进行工作量的分配。这里需要注意的是，在系统评价/Meta分析研究方案的制定过程中，研究团队中不同角色的团队成员都需要参与讨论，以便在研究方案出现问题时更易于修改。

## 三、文献检索

文献检索策略是影响系统评价/Meta分析研究结果的完整性、可靠性和真实性的重要因素，应该由具备丰富文献检索经验的专业人员牵头制定。文献检索的策略结构主要包括检索数据库、检索词以及检索规则等方面的内容。

### （一）数据库选择

对于药物、器械、手术等干预措施方面的研究证据，常用数据库包括Cochrane Central Register of Controlled Trials（CENTRAL）、PubMed/MEDLINE及EMBASE数据库。《Cochrane Handbook》推荐在进行干预性系统评价/Meta分析时，至少应该对这三个数据库进行检索。具体检索方法参见第三章相关内容。此外，根据系统评价研究者所在国家/地区，还需要增加本国家/地区的数据库。例如：对中国的研究学者而言，至少需要检索中国生物医学文献数据库、中国期刊全文数据库和万方数据等国内医学相关数据资源。

### （二）补充检索来源

补充检索也是保证系统评价/Meta分析证据检索的全面性和合理性的重要途径之一。补充检索主要包括对以下几个方面信息的收集：

1.专题数据库：根据系统评价/Meta分析主题选择特定的专题数据库，如Cumulative Index to Nursing & Allied Health Literature（CINAHL）等。

2.未发表和在研的临床研究：主要通过世界卫生组织（WHO）国际临床试验注册平台及其授权的一级注册平台检索在研临床研究。如：WHO国际临床试验注册平台（http://www.who.int/ictrp）、中国临床试验注册平台（http://www.chictr.org）、美国临床试验注册平台（http://www.clinicaltrials.gov）、澳大利亚-新西兰临床试验注册中心（http://www.anzctr.org.au）、印度临床试验注册中心（http://www.ctri.in）、荷兰临床试验注册中心（http://www.trialregister.nl/trialreg/index.asp）、南非临床试验注册中心（http://www.sanctr.gov.za）和斯里兰卡临床试验注册中心（http://www.slctr.lk）等。

3.对相关系统评价/Meta分析或纳入研究的参考文献目录进行检索。

4.手工补充检索重要专业期刊。

5.检索一些引文数据库或Google Scholar等搜索引擎。

此外，值得提到的是，随着科研发展的不断进步，越来越多的原始研究在不断开展，其中不乏一些国际合作多中心的大型研究，这些研究往往耗时较长，其研究结果不会及时以论文的形式发表，但它们的数据是非常重要的证据信息，所以应尽可能对这些研究进行实时追踪，如定期留意相关领域的大型国际会议上的热点研究报告主题和内容，有助于在第一时间获得研究结果，确保系统评价/Meta分析结果的实用性和相关性。

（三）检索式的确定

选定数据库后，应初步拟定检索词，检索词尽可能全面。检索式通常由检索词和检索规则组合而成，通过检索词和检索规则的合理搭配以达到检索全面合理的效果。以干预性系统评价/Meta分析为例，检索式通常包括“疾病、干预措施和/或对照措施、随机对照试验（Randomized Controlled Trials，RCTs）”三个方面的内容。制定检索式共包括以下步骤：

1.确定检索词：检索词通常涉及疾病、干预措施和/或对照措施。涉及“研究类型”的检索式一般会根据不同的研究类型和检索数据库的特点而不同。一般而言，不涉及测量指标方面的检索词。

2.确定检索内容各部分检索式：首先，需要确定关于“疾病”和“干预措施和/或对照措施”的规范化词语，即主题词。然后，需要查找关于“疾病”和“干预措施和/或对照措施”的自由词，也就是同义词、近义词、缩写、别名和商品名等。最后，将检索内容各部分同一概念下的主题词和自由词使用布氏运算符“OR”连接。

3.确定最终检索式：首先，将检索内容各部分检索式用布氏运算符“AND”连接。然后，与涉及“研究类型”的最终检索结果使用布氏运算符“AND”连接。

## 四、文献筛选

在获取相关的研究文献并把相关信息保存在如Endnote、Excel等文献管理软件后，下一步需要根据预先规定的纳入/排除标准，进行文献筛选。文献筛选主要分为初步筛选（对题目和摘要进行判断）和全文筛选（获取全文并按照PICOS合格指标原则，阅读全文后进行判断）两个环节，每个环节都需要至少2名作者独立进行，并交叉核对。

初步筛选，一般是以排除明显不相关的研究为主，速度较快，在PICOS因素不明的情况下，再选择是否需要获取全文以最后判断。在进行文献初筛时，需要制定清晰明确的筛选规则，帮助系统评价/Meta分析作者高效地完成此步骤。如在制作药物治疗慢性心力衰竭的有效性和安全性的系统评价/Meta分析时，文献筛选的考虑应该为：研究受试人群是否患有慢性心力衰竭的人群？干预是否治疗慢性心力衰竭的药物？研究类型是否RCTs？对照组是否合适？在进行筛选时，应对每一个被排除的研究报告做相应的记录，按规则要素进行分类管理，以方便后续核查。

## 五、偏倚风险评估

系统评价/Meta分析的整体真实性和可靠性取决于纳入研究的潜在偏倚风险（Risk of Bias）。因此，评估每个纳入研究的偏倚风险是系统评价/Meta分析制作过程中的重要一环。偏倚风险评估也同样需要至少2个作者同时并独立进行，交叉核对。干预性研究主要分为随机对照试验（Randomized Controlled Trials，RCTs）和非随机对照试验（Non-Randomized Controlled Trials，non-RCTs），都需要经历人群的选择与分配、数据的收集以及结果的评价三个环节，而在这些环节中均可能存在潜在的偏倚。

### （一）随机对照试验

随机对照试验的偏倚风险主要包括选择偏倚、实施偏倚、测量偏倚、减员偏倚、选择性报告偏倚及其他偏倚。选择偏倚是指各组基线特征之间的系统差异，防止这种偏倚最好的方式就是随机化（包括随机抽样和随机分组）。实施偏倚是指除了研究的干预措施外，组间其他因素是否存在系统差异，盲法的实施有助于防止此种偏倚，但在某些特殊问题上（如在外科手术中无法实施盲法）能够起到的作用还是有限的。测量偏倚是指测量组间结局存在的系统差异，防止此种偏倚需要对结果评价者采用盲法，尤其是针对主观性结局指标（如生活质量、疼痛)。减员偏倚是指组间研究病例退出致使数据不完整造成的系统差异。选择性报告偏倚是指报告和未报告的信息之间存在系统差异。此外，在某些特定的情况下还可能出现其他潜在的偏倚。各类偏倚产生的来源详见图2-2。

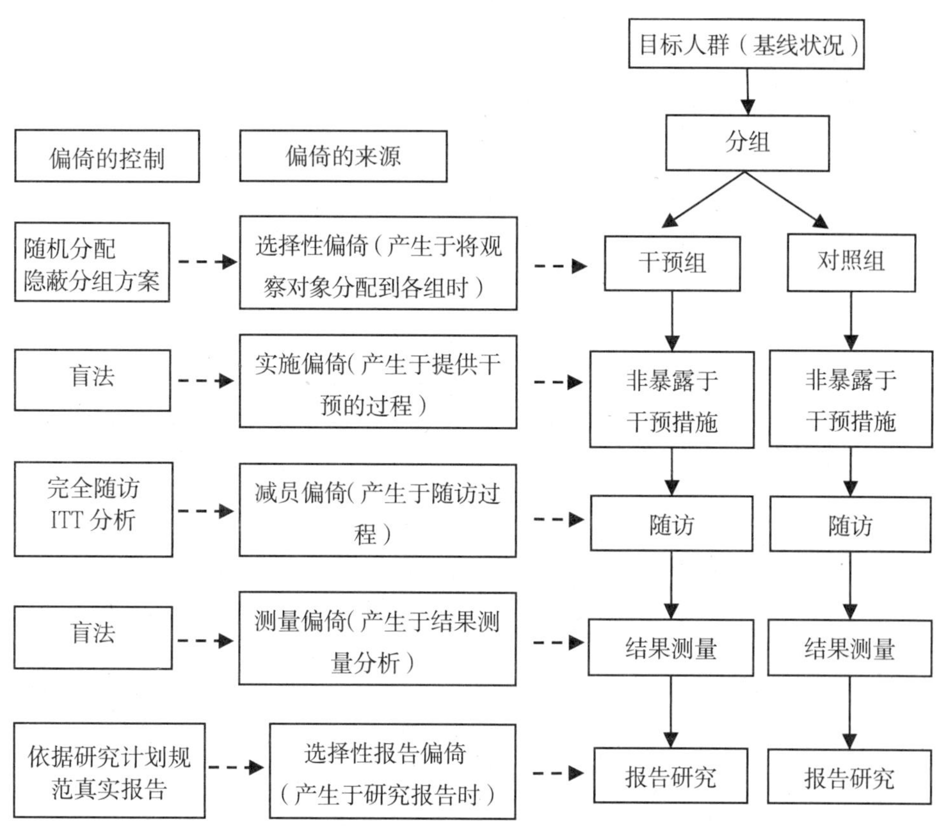


**图2-2　随机对照试验各类偏倚产生的来源及预防措施**

对随机对照试验的偏倚风险评估，目前较为常用的工具为Cochrane协作网偏倚风险评估工具（Cochrane Collaboration's Tool for Assessing Risk of Bias)，主要包括7个评估条目：1.随机序列的产生；2.隐蔽分组；3.对受试者和干预提供者实施盲法；4.对结果评价者实施盲法；5.结果数据的完整性；6.是否存在选择性报告；7.是否存在其他潜在偏倚。通过对这7个条目的描述，给出“低风险（Low Risk）”“风险不清楚（Unclear Risk）”或“高风险（High Risk）”的相应判断。偏倚风险评价结果可用文字描述或用偏倚风险图展示。具体评价标准见表2-1。

表2-1 《Cochrane Handbook 5.2.0》推荐的偏倚风险评估工具解释

| 评估条目 | 控制的偏倚类型 | 评估结果 | | |
|---|---|---|---|---|
| | | 是 | 否 | 不清楚 |
| 随机序列产生的方法 | 选择性偏倚 | 在该研究的报告中，作者详细描述了随机序号产生的方法，如按计算机随机、随机数字表、抽签、掷硬币、连续的卡片、信封和最小随机化法等方法对患者进行分组 | 作者描述采用了一些非随机或半随机对照试验的方法对患者进行分组，如按病人入院的单双号或先后顺序、病历号的单双号、病人生日的单双号、实验室检查的结果、医生或病人的喜好等方法 | 作者仅描述采用“随机分组”的方式分组，并未告知随机序列具体产生的方法或具体的分组方法，无法对该研究的“随机方法”做出“是”或“否”的判断 |
| 隐蔽分组方法 | 选择性偏倚 | 作者报告研究人员不参与随机序列的产生，或采用计算机现场随机，或采用密封、不透光系列编号的信封封存随机序号，事先编号的盒子等方式对随机序列号进行隐藏等，即所有参与该研究的人员都无法预测即将被分配的随机序列 | 作者报告公开随机序列，或采用透光或不连续编号的信封或其他任何对随机序列可见的方式封存随机序列；作者报告交替分配病人、按照病人生日或住院号的单双号、医生或患者喜好等半随机或非随机的分组方式对受试对象进行分组 | 通过作者的报告，无法对是否实施隐蔽分组或其实施方案是否正确做出“是”或“否”的判断 |
| 盲法实施 | 实施偏倚/测量偏倚 | 1.未实施盲法，但并不影响该研究结果测量的真实性和科学性；2.由于部分研究的特殊性（如外科手术），虽然不能对患者或医生实施盲法，但研究对参与试验的结局测量人员采用了有效的盲法，或未施盲的参与人员并不影响研究结果的正确测量和报告 | 1.研究未采用盲法或仅对部分参与研究的人员施盲，而未施盲的人员会对研究结果的测量产生影响；2.尽管报告对患者和主要研究人员施盲，但根据对研究具体实施阶段的报告，可判断所报告的盲法实施方案已被破坏 | 根据作者的报告，无法对研究盲法的具体使用做出“是”或“否”的判断 |

续表 2-1

| 评估条目 | 控制的偏倚类型 | 评估结果 | | |
| --- | --- | --- | --- | --- |
| | | 是 | 否 | 不清楚 |
| 不完整数据报告 | 减员偏倚 | 1. 无数据的丢失；2. 丢失的极少量的结果数据不影响研究结果；3. 丢失的数据在试验组和对照组中平衡和相等；4. 采用ITT分析等方式对丢失的数据进行二次分析 | 1. 丢失的数据对研究结果造成了影响；2. 丢失的数据在试验组和对照组不均衡、不相等，已影响了研究结果的真实性；3. 采用了不恰当的方法对丢失的数据进行二次分析 | 通过作者的报告无法了解研究数据报告的情况 |
| 选择性研究结果报告 | 选择性报告偏倚 | 1. 可得到研究试验前的计划书，且计划书中指定的所有指标均在试验结束后进行全面的报告；2. 虽未获得详细的计划书，但试验前制定的主要和次要测量指标均在试验中进行详细的报告 | 1. 研究在试验结束后的结果报告中，未对试验前制定的所有测量指标进行详细报告；2. 对于部分在计划书中提及的主要测量指标和结果，研究未进行报告；3. 计划书中未对某些重要的终点指标进行说明 | 通过作者的报告无法判断研究是否存在选择性研究结果报告 |
| 其他 | 其他偏倚 | 作者明确描述不存在其他偏倚对研究结果的影响 | 1. 由于试验设计的特殊性，存在某些潜在偏倚；2. 研究的基线状况不平衡；3. 被认定存在欺骗或其他一些问题等 | 无法判断研究是否存在其他潜在偏倚对研究结果的影响 |

（二）非随机对照试验

相比较于随机对照试验，非随机干预试验中，无法通过随机化来防止选择性偏倚，通常只能通过前期分层、匹配或在资料分析阶段统计学方法调整使结果更合理，不过仍然难以消除选择偏倚的存在。

Cochrane协作网早年成立非随机研究方法学小组，经过多年的研究，于2016年在《英国医学杂志（BMJ）》上发表了针对非随机干预研究的偏倚风险评估工具：ROBINS-I（Risk Of Bias In Non-randomized Studies of Interventions）。

1. ROBINS-I量表内容及解读

ROBINS-I量表共包含7个维度（Domain）：

（1）混杂偏倚（Bias due to confounding）；

（2）受试者/参与者选择偏倚（Bias in selection of participants into the study）；

（3）干预分类偏倚（Bias in classification of interventions）；

（4）干预偏差偏倚（Bias due to deviations from intended interventions）；

（5）数据缺失偏倚（Bias due to missing data）；

（6）结局测量偏倚（Bias in measurement of outcomes）；

（7）选择性报告偏倚（Bias in selection of the reported result）。

此外，ROBINS-I量表中，基于干预的状态将以上7个维度划分成3部分，即“干预前、干预时和干预后”，详见表2-2。

**表2-2　ROBINS-I量表**

| 领域 | 解释 |
|---|---|
| 干预前 | 与随机试验偏倚风险评估存在重要差异 |
| 混杂偏倚 | 混杂分为两种：①基线混杂——预后因素能够预测到受试者在随访开始时接受的干预；②时变混杂——发生于当干预随时间发生变化（比如受试者在干预组间进行转换）或者当基线后预后因素影响到基线后受试者接受的干预时。基线混杂和时变混杂可借助变量进行测量，从而采取恰当的分析方法进行控制。 |
| 受试者选择偏倚 | 受试者选择偏倚是指合格的受试者、随访时间被排除在研究之外而产生的偏倚。随访时间是指干预前应该考虑到的随访时间，如果是干预后随访时间的缺失，则应归纳为数据缺失偏倚。 |

续表2-2

| 领域 | 解释 |
| --- | --- |
| 干预时 | 与随机试验偏倚风险评估存在重要差异 |
| 干预分类偏倚 | 干预分类偏倚是指干预状态被错误分类时导致的偏倚，分为两种：①均衡化错误分类——各干预组错误分类的出现与结局无关，但会导致干预效果的预测值趋于无效；②非均衡化错误分类——各干预组错误分类的出现与结局相关，组间不均衡。 |
| 干预后 | 与随机试验偏倚风险评估存在重叠 |
| 干预偏差偏倚 | 当给干预组与对照组提供的干预措施出现系统差异时超过了分配的干预时存在的偏倚。偏差可分为：①由于所应用的干预措施的知识不同而产生的偏差，以及由于期望在干预组和对照组之间找到与在研究假设相一致的差异而产生的偏差。这种偏差不属于惯例。②在一般临床护理期间发生的与预期干预的偏差（比如因药物毒性而停止实验）。这种偏差属于惯例。干预偏差偏倚取决于研究的干预效能。在进行意向性分析时，如果发生的偏差属于惯例，这时不会使研究结果产生偏倚。 |
| 数据缺失偏倚 | 当随访中断、受试者缺席测量、数据收集不完整等情况发生时表示结局数据有缺失，这时就会出现数据缺失偏倚。 |
| 结局测量偏倚 | 结局测量偏倚是指测量的结果与真实值有偏差而出现的偏倚，包括均衡性误差或非均衡性误差。均衡性误差是指该偏差的出现与接受的干预无关（如测量血糖相对真实值偏高或偏低，各组出现率类似）；非均衡性误差引起的偏倚，通常称作检测偏倚，该偏差与当结局评价人员知晓分组情况（各受试者干预状态）或使用不同的方法评估各组结局以及出现与干预-结局相关（混杂）的测量误差有关。 |
| 选择性报告偏倚 | 选择性报告偏倚分为三种：选择性报告结局的多次测量值；选择性报告多种分析的结果；选择性报告大队列中的不同亚组。 |

以上7个维度共包含33个导向性的信号问题（Signalling Questions），每个标志性问题按照“是（Yes）、可能是（Probably Yes）、可能否（Probably No；PN）、否（No；N）、无信息（No Information；NI）”回答，部分问题需要选择性回答（详见表2-3）。

表2-3　ROBINS-I工具7个维度中需要回答的信号问题

| | | | | 仅存在基线混杂 | | | 基线混杂与时变混杂同时存在 | |
|---|---|---|---|---|---|---|---|---|
| 混杂偏倚 | 1.1 是否存在影响干预措施结果的潜在混杂因素? | 1.2 结局分析是否基于根据受试者接受的干预措施进行分割的随访时间? | 1.3 干预措施的中止或转换是否与影响预后的因素相关? | 1.4 作者是否采用合适的分析方法来控制所有重要的混杂领域? | 1.5 研究中测量混杂领域的变量是否具有有效性和可靠性? | 1.6 作者是否对任何可能受干预影响的干预后变量进行了控制? | 1.7 作者是否使用合适的分析方法来控制所有重要的混杂领域和时变混杂领域? | 1.8 研究中测量混杂领域的变量是否具有有效性和可靠性? |
| 选择回答 | N/PN：在混杂偏倚上此研究为低偏倚风险(无须回答问题1.2—1.8)<br>Y/PY：判断是否需评价时变性混杂(回答问题1.2) | N/PN：回答问题1.4—1.6<br>Y/PY：回答问题1.3 | N/PN：回答问题1.4—1.6<br>Y/PY：回答问题1.7—1.8 | Y/PY：回答问题1.5 | 1.4为Y/PY，回答此问题 | | Y/PY：回答问题1.8 | 1.7为Y/PY，回答此问题 |
| 受试者选择偏倚 | 2.1 研究对象是否在干预开始后根据受试者的情况进行选择? | 2.2 影响选择的干预后变量是否与干预措施本身有关? | 2.3 影响选择的干预后变量是否受结局影响抑或是引起结局的一个因素? | 2.4 对大多数受试者而言，是否干预开始即随访开始? | 2.5 是否使用了合适的调整方法来降低偏倚风险 | | | |

续表 2-3

| | | | | | | | | |
|---|---|---|---|---|---|---|---|---|
| 选择回答 | N/PN：回答问题2.4<br>Y/PY：回答问题2.2 | 2.1 为 Y/PY，回答此问题<br>Y/PY：回答问题2.3 | Y/PY：回答问题2.5 | N/PN：回答问题2.5 | 2.2 和 2.3 均为 Y/PY，或 2.4 为 N/PN，回答此问题 | | | |
| 干预分类偏倚 | 3.1 干预组是否定义明确？ | 3.2 定义干预组的信息是否已在干预前记录？ | 3.3 干预分类是否受到结果的影响？ | | | | | |
| 干预偏差偏倚 | 如果评价意向性治疗结果，从4.1开始回答 | | 如果评价符合方案集的效果，从4.3开始回答 | | | | | |
| | 4.1 与预期干预的偏差是否超出了惯例的范围？ | 4.2 偏差在干预组间是否平衡以及偏差会影响到结果吗？ | 4.3 重要的联合干预在组间是否平衡？ | 4.4 干预措施是否在大多数受试者中得到顺利实施？ | 4.5 受试者是否坚持了所分配的干预措施？ | 4.6 是否有合适的分析方法评估开始和坚持干预措施所得的效能？ | | |
| 选择回答 | Y/PY：回答问题4.2 | 4.1 为 Y/PY，回答此问题 | N/PN：回答问题4.6 | N/PN：回答问题4.6 | N/PN：回答问题4.6 | 4.1、4.2 或 4.3 为 N/PN，回答此问题 | | |

续表2-3

| | | | | | | | | |
|---|---|---|---|---|---|---|---|---|
| 数据缺失偏倚 | 5.1 是否能够获得所有或几乎所有受试者的结局数据? | 5.2 受试者是否因为干预状态无法区分而被剔除? | 5.3 受试者是否因为缺失数据或其他分析所需变量而被剔除? | 5.4 干预组间数据缺失的比例和理由是否相似? | 5.5 是否有证据证明数据缺失对结局影响不大? | | | |
| 选择回答 | N/PN：回答问题5.4、5.5 | Y/PY：回答问题5.4、5.5 | Y/PY：回答问题5.4、5.5 | 5.1 为 N/PN，或者 5.2 或 5.3 为 Y/PY，回答此问题 | 5.1 为 N/PN，或者 5.2 或 5.3 为 Y/PY，回答此问题 | | | |
| 结局测量偏倚 | 6.1 结果测量是否受到干预措施相关知识的影响? | 6.2 结局评估员是否已知受试者接受的干预措施? | 6.3 干预组间结局测量的方法是否可比? | 6.4 测量方法的系统误差是否与干预措施有关? | | | | |
| 选择性报告偏倚 | 7.1 是否选择性报告针对特定结局领域的多次结局测量值? | 7.2 是否选择性报告针对干预-结局关系的多种分析方式的效应值? | 7.3 是否选择性报告不同亚组? | | | | | |

2. ROBINS-I量表偏倚结果判读

ROBINS-I量表中，根据7个维度的信号问题的回答，来判断一个非随机对照试验的偏倚风险。如果回答每个维度的信号问题后无任何潜在性的偏倚，则可评为“低偏倚风险”（Low risk of bias），一旦存在潜在性偏倚，评价者需依据表2-4判断偏倚风险的程度，判断结果分5个级别：低偏倚风险（Low Risk of Bias）、中等偏倚风险（Moderate Risk of Bias）、严重偏倚风险（Serious Risk of Bias）、极严重偏倚风险（Critical Risk of Bias）、无信息（No Information），每个级别代表的含义见表2-5。此外，对存在的偏倚还需判断偏倚的方向（利于实验组或对照组）。

**表2-4　ROBINS-I工具中每个维度的偏倚解读和总偏倚风险的判断**

| 判断 | 每个维度 | 所有维度 | 研究整体 |
|---|---|---|---|
| 低偏倚风险 | 就此维度而言，该研究与实施良好的随机试验一样 | 该研究与实施良好的随机试验一样 | 该研究所有维度被判断为低偏倚 |
| 中等偏倚风险 | 就此维度而言，该非随机对照试验是合理的，但无法与实施良好的随机试验一样 | 针对非随机研究而言，该研究提供了合理的证据，但无法与实施良好的随机试验一样 | 该研究所有维度被判断为低偏倚或中等偏倚 |
| 高偏倚风险 | 该研究在此维度下有一些重大问题 | 该研究有一些重大问题 | 该研究至少有一个维度被判断为高偏倚，但在其他维度中均无极高偏倚 |
| 极高偏倚风险 | 该研究在此维度下很难提供任何干预效果的有用证据 | 该研究很难提供任何有用的证据，并且不能进行任何的整合 | 该研究至少有一个维度被判断为极高偏倚 |
| 无信息 | 没有信息去判断此维度的偏倚风险 | 没有信息去判断偏倚风险 | 没有明确地显示该研究是高偏倚风险或极高偏倚风险，并且在某个或多个重要的维度中缺乏信息 |

表2-5 ROBINS-I工具中7个维度偏倚风险的判断

| 判断 | 混杂偏倚 | 受试者选择偏倚 | 干预分类偏倚 | 干预偏差偏倚 | 数据缺失偏倚 | 结局测量偏倚 | 选择性报告偏倚 |
|---|---|---|---|---|---|---|---|
| 低偏倚风险 | 无混杂 | 满足条件的受试者均纳入研究,并且随访和干预同时开始 | 干预被良好界定,并且在开始时已收集干预定义的信息 | 意向性治疗的效果:意向性干预的偏差符合常规实践预期或者不影响结局,符合方案集的效果:重要联合干预在组间均衡,并且不存在可能影响结局的偏差 | 数据完整,或者各干预组数据丢失原因以及受试者丢失比例相似,或者通过数据分析,解除了丢失数据偏倚 | 干预组之间结局评定方法可比,通过接受干预相关知识或知晓受试者接受的干预不影响结局测量不受影响,并且结局测量的误差与干预状态无关 | 存在明确证据表明全部结局,分析和亚组等结果均被报告 |
| 中等偏倚风险 | 存在混杂,所有确定的混杂领域均被有效和可靠地控制,不会剩余严重的混杂 | 受试者的选择与干预和结局相关,但使用了恰当的方法校正了选择受试者偏倚;并非所有受试者同时开始随访和干预,但比例较低不至于引起重大偏倚或者作者使用了恰当的方法校正了选择受试者偏倚或是认为干预效果的RR值(风险比)时刻恒定 | 干预被良好界定,干预的分类在某些方面回顾性确定 | 意向性治疗的效果:偏差对结局的影响很小;符合方案集的效果:偏差对结局的影响很小或者重要联合干预组间不均衡,偏差可能影响结局,但由于对结果的恰当分析,偏差不会影响结局 | 各干预组数据丢失原因以及受试者丢失比例少许差异,并且通过数据分析,不能解除丢失数据偏倚 | 干预组之间结局评定方法是否可比,通过接受干预相关知识或知晓受试者接受的干预轻微影响结局测量不受影响,并且结局测量误差与干预状态存在极小的关联 | 结局的测量和分析与预先计划和确定一致,无选择性报告的指征 |

续表 2-5

| 判断 | 混杂偏倚 | 受试者选择偏倚 | 干预分类偏倚 | 干预偏差偏倚 | 数据缺失偏倚 | 结局测量偏倚 | 选择性报告偏倚 |
|---|---|---|---|---|---|---|---|
| 高偏倚风险 | 至少一个重要混杂因素未被恰当测量和控制，或者对重要混杂领域的测量不够有效和可靠，可能出现严重的剩余混杂 | 受试者的选择与干预和结局有所相关，无法在分析时调整，或者随访和干预开始时间不同，重要时间段可能未能安排随访，且RR值（风险比）不恒定 | 干预未被良好界定或者对结局的了解影响了干预分类的确定 | 意向性治疗的效果：意向性干预的偏差超出常规实践预期，并且在组间不均衡，可能影响结局；符合方案集的效果：重要联合干预组间不均衡，偏差可能影响结局，并且结果的分析不恰当，偏差可能影响结局 | 各干预组数据丢失原因或者受试者丢失比例不同，并且通过数据分析，不能解除丢失数据偏倚或未恰当分析，或者即使恰当分析也无法解除丢失数据偏倚 | 干预组之间结局评定方法不可比，后者通过接受干预相关知识并知晓受试者接受的干预，影响主观结局测量，后者结局测量误差与干预状态有关 | 方法和结果报告的结局不同，或发表的内容不同，或者存在选择报告多项分析，亚组或队列的结果 |
| 极高偏倚风险 | 混杂不能被控制或者积极的控制仍无法测量混杂 | 受试者的选择与干预和结局密切相关，无法在分析时调整或者大量重要时间段未安排随访且RR值（风险比）不恒定 | 由于极高的回忆偏倚而导致存在大量干预分类错误 | 意向性治疗的效果：明确存在组间不均衡的偏差并影响结局；符合方案集的效果：重要联合干预组间不均衡，明确存在影响结局的偏差，并且对结果的分析不恰当，偏差可能影响结局 | 数据丢失的受试者接受干预明显不同，并且恰当的分析无法解决数据丢失问题 | 结局测量方法明显不同，各干预组无法比较 | 明确存在选择性报告并且未报告的结果与报告的结果明显不同 |

续表2-5

| 判断 | 混杂偏倚 | 受试者选择偏倚 | 干预分类偏倚 | 干预偏差偏倚 | 数据缺失偏倚 | 结局测量偏倚 | 选择性报告偏倚 |
|---|---|---|---|---|---|---|---|
| 无信息 | 缺乏是否存在混杂的信息 | 缺乏选择受试者的信息，以及随访和干预是否同时开始的信息 | 缺乏干预的界定，或者缺乏对干预状态信息来源的解释 | 缺乏是否存在意向干预偏差的信息 | 缺乏关于明确或潜在数据丢失的信息 | 缺乏结局测量方法的信息 | 缺乏信息判断是否存在选择性报告 |

相比较于其他量表，ROBINS-I量表一个明显的优点是能较为全面地反映纳入研究的偏倚风险。例如：ROBINS-I量表考虑了基本信息收集量表的效度和信度，考虑了针对随访过程中随着时间变化而变化的时变混杂因素（Time-varying Confounding），考虑了缺失值在各组中的平衡性和处理办法的可靠性，以及考虑了结果是否存在选择性报告等问题。要注意的是，虽然ROBINS-I量表是第一个评价非随机干预试验的专属评估工具，也包含着较为严谨、合理的条目，但由于评价方式相对烦琐，工具研发团队正在逐步优化ROBINS-I量表。

## 六、资料提取和数据收集

资料提取和数据收集是系统评价/Meta分析研究中非常重要的一个环节，其结果直接依赖于研究资料提取和收集的完整性和质量。因此，在制作研究方案时，研究团队一般会初步设计一个数据收集/提取表（Data Collection/Extraction Form），完成全文筛选工作后，先随机抽3～5篇研究报告文献作为数据收集预试验，根据数据提取中遇到的问题进一步完善和改进数据提取表。所以，在数据收集阶段应制定明确的操作流程和说明。数据提取应由2名研究者同时并独立进行，然后通过商讨共识或第三方评判解决任何意见上的分歧。

资料提取和数据收集主要包括以下几个方面的内容：

1.发表信息和资料提取信息

（1）发表研究报告的期刊名、时间，是否为同行评审的期刊等；

（2）资料提取者；

（3）资料提取时间；

（4）与合作者提取的内容是否一致。

2.研究方法

（1）简单随机/区组随机/平行对照/交叉设计；

（2）随机单位：个人还是组群；

（3）随机方法：随机数字表/计算机随机/其他/不清楚；

（4）隐蔽分组方法；

（5）盲法：施盲对象的详细信息，尤其是结果测量者是否被施盲；

（6）单中心或多中心；

（7）研究实施地点（国家、城市）；

（8）研究实施时间。

3.受试者或观察对象

（1）受试者来源（门诊、住院、社区）；

（2）干预组和对照组人数：男/女、年龄、其他分层因素和基线状况及失访/退出/脱落人数。

4.干预措施

干预组和对照组措施及其用法，有无混杂因素以及依从性情况。

5.测量指标

（1）包括主要结果指标、次要结果指标及其判效标准等；

（2）结果表示形式：分类变量（发生事件数/某组的总人数）和连续性变量（某组总人数/均数+标准差）。

6.偏倚风险评估结果等

## 七、结果分析与解释

系统评价/Meta分析的最终结果分析，可以分为定性分析（描述性总结）和定量分析（Meta分析）。前者指的是若纳入的研究间存在较大的异质性，例如数量或质量不容许或是临床差异、方法差异或统计学差异较大等，则不会对纳入研究的数据进行合并分析。后者指的是若纳入研究间的异质性在临床可接受范围内，则可以采用Meta分析的方法对纳入研究的数据进行合并分析。因此，在设计系统评价/Meta分析及制定研究方案时，作者团队应建立明确的结果分析框架，对数据整合方式（定性分析还是定量分析）、统计分析方法、数据类型（如二分类数据、连续性数据、有序数据包括量表、计数和率、时间-事件，如生存指标）及其整理方法、异质性检验和处理、敏感性分析等方面达成共识。关于Meta分析的基础知识及统计方法详见第四章相关内容。

## 八、森林图的解读

系统评价通常采用森林图展示所有纳入研究的数量和分析结果，正确理解森林图组成和含义有助于系统评价制作者理解其结果。目前，可以制作森林图的软件较多，采用不同软件做出的森林图在组成上亦存在一定的差异。本节基于发表的一篇Cochrane系统评价（Ma B, Wang Y N, Chen K Y, Zhang Y, Pan H, Yang K. Transperitoneal versus retroperitoneal approach for elective open abdominal aortic aneurysm repair. Cochrane Database of Systematic Reviews 2016, Issue 2.），以RevMan5.0输出的Hospital stay指标的森林图为例（图2-3），解释其组成及其含义。

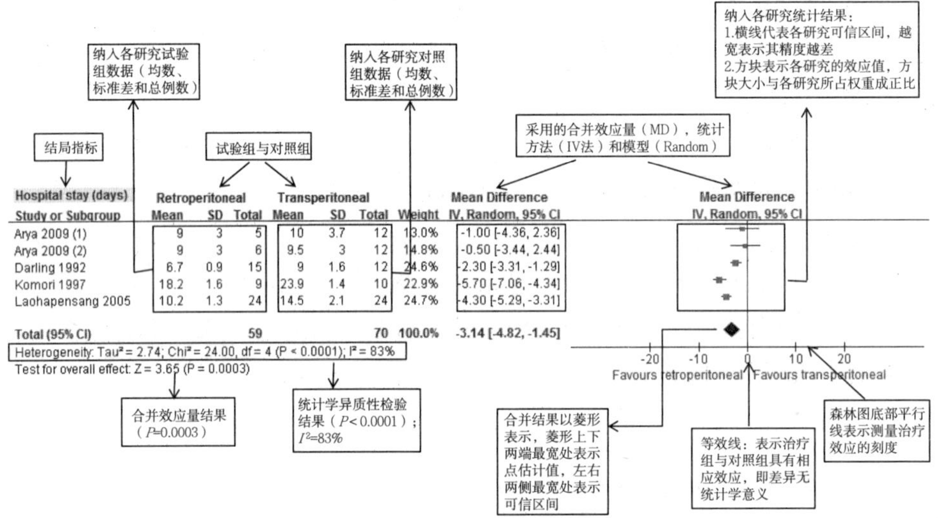


**图2-3　森林图的组成及内容解读**

# 第三节　系统评价/Meta分析报告规范

## 一、简介

高质量系统评价/Meta分析被认为是医学研究金字塔中证据级别最高的证据，随着循证医学理念在医学事业中的不断发展，越来越多的人开始认识到基于高质量的研究证据做决策的重要性。系统评价/Meta分析综合了海量信息，读者能够通过阅读它们快速准确地获取相应的信息，但系统评价/Meta分析的价值取决于其研究问题、方法、结果以及外推阐述（讨论以及结论）等信息报告的完整度和清晰度。

## 二、PRISMA清单及其扩展版

2005年6月，29位包括系统评价制作者、方法学家、临床医生、医学期刊编辑以及使用者在内的人员在加拿大渥太华举行会议修订并扩展了QUOROM规范（The Quality of Reporting of Meta analyses of Randomized Controlled Trials），并将其更名为PRISMA（Preferred Reporting Items for Systematic Reviews and Meta-analysis）。PRISMA声明含27个条目清单及一个四阶段流程图，目的在于指导并规范系统评价/Meta分析的撰写和报告，特别是针对基于干预措施有效性和安全性的系统评价/Meta分析。2009年PRISMA小组在不同的国际权威期刊（如《BMJ》《Journal of Clinical Epidemiology》《Annals of Internal Medicine》《PLoS Medicine》等）上同步发表了PRISMA声明及解读（表2-6）。PRISMA为系统评价/Meta分析的报告提供了结构式的指导，增强了报告的清晰性和条理性，方便读者更容易准确地理解和评价系统评价/Meta分析报告，同时给审稿人评审稿件带来了极大的便利。据PRISMA官方网站（http://www.prisma-statement.org/endorsers.htm）公布的信息可知，目前PRISMA已获得包括Centre for Reviews and Dissemination、Cochrane Collaboration、Council of Science Editors、National Evidence-based Healthcare Collaborating Agency（NECA）和World Association of Medical Editors等5个国际组织以及176种期刊的支持。

近几年，PRISMA声明亦扩展到不同类型的系统评价和Meta分析，包含系统评价/Meta分析不同方位的考虑，包括：对系统评价/Meta分析全文的摘要报告规范（PRISMA for Abstracts）；系统评价/Meta分析研究方案的报告规范（PRISMA for Protocols）；干预措施安全性的系统评价/Meta分析报告规范（PRISMA-Harms）；单病例数据的系统评价/Meta分析报告规范（PRISMA for Individual Patient Data systematic reviews，PRISMA-IPD）；网状Meta分析报告规范（PRISMA for Network Meta-Analyses，PRISMA-NMA）等。

表2-6 系统评价/Meta分析优先报告条目——PRISMA清单

| 评估内容 | 具体条目 | 内容描述 |
| --- | --- | --- |
| 题目 | 1.题目 | 确定报告是系统评价还是Meta分析或两者兼有 |
| 摘要 | 2.结构式摘要 | 提供结构式摘要，包括临床可应用性、背景、目的、资料来源、纳入标准、入选者和干预手段、评估研究和合并资料的方法、结果、局限性、结论和主要发现的应用、系统评价的注册号码 |
| 背景/前言 | 3.前言概述 | 描述进行评价的理由，陈述哪些问题已经知道 |
| | 4.目的 | 以PICOS形式提供所提出临床问题的详细说明 |
| 方法 | 5.计划书和注册信息 | 说明是否已有研究方案，在哪里能查到(提供网址)，有可能的话，提供注册情况(包括注册号码) |
| | 6.纳入标准 | 说明根据研究特点(如PICOS，随访间期)和报告特点(如年份、语言及发表状态)作为入选标准的理由 |
| | 7.文献信息来源 | 所检索的信息来源的细节(如数据库所包含的时间跨度，与研究作者联系以确定附加的研究)以及最后检索日期 |
| | 8.检索方法 | 至少对一种数据库呈现电子检索策略，包括任何限制 |
| | 9.纳入研究的筛选方法 | 陈述选择纳入研究的过程(如筛检、入选，包括在系统评价内或Meta分析中的情况) |
| | 10.数据提取过程和方法 | 描述从报告中提取数据的方法(如预试验、两人独立完成) |
| | 11.资料提取的具体条目 | 列出并定义在资料中能找到的所有变量(如PICOS、经费来源) |
| | 12.单个研究偏倚 | 描述各项研究测定偏倚危险度的方法，这些信息如何用于数据合并中 |
| | 13.概括效应指标 | 陈述主要指标的测定(如RR内容) |
| | 14.结果合并方法 | 描述处理资料及合并研究结果如反复，包括测定的一致性检验 |
| | 15.研究间偏倚 | 指出可能影响累积证据的偏倚危险性的测定(如发表偏倚，在研究中的选择性报告) |
| | 16.其他辅助分析方法 | 描述进行附加分析的方法(如敏感性或亚组分析，Meta回归) |
| 结果 | 17.研究选择结果和流程图 | 给出筛选、入选以及被包括在评价中的不同阶段的研究数目，并说明被排除的理由，以流程图表示 |
| | 18.纳入研究的特征 | 列出每个研究的特征、资料提取时的PICOS、样本大小、随访时间等，并列出参考文献 |

续表 2-6

| 评估内容 | 具体条目 | 内容描述 |
| --- | --- | --- |
| 结果 | 19. 研究内部偏倚 | 列出每个研究偏倚危险度数据，如有可能提供各种结局水平的测定 |
| | 20. 单个研究结果 | 对每个结局（利益和害处），列出每个干预组简单表、估计作用和可信区间，最好用森林图 |
| | 21. 结果的综合 | 列出所做每个 Meta 分析的结果，包括可信区间和异质性检验的结果 |
| | 22. 研究间偏倚结果 | 提供评价研究间的偏倚信息 |
| | 23. 其他辅助分析结果 | 给予已做好的附加分析结果，如亚组分析、敏感性分析和 Meta 回归 |
| 讨论 | 24. 证据综合结果 | 总结主要发现，包括每个主要结果的证据强度，考虑到其与关键组的相关性（如健康保健提供者、使用者和制订政策者） |
| | 25. 局限性 | 探讨研究层面和结局层面的局限性（如偏倚的风险）以及系统评价的局限性（如检索不全面、报告偏倚） |
| | 26. 结论 | 联合其他证据解释结果，给出对未来研究的启示 |
| 基金资助 | 27. 基金资助 | 描述系统评价的经费来源，或其他支持（如资料的提供），经费支持对系统评价所起的作用 |

（邝心颖　马彬）

## 参考文献


1. Higgins J P T, Green S. Cochrane Handbook for Systematic Reviews of Interventions[M].Version 5.1.0. The Cochrane Collaboration, 2011.

2. Zeng X, Zhang Y, Kwong J S, et al. The methodological quality assessment tools for preclinical and clinical studies, systematic review and meta-analysis, and clinical practice guideline: a systematic review[J]. J Evid Based Med, 2015, 8：2-10.

3. Higgins J P, Altman D G, Gotzsche P C, et al. The Cochrane Collaboration's tool for assessing risk of bias in randomised trials[J]. BMJ, 2011, 343（7829）：889-893.

4. Sterne J A, Hernán M A, Reeves B C, et al. ROBINS-I: a tool for assessing risk of bias in non-randomised studies of interventions[J]. BMJ, 2016, 355：i4919.

5. Liberati A, Altman D G, Tetzlaff J, et al. The PRISMA statement for reporting systematic reviews and meta-analyses of studies that evaluate healthcare interventions: explanation and elaboration[J]. BMJ, 2009, 339：b2700.

6. Beller E M, Glasziou P P, Altman D G, et al. PRISMA for Abstracts: Reporting Systematic Reviews in Journal and Conference Abstracts[J]. PLoS Medicine, 2013, 10：e1001419.

7. Shamseer L, Moher D, Clarke M, et al. Preferred Reporting Items for Systematic Review and Meta-Analysis Protocols （PRISMA-P） 2015: elaboration and explanation[J]. BMJ, 2015, 349：g7647.

8. Zorzela L, Loke Y K, Ioannidis J P, et al. PRISMA harms checklist: improving harms reporting in systematic reviews[J]. BMJ, 2016, 352：i157.

9. Stewart L A, Clarke M, Rovers M, et al. Preferred Reporting Items for Systematic Review and Meta-Analyses of individual participant data: the PRISMA-IPD Statement[J]. JAMA, 2015, 313：1657-1665.

10. Hutton B, Salanti G, Caldwell D M, et al. The PRISMA Extension Statement for Reporting of Systematic Reviews Incorporating Network Meta-analyses of Health Care Interventions: Checklist and Explanations[J]. Ann Intern Med, 2015, 162：777-784.

# 第三章 系统评价/Meta分析信息检索

## 第一节 证据检索概述

计算机技术和互联网技术的迅猛发展为循证医学信息检索提供了检索范围广、内容新、检索入口多和用户使用方便等条件，为实践循证医学带来了许多机遇。系统评价是尽可能全面地收集某一问题的全部原始研究证据，进行严格评价、整合、分析、总结后所得出的综合结论，是对多个原始研究证据再加工后得到的证据。若研究间具有足够同质性，可采用Meta分析的方法进行定量数据合并。系统评价对证据的质量进行了严格评价，从大量的信息中提取精华，将有意义、关键性与无意义、无根据甚至错误或重复的研究资料分开，其结论简单明了。检索策略的科学制定和规范报告是系统评价/Meta分析成功的重要因素之一。广泛而全面的检索策略不仅能确保研究证据来源的准确性和完整性，而且由于制作系统评价/Meta分析往往需要筛选大量文献，检索策略质量的高低将直接影响检索结果的数量及其相关性，从而影响系统评价/Meta分析的制作过程。

### 一、医学证据的分类

#### （一）按研究问题分类

医学研究问题主要有病因学、诊断学、治疗学、预防性和预后性。研究证据按研究问题分为如下几类：病因学研究证据、诊断学研究证据、治疗学研究证据、预防性研究证据和预后性研究证据。

1.病因学证据

病因学是研究致病因素作用于人体，在内外环境综合作用下，导致人体发病及其发病机制的科学。危险因素是指与疾病的发生及消长具有一定因果关系，但是尚无充分依据能够阐明其确切的致病效应的因素。相比较于临床研究，基础医学实验研究是开展病因研究的重要方法。实验研究的方法和手段繁多，研究者根据已提出的病因假设选择适宜的方法。实验研究能阐明病因作用的机制，动物实验研究对病因假设有验证作用，因此在病因研究中有非常重要的作用。例如，研究人员通过建立阿尔茨海默病的动物模型，分析Tau蛋白异常过度磷酸化与阿尔茨海默病的因果关系并通过分子生物学研究探讨其致病机制。

2.诊断学证据

诊断学问题是探讨诊断疾病的实验和方法。随着医学技术的发展，不断出现一些新的诊断方法。一些作用于人体的诊断学试剂在正式应用之前都需要开展基础研究。同时，实验诊断学是一门重要的临床与基础医学间的桥梁学科，以临床检验学为基础，将检验学提供的结果或数据，由医师结合临床病史/家族史、症状/体征、影像资料/病理检查等，应用于临床诊断、疗效观察和预后判断。

3.治疗学证据

治疗学研究的目的是评估防治性措施的疗效和安全性。其中，基础研究是发现新治疗技术的基础和方向，是新治疗技术研究与开发的源泉。例如，新药的评价和筛选过程的各个环节均离不开与之有关的基础研究。例如，外科领域的低温麻醉、体外循环、断肢再植、器官或组织的移植术等学科领域的成就，都与动物实验的开展紧密相关。

4.预后性证据

预后是疾病发生后，对将来发展为不同后果的预测或估计，动物实验也是临床前预后研究的重要部分。例如，有学者探讨哺乳动物雷帕霉素（西罗莫司）靶蛋白的表达与早期非小细胞肺癌预后的关系，为改善早期非小细胞肺癌的预后提供实验证据。

（二）按研究方法分类

医学研究证据按研究方法分为原始研究证据（Primary research evidence）和二次研究证据（Secondary research evidence）。

1.原始研究证据

原始研究证据包括试验性研究证据和观察性研究证据。试验性研究是主动给予/分配干预措施给研究对象的试验设计，包括随机对照试验（Randomized controlled trial，RCT）、交叉试验（Cross-over trial）、自身前后对照试验

（Before-after study in the same patient）和非随机同期对照研究（Non-randomized concurrent control trial）。观察性研究是指未向研究对象施加干预措施的研究设计，包括队列研究（Cohort study）、病例对照研究（Case control study）、横断面调查（Cross-sectional study）、描述性研究（Descriptive study）、病例系列（Case series）和个案报道（Case reports）。

2. 二次研究证据

围绕某一研究问题，将全部原始研究证据进行严格评价、整合和分析所得出的综合性结论，是对原始研究证据二次分析后得到的证据。常用的二次研究证据主要包括系统评价（Systematic review，SRs）、直接比较的Meta分析（Meta analysis）、网状Meta分析（Network meta analysis）。

（三）按文献获得渠道分类

按照文献获得的渠道分为公开发表的研究证据和灰色文献（Grey literature）。

1. 公开发表的研究证据

该类证据指通过网络信息检索或是手工检索获得的文献，是某一学术课题在试验性、理论性或观测性上具有新的科学研究成果或创新见解和知识的科学记录，或是某种已知原理应用于实际中取得新进展的科学总结，是报道研究结果并公开发表的书面报告。可通过系统检索Cochrane图书馆、PubMed、Embase、中国生物医学文献数据库和中国期刊全文数据库等数据库资源全面获取围绕某一研究问题的公开发表的研究证据信息。

2. 灰色文献

灰色文献一般指非公开出版的文献。也有学者将灰色文献定义为介于正式发行的白色文献与不公开出版并深具隐秘性的黑色文献之间，虽已出版但难依一般方式购得。灰色文献品种繁多，包括非公开出版的资料、学位论文；不公开发行的会议文献、科技报告、技术档案；不对外发行的企业文件、企业产品资料、贸易文件（包括产品说明书、相关机构印发的动态信息资料）和工作文件；未刊登稿件以及内部刊物、交换资料、赠阅资料等。灰色文献流通渠道特殊，制作份数少，容易绝版。虽然有的灰色文献的信息资料并不成熟，但所涉及的信息广泛、内容新颖和见解独到，因此具有特殊的参考价值。

## 二、基础医学信息检索的特点

基础医学领域证据检索的方式可分为两类：1. 为开展原始研究而进行文献

检索，例如在开展一项基础研究例如设计动物实验之前，系统分析已发表的文献有助于研究者提出新的假设或是研究的理论依据，关于某一研究问题的系统化文献分析还可以让研究者避免开展不必要的重复研究；2.为开展二次研究而检索文献，例如为制作基础医学研究的系统评价/Meta分析检索证据。无论是为了开展原始研究还是二次研究，都需要研究人员围绕提出的问题明确检索词和制定检索策略，全面获取相关文献。如果研究人员未能获取某一特定问题的全部相关文献，在开展系统评价/Meta分析时会得出错误的结论。如果未获得的文献仅是已开展的基础医学研究中的随机化样本，此时只会影响到结果的精确度。然而，如果未获得的文献认为某种待评估的干预措施具有“阴性”结果或非显著统计学差异，则此部分文献的信息缺失会导致报告偏倚，如果将待评估的干预措施转化到临床研究则会产生潜在的风险。系统化的文献检索会减少报告偏倚，尤其是发表偏倚的风险。

与制作临床试验系统评价/Meta分析不同，基础医学领域系统评价/Meta分析的信息检索侧重于获取临床前期的动物实验或是分子生物学实验等基础研究文献。这种系统化检索和获取用于临床研究之前的基础实验文献的方法还未被设计基础研究的生物医学领域研究人员所熟知。此外，临床医学的文献检索方法或指南无法直接复制到基础医学领域，例如检索动物实验。基础医学的信息检索也有检索过滤器（Search filters），检索过滤器是为检索特定记录设计的检索策略，检索过滤器是在数据库中专门为用户设计的内置证据检索策略模型，由加拿大流行病学和生物统计学研究人员Haynes等学者在1994年提出，并进行了查全率和查准率分析。用户通过检索过滤器，不需掌握复杂的检索策略，即可检索所需的基础医学文献。例如：PubMed的“Species”设有检索动物实验的检索过滤器；“Medical Genetics Searches”用于检索医学遗传学方面的文献。

综上，基础医学的信息检索有如下特点：

1.以计算机检索为主，手工检索为辅；

2.注重检索的科学性；

3.需要制定严谨的检索策略系统查找文献，有针对基础医学的检索过滤器或可供参考的检索步骤；

4.注意检索的全面性；

5.重视对文献的方法学评价。

## 三、6S检索模型及其在基础医学信息检索中的应用

（一）6S检索模型提出的背景

据统计，截至2017年12月9日，以“Animals”为主题词仅PubMed数据库的总文献篇数已达2115万余篇。全世界基础医学研究论文数量庞大且质量参差不齐，医学科研工作者并没有时间全面评阅某一学科的全世界所有基础医学研究文献。加拿大McMaster大学临床流行病学与生物统计学教授R. Brian Haynes提出了循证医疗卫生决策的“6S”信息服务模型。“6S”模型使循证医疗卫生服务的提供者和用户可通过最成熟的信息服务，为各自关心的问题找到当前最佳的研究证据，该模型也有助于指导基础医学的信息检索。

（二）6S检索模型及使用方法

在进行证据检索时，应首先从“6S”的最顶端开始。如果医院的电子病历系统已经整合了计算机决策支持系统，能够可靠地将病人的特征与当前的循证治疗指南相链接，那么医务工作者无须检索其他证据，只需要通过“系统（System）”就可以快速、便捷地获得解决问题的研究证据。如果没有条件实现系统这一层（或系统并不能解决实际问题），那么就应转向下一层“总结（Summaries）”。若问题还得不到解决，循证医学期刊的“摘要（Synopses of syntheses）”或许能够解决问题。若问题仍未得到解决，则再转向下一层“证据合成（Syntheses）”（表3-1）。

**表3-1　6S检索模型及主要的证据资源**

| 6S检索模型 | 含义 | 证据资源举例 |
| --- | --- | --- |
| Systems<br>（证据系统） | 将患者的个体信息整合入计算机系统并与知识库的程序/算法相匹配，产生个体化的临床推荐意见 | 计算机化的循证决策支持系统 |
| Summaries<br>（证据总结） | 围绕特定的临床问题，整合了循证信息且定期更新的临床路径或证据总结 | 循证临床实践指南<br>DynaMed<br>UpToDate<br>Best Practice |
| Synopses of Syntheses<br>（评价的证据概要） | 对关于某个临床问题系统化的研究证据（例如系统评价）进行总结形成的证据概要 | ACP Journal Club<br>概述性的循证医学期刊等 |

续表3-1

| 6S检索模型 | 含义 | 证据资源举例 |
|---|---|---|
| Syntheses<br>（证据合成） | 针对特定临床问题的系统评价 | Cochrane Library<br>Campbell Library |
| Synopses of Studies<br>（研究的证据概要） | 对单一（高质量）研究形成的证据概要 | ACP Journal Club<br>概述性的循证医学期刊等 |
| Studies<br>（原始研究） | 分布在生物医学文献数据库中的原始研究 | PubMed、Embase<br>中国生物医学文献数据库<br>中国期刊全文数据库<br>万方数据资源等 |

6S模型开发的目的是解决临床研究问题，因此模型中的证据系统、证据总结主要是针对临床研究问题。然而，该模型对基础医学的信息检索提出了很好的思路与方法，因为随着基础医学领域二次研究的开展以及对系统化证据需求的增加，不仅有大量的“原始研究”例如探讨发病机制的分子生物学研究，还在此基础上产生了其他类型的证据。例如结合某一特定的基础研究问题，对单一的高质量研究附有专家评论和结果适用性的说明，据此可以形成“研究的证据概要”。系统评价在基础医学研究领域也得到了发展，因此已经产生了一定数量的“证据合成”。对于特定问题的系统评价以及新近产生的高质量的原始研究，对其进行总结并附有评论可以形成“评价的证据概要”，有助于基础医学的研究者快速获取相应学科领域的研究证据。临床实践离不开基础医学研究的支撑，基础医学的研究成果使得针对病因、逆转发病机制、更好地防病治病成为可能，基础医学的“证据总结”和“证据系统”随着系统化证据的产生和应用也将得到发展，尤其是“证据系统”可以嵌入计算机化的循证决策支持系统，实现针对个体化患者的基础和临床研究证据的一站式获取。

## 第二节　常用的证据资源

### 一、PubMed

#### （一）简介

PubMed是由位于美国国立医学图书馆（National Institutes of Health，NLM）

的国家生物技术信息中心（National Center for Biotechnology Information，NCBI）开发的基于Web的检索系统。PubMed建立在NCBI平台上，是一个免费的信息资源库（网址：http://www.ncbi.nlm.nih.gov）。PubMed现收录来自MEDLINE、生命科学期刊和在线图书的2700余万篇引文。PubMed的引文和摘要主要涉及生物医学和医疗卫生领域，同时也涵盖了生命科学、行为科学、化学科学和生物工程的文献。PubMed还提供其他的相关网站和分子生物学资源的链接。

该数据库的内容包括MEDLINE、OLDMEDLINE、In Process Citations和Publisher-Supplied Citations四个部分。OLDMEDLINE收录了1950—1965年间美国医学索引中的题录。"In Process Citations"是临时性的数据库，收录准备进行标引的题录和文摘信息，每天都在接受新的数据，进行文献的标引和加工，每周把加工好的数据加入到"MEDLINE"中，同时从"In Process Citations"库中删除。"In Process Citations"中的记录标有[PubMed- in process]的标记。出版商将期刊文献信息电子版提供给PubMed后，每条记录都标有[PubMed- as supplied by publisher]的标记，这些记录每天都在不停地向"In Process Citations"库中传送。

PubMed具有如下特点：

1.可检索到当月、甚至当日发表的最新文献，以及1966年之前发表的文献；

2.具有强大的词语自动匹配转换功能，能对意义相同或相近的词或词组进行全面搜索，并在自动转换后执行检索；

3.将相关的期刊文献、数据、事实、图书相连接，形成的信息链方便用户进行追溯性检索；

4.可在线免费获取部分电子版的全文。

（二）检索规则及运算符

PubMed的自动转换匹配功能（Automatic Term Mapping）可以实现词语的自动转换和匹配，主要通过四种表来进行：MeSH转换表（MeSH Translation Table）、刊名转换表（Journal Translation Table）、短语表（Phrase List）、著者索引表（Author Index）。

1.MeSH转换表

MeSH转换表包括主题词、副主题词、MeSH词相关参照（又称款目词）、物质名称、物质名称同义词等。如果输入的检索词在注释表中发现有相互匹配的词，则该词将被作为主题词和文本词同时进行检索。例如在检索词输入框中录入“vitamin D”，PubMed会检索（"itamin D"[MeSH Terms] OR "vitamin D"[All Fields] OR "ergocalciferols"[MeSH Terms] OR "ergocalciferols"[All Fields]）。

2.刊名转换表

刊名转换表包括刊名全称、MEDLINE形式的缩写和ISSN号。该转换表能把输入的刊名全称转换为“MEDLINE缩写[Journal]”后再执行检索。如：在检索提问框中键入：“New England Journal of Medicine”，PubMed将其转换为“N Engl J Med[Journal]”后进行检索。

3.短语表

短语表中的短语来自医学主题词表、含有同义词或不同英文词汇书写形式的统一医学语言系统和物质名称。例如hot compress，如果PubMed系统在MeSH和刊名转换表中均未找到该术语，而在短语列表中寻找这个词。

4.著者索引表

当一个短语在前三个表中都找不到匹配词，并且有一个或两个字母在词后时，PubMed就会到作者索引中查找。

如果在上述四个表或索引中仍找不到相匹配的词，PubMed就将短语分开，用AND将短语中的单个词连接起来在全部字段中查找，直到找到相应的词为止。例如将pressure level转换为（（"pressure"[MeSH Terms] OR "pressure"[All Fields]） AND level[All Fields]）。

此外，PubMed还有如下检索规则：

1.截词功能（Truncation）

可使用*作为通配符进行截词检索。*代表零个或多个字符，例如chem*可检出包含chemistry、chemical、chemotherapy等词的文献。截词检索只限于单词，对词组无效。

2.词组检索功能（Phrase Searching）

词组检索功能也称强制检索功能。许多短语可以通过自动词语匹配功能检索，但是当所键入的短语没有所对应的匹配词组时，例如hypertension therapy，系统将会分别检索hypertension和therapy，然后用AND将其组配起来。如果使用双引号，则系统会强制把hypertension therapy作为一个不可分割的词组进行检索。

3.布尔检索

PubMed支持布尔逻辑检索，运算符号必须大写，分别是：逻辑“与”AND，逻辑“或”OR，逻辑“非”NOT。使用AND可查找同时包含被该运算符分开的所有检索词的记录；使用 OR 可查找包含被该运算符分开的至少其中一个检索词的记录；使用 NOT 可将包含特定检索词的记录从检索结果中排除。运算顺序是从左到右执行，可以通过括号（）改变运算次序。运算符的优先级为（）> NOT > AND > OR。例如（vitamin OR zinc）AND supplementation。

4.限定检索

限定检索包括字段限定检索；文献类型、文献语种、出版日期以及PubMed子集等限定检索。

（三）检索方法

PubMed主要提供基本检索、高级检索和专题文献检索等检索方式。

1.基本检索

（1）依据作者姓名来查找文献，作者的输入格式为：姓在前用全称；名在后用首字母缩写，并与姓之间有空格。如果只用姓来检索，则须加上作者字段标识符[au]。姓名第一个字母可用大写也可用小写，姓前名后，姓用全称，名字一般用缩写。考虑到作者姓名的不同形式，PubMed采用自动转换功能进行作者姓名检索，如：Watson A将检索成Watson AA、Watson AJ、Watson AR等。精确检索：可以用双引号将作者名引起来，再加作者字段限定[au]，例如："Watson AJ"[au]，这样可避免PubMed自动转换，实现精确查找。

（2）根据期刊名称来查找文献，一般采用刊名缩写形式进行检索。期刊的缩写形式按照PubMed数据库的统一规定来表示。如果一个杂志名恰好是主题词或关键词，例如Science，PubMed会首先将这些词转换成MeSH词表中的主题词进行检索。因此，需要将检索请求进行标准化处理，即在杂志名后面加[ta]，例如"Science"[ta]。

（3）输入的任何关键词或检索式，如没有加任何限定符号，则首先进行自动转换匹配检索。采用字段限制方式进行检索，其规则是：检索词1[字段标识]逻辑运算符检索词2[字段标识]。例如查找作者Watson AJ在2003年发表的有关DNA方面的文献，检索式为DNA[mh] AND "Watson AJ"[au] AND 2003[dp]。

Pubmed常用检索字段描述和标识详见表3-2。

**表3-2 PubMed常用检索字段描述和标识**

| 字段 | 描述 | 举例 |
|---|---|---|
| Title[ti] | 篇名 | hypertension[ti] |
| Abstract[ab] | 摘要 | diabetes[ab] |

续表 3-2

| 字段 | 描述 | 举例 |
| --- | --- | --- |
| Affiliation[ad] | 著者地址 | "Nantong University"[ad] |
| Author name[au] | 论文的作者,格式:姓+名 | "Watson AJ"[au] |
| Journal title[ta] | 期刊名称 | cell[ta] |
| Language[la] | 论文出版语种,语种检索时可只输入前3个字母 | English[lang]=eng[la] |
| Publication date[dp] | 出版日期 | 2003[dp] |
| MeSH terms[mh] | 主题词 | hypertension[mh] |
| Publication type[pt] | 出版类型 | hypertension[mh] AND review[pt] |
| Subheadings[sh] | 副主题词与主题词组配检索 | hypertension[mh] AND genetics[sh] |

2.高级检索

（1）主题词检索可以先浏览查找主题词，再进行检索，也可以直接输入检索词进行查询检索。每个主题词的下面均列出副主题词或主要主题词及不扩展下位词的检索选项。

点击PubMed主页右下角的“MeSH Database”进入主题词检索界面；输入检索词后，点击“Search”按钮，系统将显示与该词有关主题词；点击该主题词则进一步显示主题词的定义、树状结构、组配的副主题词；选择合适的主题词与副主题词后，点击“Add to search builder”按钮，进入检索表达式浏览窗口；点击“Search PubMed”将显示检索结果（图3-1）。

（2）限制性检索在检索结果界面的左侧，可以对作者、期刊刊名、免费全文链接或全文链接或带有摘要文献、文献出版日期或录入PubMed数据库的日期、语种、子集、实验对象、性别、文献出版类型等内容进行限定（图3-2）。

（3）预检索及索引浏览是使用Preview/Index按钮进行检索的方法，可以优化检索策略。

（4）引文匹配器包括单篇引文匹配器（Single Citation Matcher）和多篇引文匹配器（Batch Citation Matcher）两种。查找一篇文献，可以输入刊名、日期、卷、期、页码、作者、题目等任何一项内容进行查询。查找多篇文献，可以按照系统设定好的顺序将所查找的文章每篇逐项地列出进行查询。

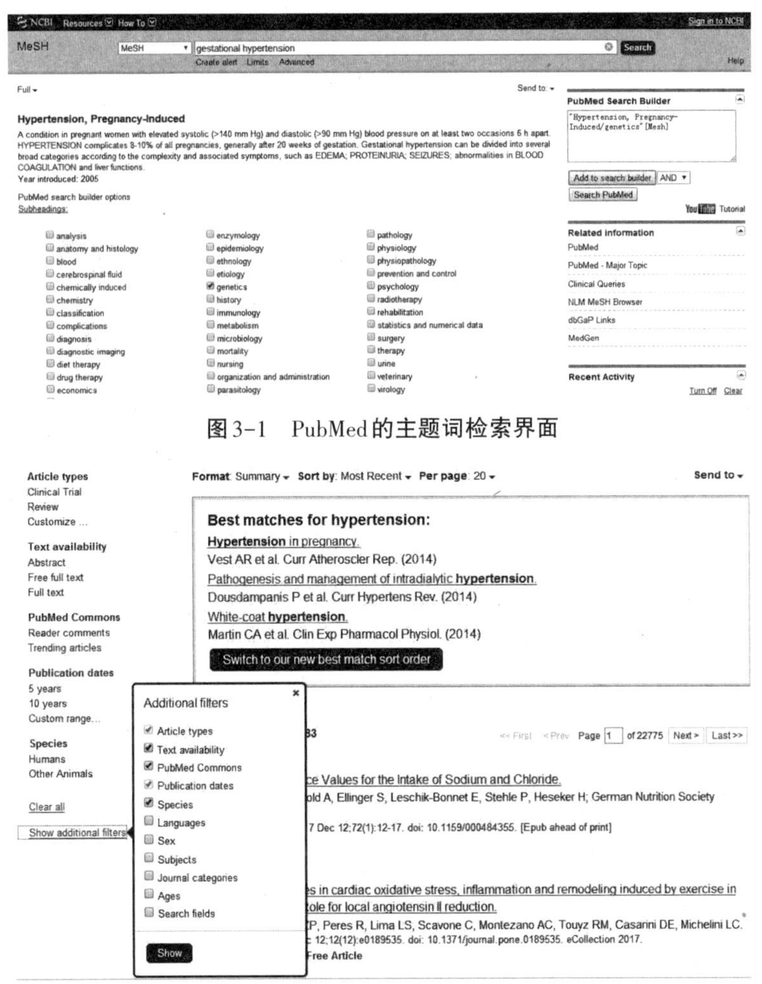


图3-1　PubMed的主题词检索界面

图3-2　PubMed的限制性检索界面

3.专题文献检索

（1）临床查询（Clinical Queries）是专门为临床医生研究设计的内置的检索“过滤器”，其检索策略模型由加拿大临床流行病学和生物统计学研究人员Haynes R B等人在1994年提出，并进行了查全率和查准率分析。用户通过这一临床方法学检索过滤器，不需掌握复杂的检索策略，即可检索所需的临床研究文献。

方法是点击主页中间导航栏的“Clinical Queries”进入临床查询页面；在检索框中输入检索词，并选择副主题词组配，指定检索结果是查全（Broad）还是查准（Narrow）；点击“Search”按钮执行检索。在检索的结果界面设有临床研究分类（Clinical Study Categories）、系统评价（Systematic Reviews）和医学遗传学栏目（Medical Genetics），用于快速获取特定相关文献（图3-3）。

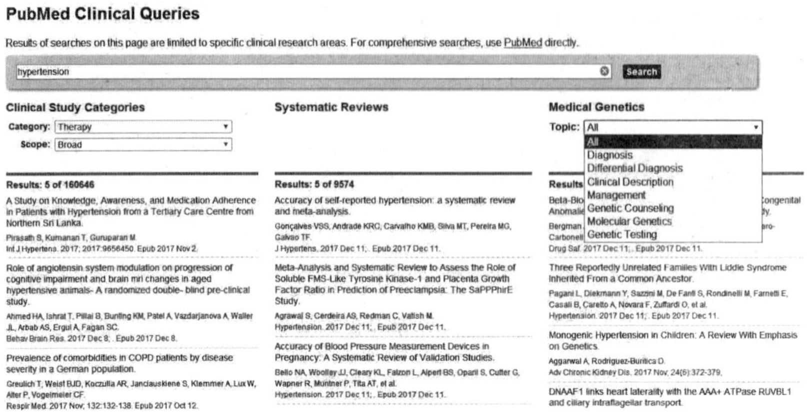

图3-3　PubMed的临床查询界面

（2）专题子集检索有四类专题子集，即主题子集（Subject Subsets）、文献状态子集（Citation Status Subsets）、期刊/引文子集（Journal/Citation Subsets）、PubMed中心子集（PubMed Central Subsets，PMC），用于检索不同范围的文献。

（四）检索结果的输出

1.检索结果显示与排序

（1）显示的默认顺序为数据库收录日期的降序排列，在检索的结果界面选择“Sort by”按照相关度、作者、刊名、出版日期等重新排序。

（2）显示格式默认为Summary格式。主要显示格式的字段范围如下：

①Summary：包括作者、团体作者、题目、期刊出处、出版类型、非英文文献的原文语种、PMID、评论内容的链接、文献出版状态；

②Abstract：包括期刊出处、评论内容的链接、题目、非英文文献的原文语种、作者、团体作者、作者通讯地址、摘要、出版类型、人名主题词、PMID和文献出版状态；

③MEDLINE：包括PMID、文献资料的提供者、引文状态、创建日期、国际标准刊号、出版日期、题目、摘要、作者、作者通讯地址、语种、出版类型、刊名、NLM唯一期刊ID、MeSH日期、文献ID、出版状态和出处。

2.检索结果保存

在检索结果界面，点击需要保存的文献编号并选中该篇文献，利用“Send to”按钮将检索的文献保存在文本、文件、剪贴板、邮件及将检索结果发送到文献管理软件（Citation Manager）或进行全文订购（图3-4）。

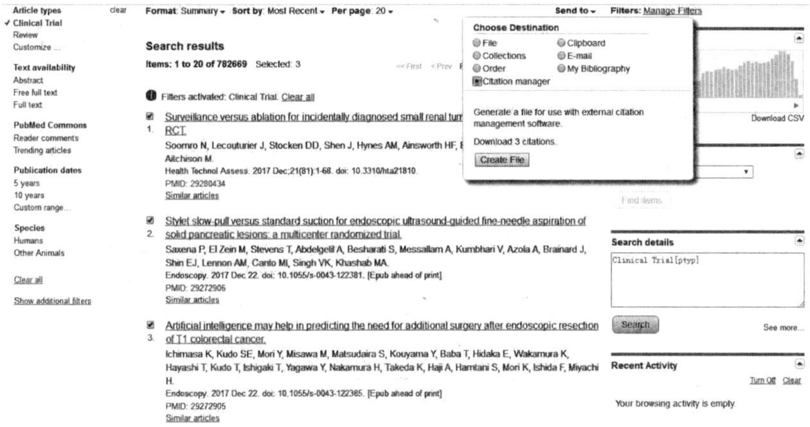

图3-4 PubMed的检索结果保存界面

如果电脑安装了文献管理软件例如EndNote，在选择发送到文献管理软件之后，点击“Citation Manager”，则PubMed将选中的文献发送到用户指定的EndNote文件，文件类型为EndNote Library（.enl）。

## 二、Embase

### （一）简介

Embase是全球最大、最具权威性的生物医学与药理学文摘数据库，以及全球最大的医疗器械数据库（网址：https://www.embase.com）。Embase因在荷兰出版，又名“荷兰医学文摘”。Embase由在阿姆斯特丹1946年建立的一个国际性非营利机构医学文摘基金会（The ExcerptaMedica Foundation）编辑出版，1947年创刊，现由爱思唯尔科学出版社编辑出版。

Embase包含全部Medline的内容，目前共有3200余万条记录。共收录来自95个国家的8500种期刊，其中2900种期刊在Medline中检索不到。此外，还收录230余万条会议摘要，其中7000余条摘要是自2009年起新增的。Embase数据库每天以增加超过6000条记录更新，内容的年增长率超过6%。该数据库覆盖各种疾病和药物信息，尤其涵盖了大量北美洲以外的（欧洲和亚洲）医学刊物，从而真正满足生物医学领域的用户对信息全面性的需求。Embase纳入了最新综合性的循证内容与详细的生物医学索引，确保检索到的所有生物医学证据都是实时更新的信息。

Embase具有如下特点：

1.Emtree词典收录了大量的同义词，便于进行主题词匹配以及与Medline进行跨库检索；

2.词库展示的同时提供了记录的条目数量；

3.指导性的主题词匹配与检索，Emtree词库的呈现方式易于使用，囊括了药学与疾病方面的副主题词；

4.涵盖在药物研发阶段早期的药物文献，可以通过该库尽早地获取药物名称和其同义词，或新的主题词条（候选词条）。

（二）检索规则及运算符

Embase数据库同样支持布尔逻辑检索，例如"NOT"（排除一个词条）、"AND"（两个或所有词条都出现）、"OR"（任何一个或所有词条出现）。下列运算符也可以用于检索：NEAR/n，NEXT/n。其中n是数字，指与某个特定单词相隔的单词数。例如输入blood NEXT/2 cardio* NEAR/5 system*，可检索出如下结果" …and vegetative nervous system, disorders of blood coagulation, cardio haemodynamics…"；又如录入cancer* NEXT/4 cell* NEXT/6 therapy，可检索出如下结果"Interplay between ROS and autophagy in cancer cells, from tumor initiation to cancer therapy"。

*可以指代一个或更多的字母，例如输入cat*可检索到与cat、cats、catalyst、catastrophe相关的记录。?指代一个字母，例如输入sulf?nyl可检索到与sulfonyl、sulfinyl相关的记录。$指代零个或一个字母，例如输入group$可检索到与group或groups相关的记录。表3-3列出Embase常用检索字段描述和标识。

**表3-3　Embase常用检索字段描述和标识**

| 字段 | 描述 | 举例 |
|---|---|---|
| Index term[de] | 标引词 | ´heart failure´:de |
| Explosion[exp] | 对检索词与对应于EMTREE主题词的同位词及下位词进行扩展检索 | ´oxygenase inhibitor´/exp |
| Abstract[ab] | 摘要 | ´end of life care´:ab |
| Article title[ti] | 题名 | ´lactate pyruvate ration´:ti |
| Country of author[ca] | 作者国别 | China:ca |
| Country of journal[cy] | 期刊国别 | Canada:cy |

续表3-3

| 字段 | 描述 | 举例 |
| --- | --- | --- |
| Language of article[la] | 期刊语种 | English:la |
| Publication year[py] | 出版日期 | '2017':py |
| Entry date (since date)[sd] | 入库日期 | [20-10-2017]/sd |

（三）检索方法

1.快速检索

快速检索（Quick Search）的目的是从数据库中快速获取相关文献，用户可以选择相应的检索途径，录入检索词并用逻辑运算符“AND”“OR”“NOT”进行连接。结果显示界面可以按记录的相关度（Relevance）、发表时间（Publication Year）、记录的入库时间（Entry Date）进行排序。可以用限制条件（Limit）对检索结果进一步筛选，例如按年份（Publication Years）。用户还可以通过“循证医学”（Evidence-based Medicine）栏目选择相应的证据类型，例如Meta Analysis（图3-5）。

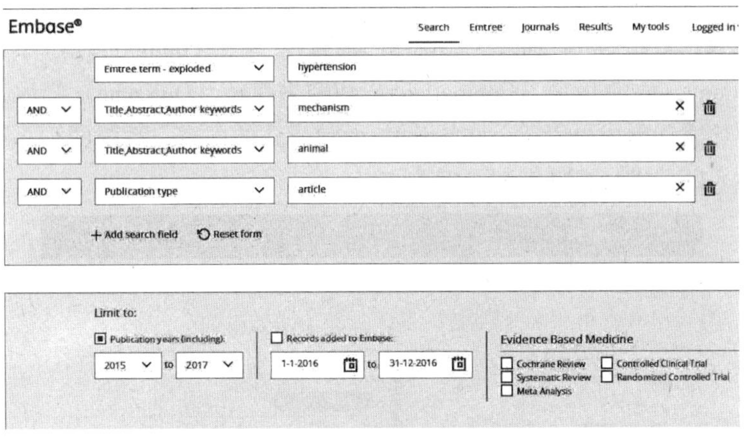


图3-5　Embase的快速检索界面

2.高级检索

在高级检索（Advanced Search）界面中，用户可以录入检索式进行检索，例如录入题目（Title）、摘要（Abstract）、主题词（Subject Headings）以及其他主题相关字段，并用逻辑运算符相连接构建检索表达式。高级检索还提供一种与主题词库互动的检索方式，用户可以匹配（Mapping）Emtree的主题词，可以根据文献发表或加入Embase的日期（Date）、文献收录的数据库（Embase还是

MEDLINE）、研究对象的性别（Gender）和年龄（Age）、论文的语种（Languages）、文献的类型（Publication types）进行检索。此外，还可以在EBM栏目中快速获取Cochrane系统评价、Meta分析、随机对照试验等研究证据（图3-6）。

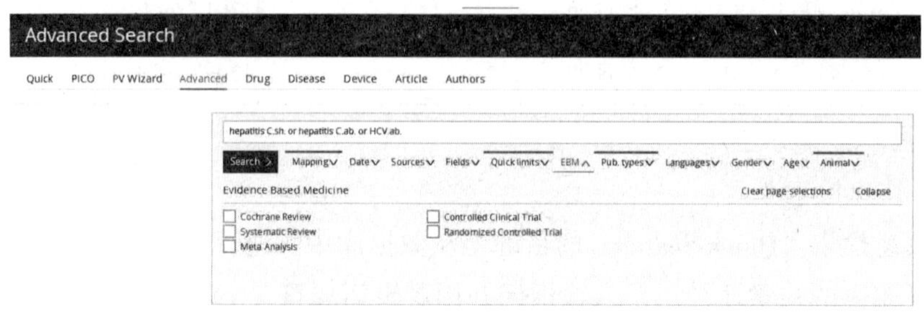


图3-6　Embase的高级检索界面

在动物研究的栏目，用户可以选择动物研究的类型，主要包括动物细胞（Animal Cell）、动物模型（Animal Model）、动物实验（Animal Experiment）和动物组织（Animal Tissue）。

3.PICO检索

在进行文献检索时，明确了研究对象（Population）、干预措施（Intervention）、对照措施（Comparison）和结果指标（Outcome）之后，用户可据此提炼检索词形成检索式。在构建PICO检索式的同时，系统的Emtree主题词库会与录入的词进行自动匹配（图3-7）。

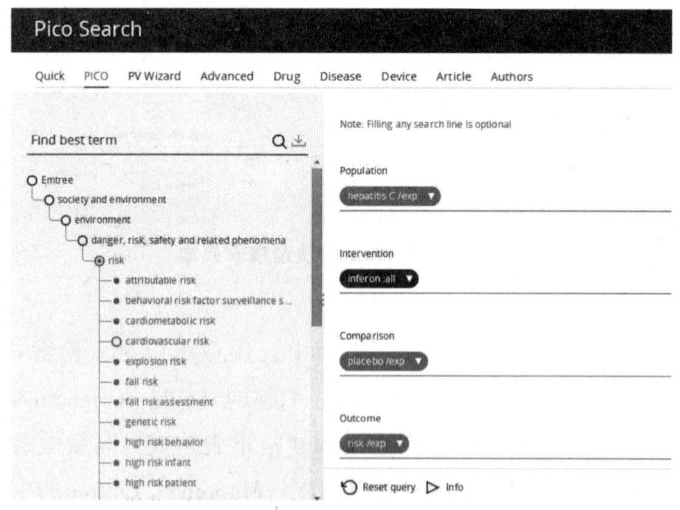


图3-7　Embase的PICO检索界面

（四）检索结果的输出

1.检索结果显示与排序

（1）显示的默认顺序为数据库收录日期的降序排列，在检索的结果界面选择“Sort by”按照相关度、记录的入库日期（Entry Date）重新排序。

（2）显示格式默认为题录格式，包括作者、题目、刊名、年、卷、期、起止页码。

较之默认的格式，以下格式新增的信息如下：Abstract包括摘要；Index Terms即标引词，主要包括药名标引（Drug Terms）、疾病名称标引（Disease Terms）、器械标引（Device Terms）和其他标引（Other Terms）（图3-8）。

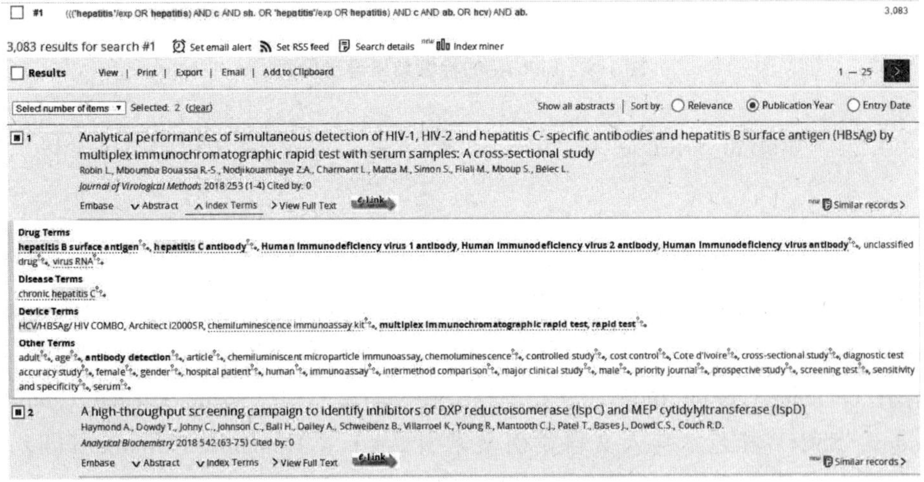

图3-8 Embase的标引词显示界面

2.检索结果保存

在检索结果界面，点击需要保存的文献编号并选中该篇文献，利用“Export”按钮将指定的文献以用户所需的格式进行保存。如果保存至EndNote则需选择“RIS format”；如果在电脑中安装了RefWorks软件，则“RefWorks Direct Export”功能可以将选取的参考文献直接发送至该软件（图3-9）。

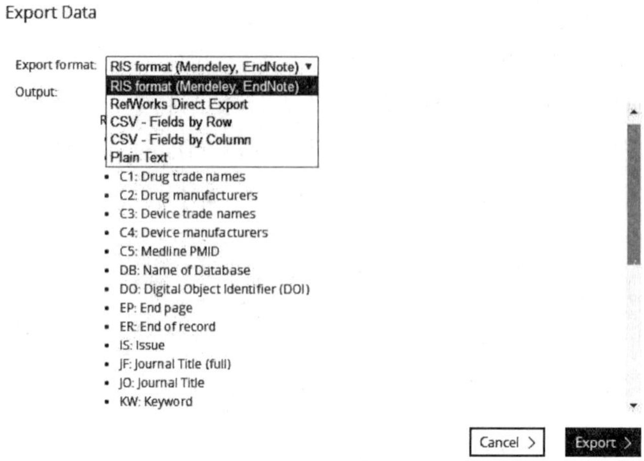

Export Data

Export format: RIS format (Mendeley, EndNote)
Output:
RIS format (Mendeley, EndNote)
RefWorks Direct Export
CSV - Fields by Row
CSV - Fields by Column
Plain Text

- C1: Drug trade names
- C2: Drug manufacturers
- C3: Device trade names
- C4: Device manufacturers
- C5: Medline PMID
- DB: Name of Database
- DO: Digital Object Identifier (DOI)
- EP: End page
- ER: End of record
- IS: Issue
- JF: Journal Title (full)
- JO: Journal Title
- KW: Keyword

Cancel > Export >

图3-9 Embase的检索结果导出界面

## 三、Web of Science

### （一）简介

Web of Science是由美国Thomson Scientific（汤姆森科技信息集团）基于WEB开发的大型综合性、多学科、核心期刊引文索引数据库（网址：http://www.isiknowledge.com）。Web of Science包括：三大引文数据库，自然科学引文索引（Science Citation Index，SCI）、社会科学引文索引（Social Sciences Citation Index，SSCI）和艺术与人文科学引文索引（Arts & Humanities Citation Index，A&HCI）；化学信息事实型数据库（Current Chemical Reactions，CCR）和（Index Chemicus，IC）；科学引文检索扩展版（Science Citation Index Expanded，SCIE）、科技会议文献引文索引（Conference Proceedings Citation Index-Science，CPCI-S）和社会科学以及人文科学会议文献引文索引（Conference Proceedings Citation index-Social Science&Humanalities，CPCI-SSH）三个引文数据库，以ISI Web of Knowledge作为检索平台。其中，Web SCIE收录报道并标引了6600余种自然科学、工程技术、生物医学范畴的所有领域的领先期刊，学科范围涉及农业与食品科技、天文学、行为科学、生物化学、生物学、生物医学、化学、计算机科学、电子学、工程学、环境科学、遗传学、地球科学、仪器、材料科学、数学、物理学、医学、微生物学、植物科学、矿物学、原子能科学、海洋学、神经科学、药理学与制药、精神病学与心理学、统计与概率、技术与应用科学、兽医学、动物学等约170个领域。

（二）检索规则及运算符

在大多数字段输入两个或两个以上相邻的检索词时，Web of Science会使用隐含的AND。例如：在“主题”或“标题”检索时输入diabetes treatment与输入diabetes AND treatment是等效的。这两个检索式会返回同等数量的检索结果。

逻辑运算符“AND、OR、NOT、NEAR”和“SAME”可用于组配检索词，从而扩大或缩小检索范围。逻辑运算符在该数据库中不区分大小写。使用NEAR/x可获取由该运算符连接的检索词之间相隔指定数量的单词的记录，用数字代替x可指定将检索词分隔开的最大单词数，例如hepatitis NEAR/5 virus。如果只使用NEAR而不使用/x，则系统将查找其中的检索词由NEAR连接且彼此相隔不到15个单词的记录。如果在检索式中使用不同的运算符，则会根据下面的优先顺序处理检索式：NEAR/x > SAME > NOT > AND > OR。使用括号可以改写运算符优先级。例如（flu OR influenza）AND vitamin将找到同时包含flu和vitamin的记录，或者同时包含influenza和vitamin的记录。

在“地址”检索中，使用SAME将检索限制为出现在“全记录”同一地址中的检索词。您需要使用括号来分组地址检索词。例如：（Nantong Univ SAME Nantong SAME China）查找在“全记录”的“地址”字段中出现Nantong University以及Nantong和China的记录。然而，当在其他字段（例如“主题”和“标题”）中使用时，如果检索词出现在同一记录中，SAME与AND的作用就完全相同。例如（vitamin SAME antioxidant）与（vitamin AND antioxidant）将得到相同的结果。

（三）检索方法

1.基本检索

常用的检索字段有：主题（TS）、标题（TI）、作者（AU）、作者标识号（AI）、团体作者（GP）、出版物名称（SO）、数字对象标识符（DO）、出版年（PY）、地址（AD）、研究方向（SU）。添加另一字段链接用于向“基本检索”页面添加更多的检索字段。用户可以在一个或多个检索字段中输入检索词（图3-10）。

2.高级检索

用户可以在“高级检索”中创建检索式并对其进行组配。页面底部的检索历史表格显示在当前会话期间所有成功运行的检索（图3-11）。

检索式按倒序数字顺序显示在“检索历史”表中，即最新创建的检索式显示在表顶部。例如：检索结果检索式#3找到的记录“标题”中出现cell death

或 apoptosis，并且“地址”字段中出现China或Chinese。用户最多可以将“检索历史”表中的40条检索式加以保存。“编辑”功能可以覆盖现有的检索式，或者以之前运行的检索式为基础创建新的检索式（图3-12）。

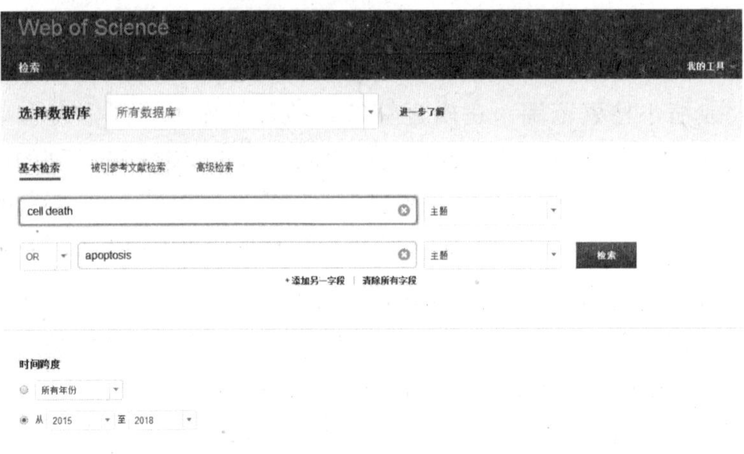


图3-10　Web of Science的基本检索界面

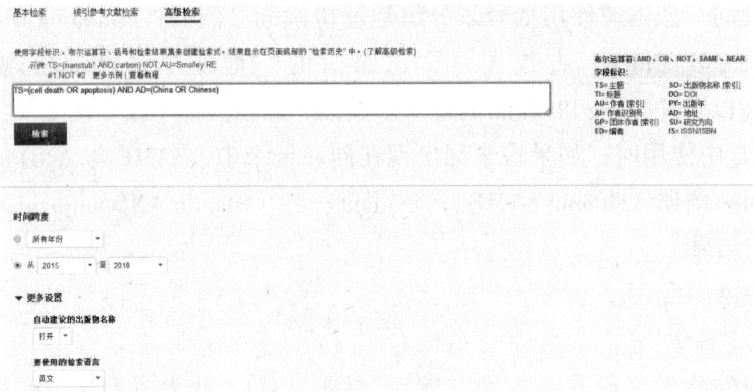

图3-11　Web of Science的高级检索界面

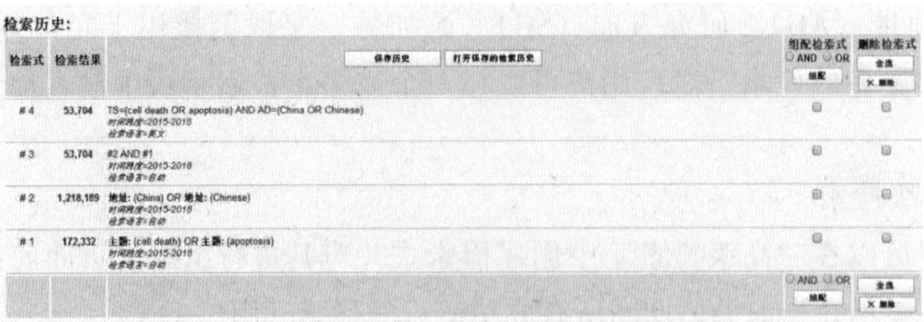

图3-12　Web of Science的检索历史界面

3.作者检索

在执行作者检索时，用户需要录入作者的姓名，之后选择研究领域和机构组织名称，获取某一学科领域知名作者发表的文献。

4.创建引文追踪

只要新论文引用了指定的某篇文献，引文跟踪就会通过电子邮件通知您。要创建跟踪，必须是 Web of Science 的注册用户，并且登录该账户。引文跟踪的创建方法是在“检索”或“高级检索”页面中运行检索以找出要创建“引文跟踪”的记录；在“检索结果”页面中，选择记录的标题转至“全记录”页面；单击创建引文跟踪链接，打开“创建引文跟踪”覆盖对话框；选择电子邮件样式，单击创建引文跟踪链接创建针对当前记录的引文跟踪。

（四）检索结果的输出

1.检索结果显示与排序（图3-13）

（1）显示的默认顺序为数据库收录日期的降序排列，在检索的结果界面可以选择“被引频次”“使用次数”“相关性”，还可以点击“更多”的下拉列表，选择多种排序方式（例如第一作者姓氏的首字母、来源出版物名称的首字母）。

（2）显示格式默认为题录格式，包括作者、题目、刊名、年、卷、期、起止页码。用户点击“查看摘要”即可获取文献的摘要信息。

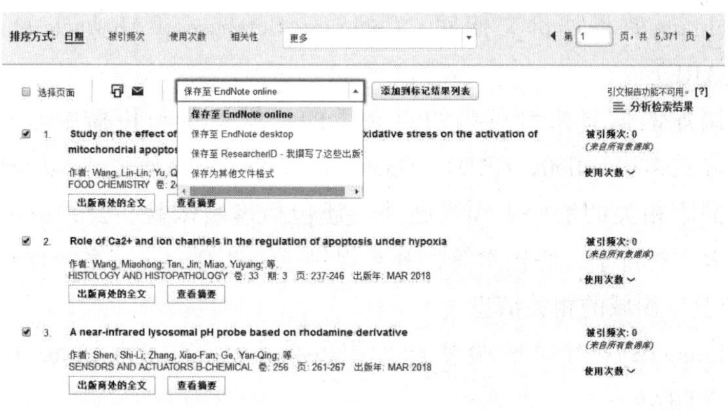


图3-13　Web of Science的检索结果界面

2.检索结果保存

在检索结果界面，点击需要保存的文献编号并选中该篇文献。如果用户已注册EndNote Web的个人图书馆账号，选择“保存至EndNote Online”则将指定的文献信息存至EndNote的在线存储空间，个人图书馆中最多可保存50,000条记录。如果选择“保存至EndNote Desktop”，则将文献发送或保存至指定的文件。Web of Science还提供其他类型的文件格式，例如其他参考文献软件支持的文本格式。

## 四、Cochrane图书馆

### （一）简介

Cochrane 图书馆（网址：http://www.cochranelibrary.com）由 John Wiley & Sons出版，是一个收集高质量医疗卫生证据的检索系统，由如下六个子数据库组成。

1.Cochrane 系统评价资料库（Cochrane Database of Systematic Reviews，CDSR）

Cochrane系统评价资料库是基于临床治疗决策的高水平证据，收录由Cochrane协作网53个系统评价专业组在统一工作手册指导下完成的系统评价。Cochrane系统评价资料库中的内容主要由两部分组成：系统评价研究方案（Protocols）和系统评价全文（Completed Reviews）。其中，系统评价研究方案收集了评价者在协作网注册的研究方案，需对拟进行的系统评价进行介绍。研究方案主要包括如下信息：背景、目的、纳入标准、检索策略、评价方法等。系统评价全文则收集了由Cochrane系统评价各专业组完成的系统评价全文。

2. Cochrane效果评价文摘库（Cochrane Database of Abstracts of Reviews of Effects，DARE）

该文摘库的信息来自英国约克大学的证据评价与传播中心（Centre for Reviews and Dissemination，CRD）。Cochrane效果评价文摘库涉及的领域较为广泛，除了健康相关的治疗干预措施外，还包括诊断试验、公共卫生、健康促进、药理学、外科学、心理学等，补充提供了一些Cochrane系统评价尚未涉及（或较少涉及）领域的相关信息。

3.Cochrane临床对照试验注册库（Cochrane Central Register of Controlled Trials，CENTRAL）

Cochrane临床对照试验注册库是全世界收录论文最多的临床试验数据库，收录临床随机对照试验（randomized controlled trials，RCT）和临床对照试验（controlled clinical trials，CCT）信息。建立Cochrane临床对照试验注册库的目的是向系统评价研究人员和医务工作者提供信息，该数据库中收录的信息来自Medline、Embase、Cochrane协作网各系统评价组检索和收录的相关领域的临床研究论文以及手工检索的论文。

4.Cochrane方法学注册库（Cochrane Methodology Register，CMR）

Cochrane方法学注册库由英国Cochrane中心代表Cochrane方法学组研制，收录临床对照试验的方法学研究文献以及开展系统评价研究时需要的评价研究试验的方法学信息。

5.卫生技术评估数据库（Health Technology Assessment Database，HTA）

卫生技术评估数据库由英国约克大学的证据评价与传播中心进行信息收集与数据维护，创建数据库的目的是改善卫生保健的质量和成本效益。数据库的信息来自国际卫生技术评估网络成员单位以及其他卫生技术评估机构。

6.英国国家卫生服务系统卫生经济学评价数据库（NHS Economic Evaluation Database，EED）

该数据库也由英国约克大学的证据评价与传播中心收集整理，收录卫生保健的经济学评价的文献摘要，涉及领域包括成本效果分析、成本效益分析、成本效用分析、成本最小化分析、经济学模型等。

Cochrane系统评价资料库的检索结果界面呈现许多不同的图标，其名称及含义见表3-4。

**表3-4　Cochrane系统评价资料库检索结果的图标及含义**

| 图标 | 名称 | 含义 |
| --- | --- | --- |
| Me | Methodology | 方法学系统评价 |
| Dg | Diagnostic | 诊断学系统评价 |
| Ov | Overview | 系统评价的再评价 |
| Cc | Conclusions changed | 系统评价的结论发生改变 |
| StataSE | New search | 原来发表的系统评价现更新检索结果 |
| Mc | Major change | 原来发表的系统评价现有重大改动 |
|  | Update | 更新的系统评价 |
| Wd | Withdrawn | 被撤除的系统评价 |
| Cm | Comment | 有评论的系统评价 |

（二）检索规则及运算符

Cochrane图书馆可进行短语检索、邻近检索和截词检索，支持逻辑运算符，常用的检索规则如表3-5所示。

表3-5 Cochrane图书馆常用的检索规则

| 功能 | 描述 | 举例 |
|---|---|---|
| 逻辑运算符 | 使用AND、OR、NOT进行组合检索 | diabetes AND (insulin OR saxagliptin) |
| 邻近检索符NEAR | 使用"NEAR/数字"将检索词之间进行邻近检索,数字代表两词相距的单词数,默认为6 | pioglitazone NEAR/2 diabetes |
| 邻近检索符NEXT | 使用"NEXT/数字"检索邻近的词。注意:检索时将上撇号当作空格 | 检索"Down's Syndrome"时,输入down* NEAR/2 syndrome |
| 逻辑符组合邻近检索 | 逻辑运算符与邻近检索组合使用 | gastric NEAR (cancer OR carcinoma) |
| 通配符与截断符 | "*"放在检索之前或之后代表多个字符;?代表一个字符 | hypertensi* |
| ","代表OR | 采用逗号来指代逻辑运算符OR | mental, psychologic |
| 短语精确检索 | 使用双引号""进行短语精确检索 | "hypertension treatment" |
| 连字符"-" | 连字符的功能等同于NEXT | lung-related等同于lungNEXT related |
| 单数、复数匹配 | 输入检索词的复数形式匹配检索出检索词的单数结果,用双引号执行精确检索 | 输入drugs检索出drug和drugs |
| 拼写差异自动匹配 | 细微拼写差异时可自动匹配相似的词,但最好采用通配符进行检索 | 输入tumor同时检索出tumour,但是最好输入tum*r |

(三)检索方法

Cochrane图书馆的检索主要是基本检索(Basic Search)、浏览检索(Browse)、高级检索(Advanced Search)和主题词检索(MeSH Search),还提供了检索管理功能(Search Manager)。

1.基本检索

在主页检索式输入框内输入检索式或检索词,并选择检索途径即执行基本检索功能。Cochrane Library的检索途径包括:题名、摘要、关键词(Title, Abstract, Keywords);全文(Search All Text);题名(Record Title);作者(Author);摘要(Abstract);关键词(Keywords);表格(Tables);发表类型(Publication Type);文献出处(Source);数字对象标识符(DOI)。

2.浏览检索

通过浏览检索(Browse)功能查找Cochrane图书馆中各个子数据库的信息。Cochrane系统评价资料库的浏览检索主要是主题浏览(Browse by Topics)

和Cochrane系统评价组浏览（Browse by Review Group）。例如在主题浏览目录下点击“遗传学问题”（Genetic disorders），在其中查看染色体异常（Chromosome Abnormalities）的相关文献。如果想查看Down's syndrome的文献，再点击该分类主题的文献篇名。

3.高级检索

在检索词输入框下方点击“Advanced Search”即可进入高级检索模式。高级检索界面增加了限制检索（Search Limits）功能，主要有四类检索限制条件供选择（图3-14）：

（1）数据库（Databases）：分别是前述介绍的Cochrane图书馆的各子数据库。

（2）状态（Status）：新发表的论文或新加入的记录（New），针对Cochrane系统评价资料库，还有其他限制条件，例如“Conclusions Changed”。

（3）限制时间（Dates）：通过限制文献发表的时间以精确检索，例如限制发表时间：2016—2018。

（4）Cochrane系统评价组：通过限制特定的系统评价组以快速获取相关领域的系统评价。

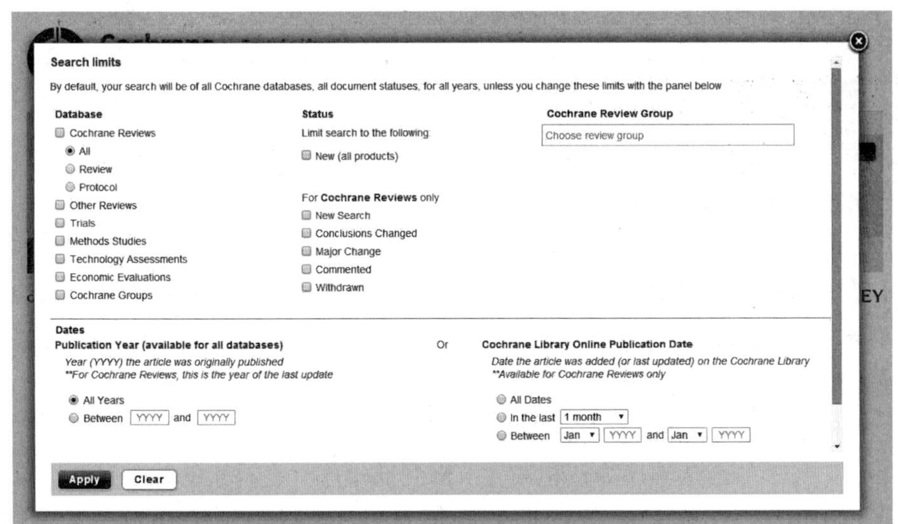


图3-14　Cochrane图书馆限制检索界面

4.主题检索

在检索主页界面上找到Medical Terms（MeSH），点击并进入MeSH检索。Cochrane Library的MeSH词库来自NLM（与PubMed的MeSH词相同）。在Enter MeSH term的检索词输入框内录入检索词，例如hypertension，点击“Lookup”，

即可查看对该词的定义（Definition）和MeSH树。Explode all trees是扩展MeSH树进行检索；Single MeSH term（unexploded）是只检索已选择的某一主题词；Explode selected trees用于选择上位主题词或下位主题词等多个主题词进行检索。Select MeSH qualifiers是输入限定词，Cochrane Library是在该输入框内自动列出副主题词供选择。本例输入Drug therapy之后点击“View results”查看检索结果（图3-15）。

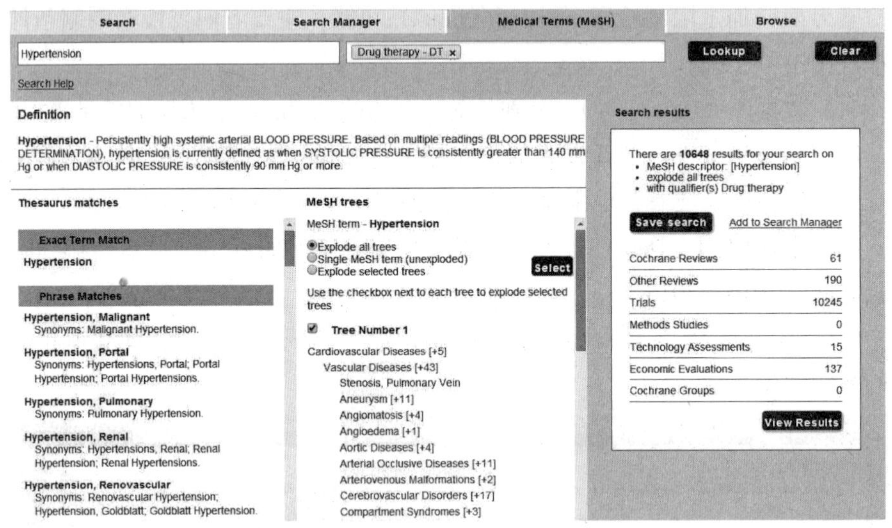


图3-15　Cochrane图书馆主题检索界面

5.检索管理功能（Search Manager）

2012年新版的Cochrane图书馆中增加了“Search Manager”的功能。基本检索、高级检索和主题检索的每一步骤都可以通过“Add to search manager”将检索结果导入检索管理界面。在检索管理功能中，可以灵活组合各步骤的检索结果。

（四）检索结果的输出

1.检索结果显示与排序（图3-16）

（1）显示的默认顺序为按相关度从高到低排序，在检索的结果界面可以点击“Sort By”，让检索结果依据文献篇名的首字母（Alphabetical）、日期（Date）等方式排序。

（2）默认的界面是Cochrane系统评价资料库的检索结果，如果想查看Cochrane图书馆的其他子数据库（例如Cochrane临床对照试验注册库）的检索结果，则需点击结果界面左侧的“All Results”，并选择相应的子数据库“Trials”。

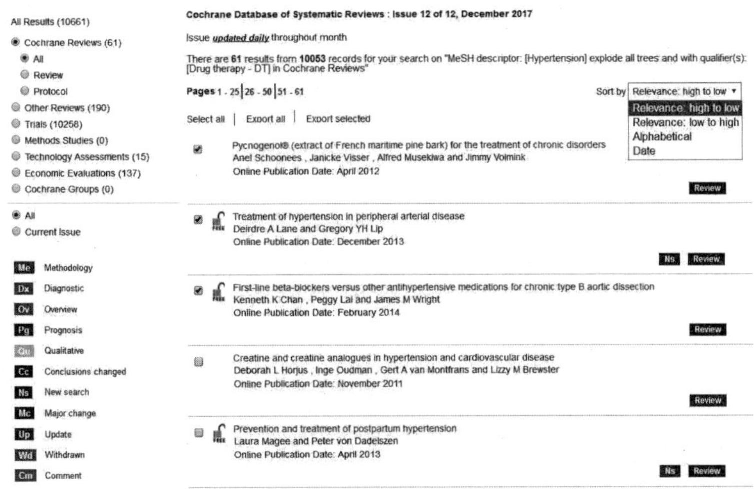

图3-16　Cochrane图书馆的检索结果界面

2.检索结果保存

在检索结果界面，点击需要保存的文献编号并选中该篇文献。之后点击“Export Selected”，则系统提示仅导出引文（Citation Only）还是导出引文与摘要（Citation and Abstract），此时检索结果以文本的形式进行保存。用户在使用文献管理软件例如EndNote时，通过软件的“File—Import”功能导入该文本。

## 五、Scopus数据库

### （一）Scopus数据库简介

Scopus数据库是全球最大的同行评议文献摘要与引文数据库，是为科研人员提供一站式获取科技文献的平台（网址：https://www.scopus.com）。Scopus数据库收录了16 500余种同行评审的期刊，自第一卷第一期开始完整收录Elsevier、Springer/Kluwer、Nature、Science、ACS等出版商出版的所有期刊。从2009年6月起人文与艺术期刊的收录增加1倍，达3500余种。该数据库还收录了超过360万篇的会议论文、600种商业出版物和350种丛书（系列图书）。自1996年以来的记录包括文献后的参考文献信息，数据最早可回溯到1823年。检索结果集成了4亿3000万条网络科技信息、来自全球5大专利组织的2300万条专利信息，超过50%的内容来自欧洲、拉丁美洲和亚洲的作者。收录的学科涵盖4大门类27个学科领域，其中生命科学4300余种、社会科学与人文艺术5300余种、自然科学7200余种、医学6800余种（全面覆盖MEDLINE）。

Scopus数据库可提供研究追踪、分析及视觉化等功能，从科学、技术、医学、社会科学及艺术与人文科学等领域提供全球研究成果的全方位概览。“引文索引”分析工具和不断更新的内容使得科研工作者更容易发现学术研究热点和趋势，追踪最新的研究成果。

（二）检索规则及运算符

Scopus数据库可进行短语检索、邻近检索和截词检索，支持逻辑运算符。与前述英文数据库的逻辑运算符不同，Scopus数据库使用“AND、OR、AND NOT”进行组合检索（表3-6）。

**表3-6　Scopus数据库的逻辑运算符**

| 布尔运算符 | 说明 | 举例 |
|---|---|---|
| AND | 两个检索词均必须同时出现在文献中 | rat AND mouse |
| OR | 必须至少出现一个检索词 | rat OR mouse |
| AND NOT | 排除一个检索词 | rat AND NOT mouse |

通配符*代表多个字符；？代表单个字符。位置限定运算符W/n表示单词之间的距离，例如cell W/3 apoptosis，可以在“apoptosis”的3个单词距离内找“cell”。Pre/n表示必须以单词之间的特定顺序出现，例如behavioral Pre/4 agitation，表示behavioral先于agitation 4个单词之内。对多数单词来说，使用单数形式进行搜索时可以同时找到该单词的单数、复数以及所有格形式，例如输入criterion可以检索到criteria和criterion。以下字符用于查找完全匹配的短语，例如{hypertension therapy}或“hypertension therapy”。

（三）检索方法

在检索时，选择检索途径并录入检索词。限定检索（Limit）功能可以限定文献发表的起止年份（Date range）以及被Scopus收录的时间（Added to Scopus in the last）；还可以限定文献的类型（Document type），包括论著（Article）和综述（Review）（图3-17）。

Scopus数据库的作者检索功能除了可分开检索作者姓、名之外，还可一并使用作者所属的机构、出版的历史、期刊名称、主题领域以及共同作者等资料进行组合，以确定特定的作者。ORCID为研究人员及投稿人的公开资料库（Open Researcher and Contributor ID Repository）的缩写，研究人员可免费线上注册ORCID专属识别码，以解决作者名字录入有误、一名作者在多家机构工作而无法计算正确被引次数的问题。作者可直接录入Scopus资料库中的Author ID，在ORCID系统中建立作者档案。该数据库具有独特的作者身份识别功能（Author ID），将作者身份识别与引文追踪结合运用，可以方便地对特定文献的影响、作者的影响和特定期刊的影响进行分析（图3-18）。

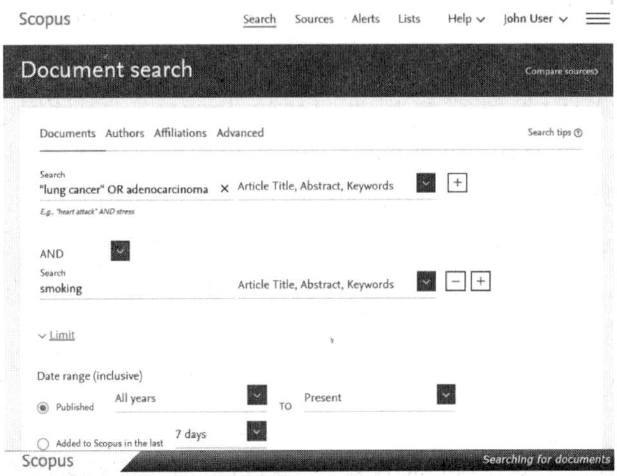

图3-17　Scopus数据库的文献检索界面

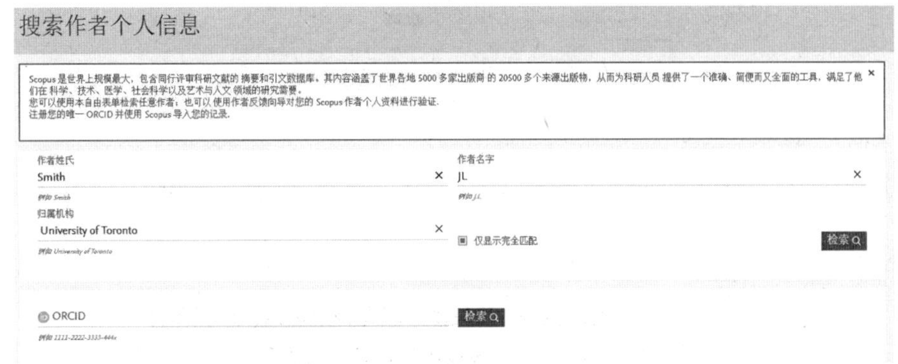


图3-18　Scopus数据库的作者检索界面

通过学术档案，可以获取以下信息：

1.作者学术经历与背景；

2.以视觉化的图表呈现个人著作；

3.浏览被引用次数与引用来源，可选择性排除自我引用；

4.查看H指数；

5.寻求合作者或期刊审稿人；

6.整合至ORCID平台，有助于拓展国际合作；

7.追踪新发论文与被引信息。

（四）检索结果的输出

1.检索结果显示与排序

检索结果默认为题录格式，用户可以点击“View Abstract”查看文献的摘要。点击题名之后可以查看作者单位、摘要、关键词、标引的关键词（Indexed Keywords）、EMTREE 药物标引词（Drug Terms）、EMTREE 医学标引词（Medical Terms）、MeSH主题词，该界面还提供期刊的ISSN号、PubMed ID、文献的类型、来源的期刊类型、发表的语种、该篇论文引用的参考文献。

在结果显示界面，用户可以分析检索的结果，并且查看不同年份（Year）、期刊来源（Source）、作者（Author）、机构（Affiliation）、国家/地区（Country/Territory）、文献类型（Document type）、研究主题（Subject area）的文献（图3-19）。

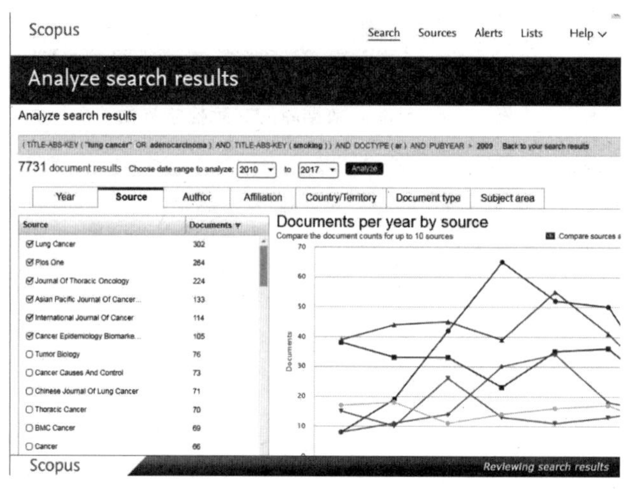


图3-19 Scopus数据库的检索结果界面

2.检索结果保存

用户可以将检索结果导出、打印和发送至E-mail。关于选定文献的导出格式，用户可以选择导出到文献管理软件例如EndNote、RefWorks，或是其他的类型。此外，可以生成符合科研所需的文献信息，方法是在个性化导出（Customize export）栏目进行选择，例如选择导出基本的引文信息（Citation information）（图3-20）。

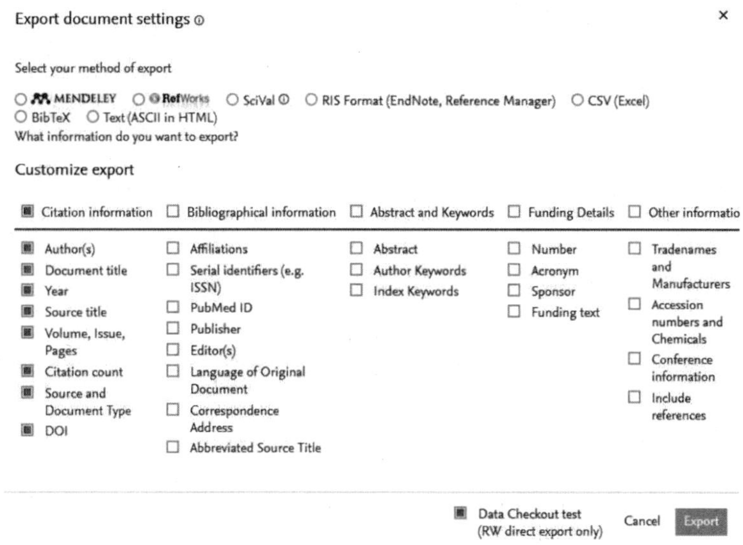

Export document settings ⓘ ×

Select your method of export

○ MENDELEY ○ RefWorks ○ SciVal ⓘ ○ RIS Format (EndNote, Reference Manager) ○ CSV (Excel)
○ BibTeX ○ Text (ASCII in HTML)
What information do you want to export?

Customize export

■ Citation information □ Bibliographical information □ Abstract and Keywords □ Funding Details □ Other informatio

■ Author(s) ■ Document title ■ Year ■ Source title ■ Volume, Issue, Pages ■ Citation count ■ Source and Document Type ■ DOI

□ Affiliations □ Serial identifiers (e.g. ISSN) □ PubMed ID □ Publisher □ Editor(s) □ Language of Original Document □ Correspondence Address □ Abbreviated Source Title

□ Abstract □ Author Keywords □ Index Keywords

□ Number □ Acronym □ Sponsor □ Funding text

□ Tradenames and Manufacturers □ Accession numbers and Chemicals □ Conference information □ Include references

■ Data Checkout test (RW direct export only) Cancel Export

**图3-20　Scopus数据库的文献导出界面**

## 六、中国知网

### （一）简介

国家知识基础设施（National Knowledge Infrastructure，CNKI）工程始建于1999年6月，是由清华大学、清华同方发起，旨在实现全社会知识资源传播共享与增值利用，CNKI的网址为http://www.cnki.net。

2012年，CNKI推出了知识发现网络平台（Knowledge Discovery Network，KDN），主要由以下数据库提供学术资源：中国学术期刊网络出版总库（CAJD）、中国博士学位论文全文数据库（CDFD）、中国优秀硕士学位论文全文数据库（CMFD）、国内外重要会议论文全文数据库、中国重要报纸全文数据库（CCND）、中国年鉴网络出版总库、中国专利数据库、中国科技项目创新成果鉴定意见数据库（知网版）、中国标准数据库、国外标准数据库、中国引文数据库（CCD）、CNKI外文文献数据库。基于文献特征及学科领域，KDN将文献分为10个专辑，分别为基础科学、工程科技Ⅰ辑、工程科技Ⅱ辑、农业科技、医药卫生科技、哲学与人文科学、社会科学Ⅰ辑、社会科学Ⅱ辑、信息科技、经济与管理科学。每个专辑下各分为若干个专题，合计168个专题，涵盖期刊、博（硕）士学位论文、会议论文、报纸、外文文献、年鉴、百科、词典、统计数据、专利、标准、工具书等多种类型的资源。

（二）检索规则及运算符

逻辑运算符“AND、OR、NOT”可用于组配检索词，表达式可用“（）”进行组合，从而扩大或缩小检索范围。在构建检索式时需注意，所有符号和英文字母必须使用英文半角字符；“AND、OR、NOT”优先级相同，英文半角圆括号“（）”用于改变组合的顺序；使用逻辑运算符“AND、OR、NOT”时，需注意前后空一个字节；使用“同句”“同段”“词频”时，需用一组西文单引号将多个检索词及其运算符括起，例如：'糖尿病 # 病因'（表3-7）。

表3-7 CNKI的逻辑运算符

| 运算符 | 检索含义 | 举例 | 适用检索项 |
| --- | --- | --- | --- |
| ='A'*'B' | 包含A和B | TI='糖尿病'*'病因' | 所有检索项 |
| ='A'+'B' | 包含A或者B | TI='糖尿病'+'病因' | |
| ='A'-'B' | 包含A不包含B | TI='糖尿病'-'病因' | |
| ='A' | 精确匹配词串A | AU='李四' | 作者、第一责任人、机构、中文刊名&英文刊名 |
| ='A /SUB N' | 第n位包含检索词A | AU='李四/SUB 1 ' | |
| %'A' | 包含词A或A切分的词 | TI = %'糖尿病病因' | 全文、主题、题名、关键词、摘要、中图分类号 |
| ='A' | 包含检索词A | TI='糖尿病病因' | |
| =' A /SEN N B ' | 同段，按次序出现，间隔小于N句 | FT='糖尿病 /SEN 0病因' | |
| =' A /NEAR N B ' | 同句，间隔小于N个词 | AB='糖尿病 /NEAR 3病因' | 主题、题名、关键词、摘要、中图分类号 |
| =' A /PREV N B ' | 同句，按词序出现，间隔小于N个词 | AB='糖尿病 /PREV 3病因' | |
| =' A /AFT N B ' | 同句，按词序出现，间隔大于N个词 | AB='糖尿病 /AFT 3病因' | |
| =' A /PRG N B ' | 全文，词间隔小于N段 | AB='糖尿病 /PRG 3病因' | |
| =' A $ N ' | 检索词A出现N次 | TI='糖尿病 $ 3' | |
| BETWEEN | 年度阶段查询 | YE BETWEEN（'2000','2013'） | 年、发表时间、学位年度、更新日期 |

注：TI='题名'，AU='作者'，AB='摘要'，FT='全文'，YE='年'

（三）检索方法

CNKI按照平台检索方式主要分为普通检索、高级检索、出版物检索。其中，普通检索和高级检索提供了二次检索的功能，在检索结果页面的检索输入框中输入新的检索字段，点击“结果中检索”，可缩小检索范围，获得更准确的文献，提高查准率。

1.普通检索

平台首页默认为普通检索，普通检索是一种与搜索引擎类似的检索方式。在检索输入框内输入需要检索的关键词，点击 🔍 即可获得用户所需文献。该种检索方式方便快捷，效率高，但冗余度高。进行检索时，系统默认数据源为“文献”，即默认在学术期刊、博士（硕士）学位论文、会议、报纸中同时进行检索。若想改变检索的资源类型，可通过选择检索输入框下方的数据库完成。普通检索提供了主题、关键字、篇名、全文、作者、单位、摘要、被引文献、中图分类号、文献来源这10种检索字段（图3-21）。

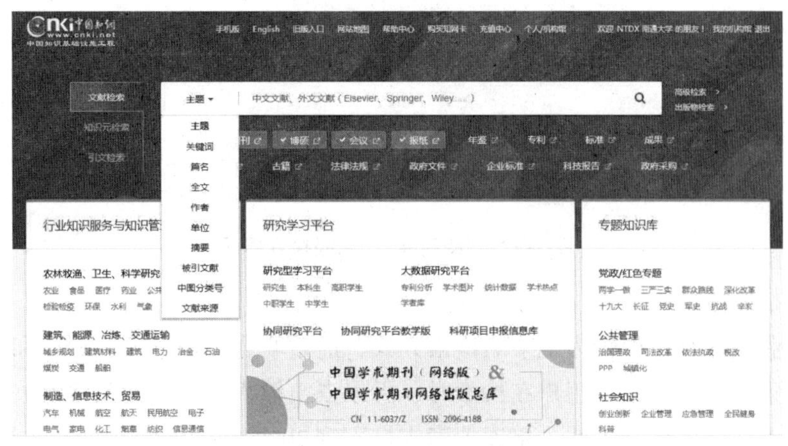


**图3-21　CNKI的普通检索界面**

2.高级检索

若用户需要使用专业检索或组合检索，可通过点击首页的“高级检索”进入高级检索界面，包含文献、期刊、博硕士等不同的数据库。进行检索时，系统默认数据源为“文献”，即默认在学术期刊、博士（硕士）学位论文、会议、报纸中同时进行检索。若想改变检索的资源类型，可通过选择检索输入框下方的数据库完成。

以期刊为例，点击高级检索界面上方的“期刊”进入期刊单库检索。系统提供了主题、篇名、关键字、摘要、全文、参考文献、中图分类号、DOI和栏目信息9种检索字段。其中，主题为包括篇名、关键字和摘要的组合检索。图3-22的 ⊞ 和 ⊟ 按钮可用于用户添加或者减少检索栏，“词频”表示该检索词在文中出现的频次，范围为2～9。用户还可以在检索条件中输入作者、作者单位、发表时间、文献来源、支持基金进行组合检索。此外，高级检索提供三种布尔逻辑运算（“并且”“或者”和“不含”）、两种匹配方式（“精确匹配”和“模糊匹配”），可满足用户不同的检索需求。其中，精确匹配是指检索结果与检索词完全等同或包含与检索词相同的词；模糊匹配是指检索结果中包含检索字、检索词或检索词中的词素。

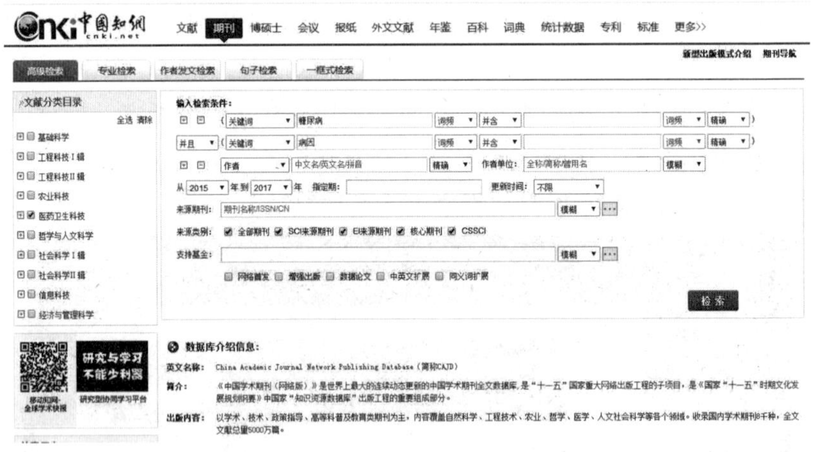


图3-22 “期刊库”的高级检索界面

3.专业检索

专业检索是一种较为复杂的检索方式，通过联合使用逻辑运算符和关键字构建检索式进行检索。用户在检索时，可以点击输入框右侧的“检索表达式语法”参考详细的检索说明。单库检索支持下列20个检索字段构建检索式：SU=主题，TI=题名，KY=关键词，AB=摘要，FT=全文，AU=作者，FI=第一作者，AF=作者单位，JN=期刊名称，RF=参考文献，RT=更新时间，YE=期刊年，FU=基金，CLC=中图分类号，SN=ISSN，CN=CN号，CF=被引频次，SI=SCI收录期刊，EI=EI收录期刊，HX=核心期刊。与单库检索不同，跨库检索支持17个检索字段，包括IB=ISBN，但不支持RT=更新时间、SI=SCI收录期刊、EI=EI收录期刊、HX=核心期刊这四个检索字段（图3-23）。

4.出版物检索

进入导航首页，页面中有分类导航。左侧的学科导航可帮助用户快速定位分类；上方的出版来源导航包括期刊、学位授予单位、会议、报纸、年鉴和工具书的导航系统；下方是一些热门期刊的推荐。用户在“期刊导航”栏目可以选择相应的出版来源，并可以选择相应的检索途径，例如“刊名”“主办单位”

“ISSN”“期刊名称”“论文集名称”“会议名称”“主办单位”（图3-24）。

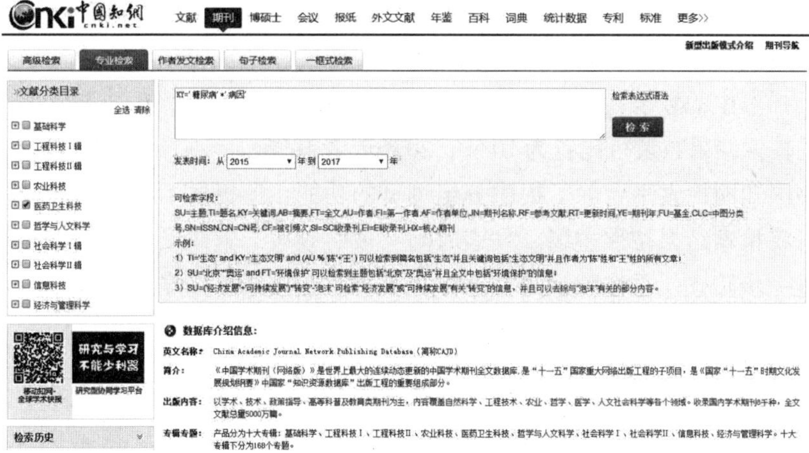


图3-23　“期刊库”的专业检索界面

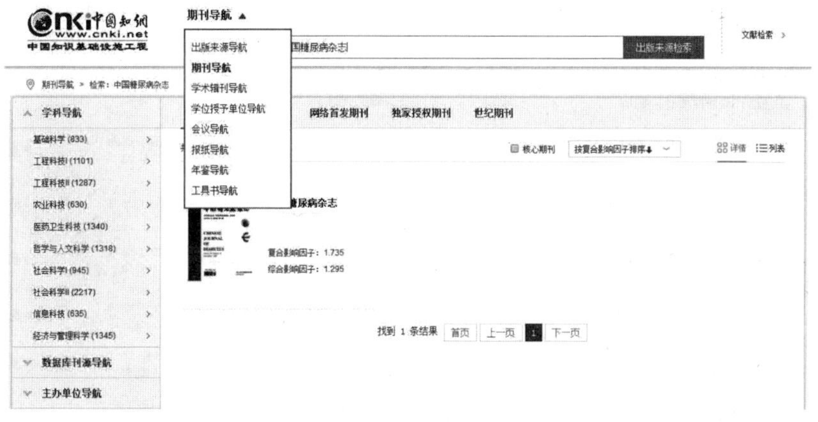


图3-24　出版物检索界面

5.其他检索方法

“作者发文检索”是通过作者姓名、作者单位等信息，检索获得某作者发表的全部文献及其被引用下载的情况，可用于了解作者的主要研究领域、研究成果等信息。“句子检索”可通过输入两个关键字，检索文献正文中同时包含这两个关键字的语句或段落。“一框式检索”对输入的短语自动分析，预测用户的需求和意图，给出更多相关的检索结果，并且支持句子的检索。

（四）检索结果的输出

1.检索结果显示与排序

中国知网检索平台的检索结果可以列表形式或摘要形式展开，并且提供分组浏览功能，以便于文献的进一步筛选。分组包括学科、发表年度、研究层次、作者、机构、基金。点击不同的分组将显示不同的分组类别，点击某个分组类别可获得该类别中的相关结果。系统按照文献的发表年度将检索结果进行分组，括号中的数值代表检索结果在这些年中的命中数量。在结果界面，每页显示的检索结果数量可设置为10条、20条或者50条。

中国知网检索平台除了提供分组浏览的功能，还提供了检索结果排序的功能，可将检索结果按照主题、发表时间、被引频次、下载量进行排序，便于文献的进一步筛选。系统默认的排序方式为"主题排序"降序，再次点击后将按照升序的方式进行排序（图3-25）。

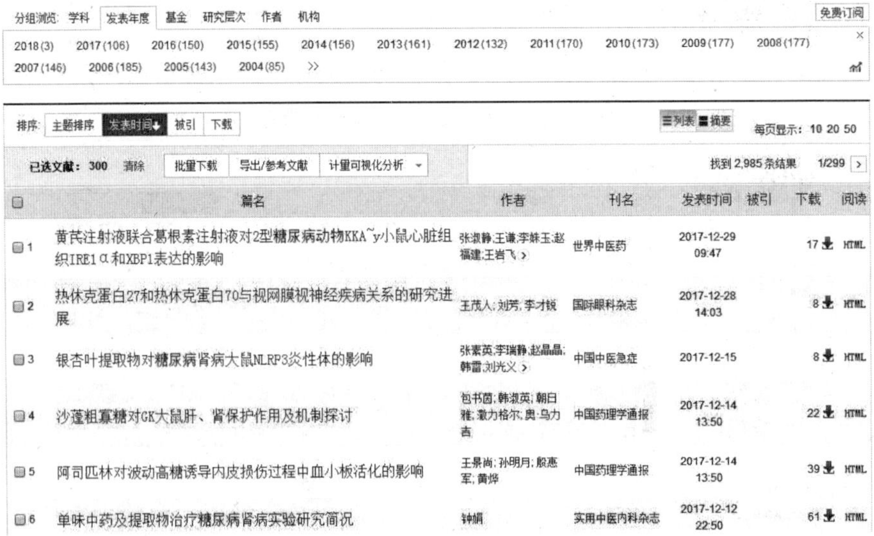

分组浏览：学科 发表年度 基金 研究层次 作者 机构 免费订阅

2018(3) 2017(106) 2016(150) 2015(155) 2014(156) 2013(161) 2012(132) 2011(170) 2010(173) 2009(177) 2008(177) 2007(146) 2006(185) 2005(143) 2004(85) >>

排序：主题排序 发表时间 被引 下载 列表 摘要 每页显示：10 20 50

已选文献：300 清除 批量下载 导出/参考文献 计量可视化分析 找到2,985条结果 1/299 >

| | 篇名 | 作者 | 刊名 | 发表时间 | 被引 | 下载 | 阅读 |
|---|---|---|---|---|---|---|---|
| 1 | 黄芪注射液联合葛根素注射液对2型糖尿病动物KKA~y小鼠心脏组织IRE1α和XBP1表达的影响 | 张淑静;王谦;李姝玉;赵福建;王岩飞 | 世界中医药 | 2017-12-29 09:47 | | 17 | HTML |
| 2 | 热休克蛋白27和热休克蛋白70与视网膜视神经疾病关系的研究进展 | 王茂人;刘芳;李才锐 | 国际眼科杂志 | 2017-12-28 14:03 | | 8 | HTML |
| 3 | 银杏叶提取物对糖尿病肾病大鼠NLRP3炎性体的影响 | 张素英;李瑞静;赵晶晶;韩蕾;刘光义 | 中国中医急症 | 2017-12-15 | | 8 | HTML |
| 4 | 沙蓬粗寡糖对GK大鼠肝、肾保护作用及机制探讨 | 包书茵;韩淑英;朝日雅;澈力格尔;奥·乌力吉 | 中国药理学通报 | 2017-12-14 13:50 | | 22 | HTML |
| 5 | 阿司匹林对波动高糖诱导内皮损伤过程中血小板活化的影响 | 王景尚;孙明月;殷惠军;黄烨 | 中国药理学通报 | 2017-12-14 13:50 | | 39 | HTML |
| 6 | 单味中药及提取物治疗糖尿病肾病实验研究简况 | 钟娟 | 实用中医内科杂志 | 2017-12-12 22:50 | | 61 | HTML |

图3-25 中国知网的检索结果界面

2.检索结果保存

中国知网为用户提供了组合多个数据库检索结果、检索结果组合分析、组合预览的功能。点击需要保存的文献编号并选中该篇文献，点击"导出/参考文献"进入存盘页面。该平台为用户提供了GB/T 7714—2015格式引文、CAJ-CD格式引文、查新格式、Refworks、EndNote、NoteExpress等9种文献导出格式，用户可根据自身需求将文献题录导出到本地文件中，也可点击"复制到剪贴板""打印""xls""doc"或"生成检索报告"将文献题录进行保存（图3-26）。

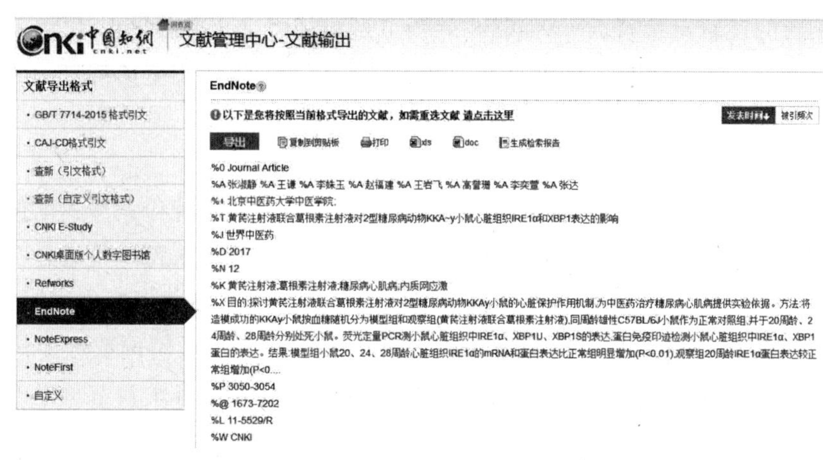


图3-26　中国知网的文献输出界面

## 七、万方数据知识服务平台

### （一）简介

万方数据知识服务平台是由万方数据公司开发的综合性全文数据库，基于原万方数据资源系统，并于2018年1月8日推出新版知识服务平台，网址为：http://g.wanfangdata.com.cn/index.html。该平台包括以下数据库：中国学术期刊数据库（CSPD）、中国学位论文全文数据库（CDDB）、中国学术会议文献数据库（CCPD）、中外专利数据库（WFPD）、中外标准数据库（WFSD）、中国法律法规数据库（CLRD）、中国科技成果数据库（CSTAD）、中国特种图书数据库（CSBD）、中国机构数据库（CIDB）、中国专家数据库（CESD）、中国学者博文索引库（WFBID）、OA论文索引库（OAPID）。该平台包括自然科学、工程技术、医药卫生、农业科学、哲学政法、社会科学等各个学科，涵盖期刊、学位、会议、专利、科技报告、成果、标准、法规、地方志、视频、OA论文11种类型的资源。

### （二）检索规则及运算符

万方数据知识服务平台的检索输入框默认接受PairQuery（PQ语言），支持字段和逻辑表达方式组合构建文献检索策略。检索表达式由多个空格分隔的部分组成，每个部分称为一个“Pair”，每个“Pair”由冒号分隔符“:”限定检索字段在左侧、检索词在右侧。

在检索词部分使用引号“”或书名号《》，表明精确匹配。例如关键词“糖尿病病因”，表明检索结果中只存在关键词为糖尿病病因的记录；万方数据知识服务平台的逻辑运算符为*（逻辑与）、+（逻辑或）、^（逻辑非），可用于连接多个检索词。检索表达式中的符号（如冒号、引号）可使用全角符号、半角符号及任意的组合。

（三）检索方法

万方数据知识服务平台提供单库检索和跨库检索，每种检索方式均包含简单检索、高级检索和专业检索。万方数据知识服务平台默认跨库检索是在“全部”资源中进行检索，即默认在期刊、学位、会议等多个数据库中同时检索。此外，在高级检索界面也提供跨库检索服务，用户可通过勾选数据库进行切换。若用户需进行单库检索，可通过点击万方数据知识服务平台首页上方的数据库标签完成检索。

1.简单检索

简单检索是万方数据知识服务平台首页默认的检索方式，可通过在检索输入框中输入题名、关键词、摘要、作者、作者单位等信息，点击检索即可出现检索结果。在输入检索词时，系统会自动提供检索词相关的词汇便于用户进行选择。在检索结果界面，系统提供了二次检索功能，输入新的检索字段，点击“结果中检索”，可以提高检索结果的特异性。系统默认简单检索是在“全部”资源中进行检索，用户可根据需要自行选择相应数据库，例如“期刊库”。若对检索结果不满意，用户可通过选择界面左侧的限定条件精确检索结果，还可根据右下方的“相关热词”重新设定检索词进行检索（图3-27）。

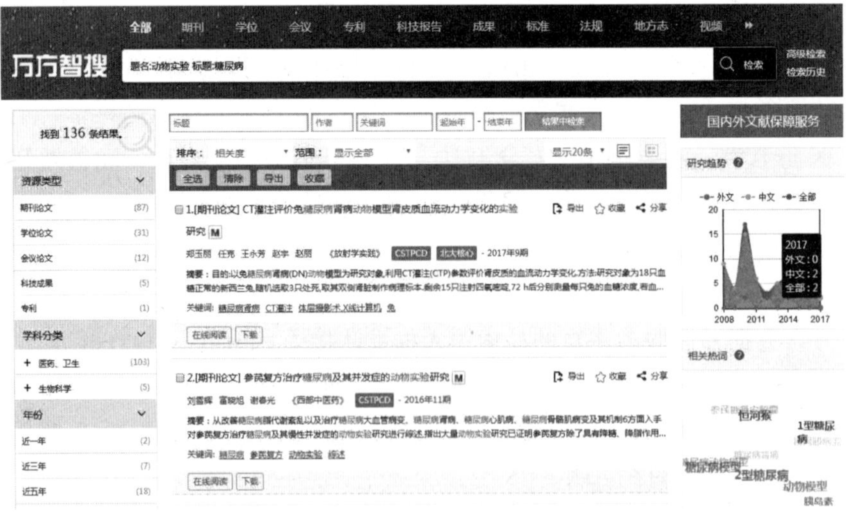


图3-27　万方数据知识服务平台的简单检索界面

2. 高级检索

高级检索可以通过增加检索条件完成更复杂的检索。点击首页检索输入框右侧的“高级检索”，进入高级检索界面。高级检索提供的检索字段包括：主题、题名或关键词、题名、第一作者、作者单位、作者、关键词、摘要、DOI、期刊名称/刊名、期刊-期、期刊-基金、学位-专业、学位-学位授予单位、学位-导师、学位-学位、会议-会议名称、会议-主办单位。其中，“主题”检索字段包括标题、关键词和摘要。

系统默认“主题”检索字段，默认“模糊匹配”，用户可通过“+”或“-”增加或删除检索条件，最多可添加至6项。用户可通过文献类型限定、选择检索字段、选择匹配方式（“模糊匹配”或“精确匹配”）、添加逻辑运算、发表年限限定完成检索，系统还提供“检索历史”服务为用户保存检索史（图3-28）。

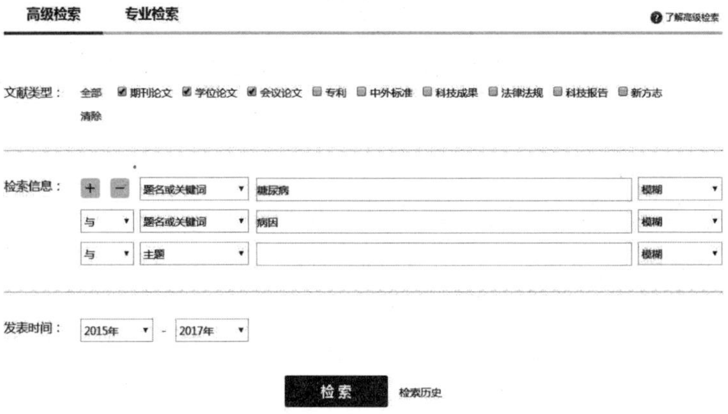

图3-28　万方数据知识服务平台的高级检索界面

3. 专业检索

专业检索与高级检索在同一界面，用户可先点击平台首页的“高级检索”进入高级检索界面，再点击“专业检索”进入专业检索界面。专业检索需要用户输入正确的检索表达式。系统提供的可检索字段包括主题、题名或关键词、题名、第一作者、作者单位、作者、关键词、摘要、DOI；对于期刊论文，可检索字段包括：期刊名称/刊名、期刊-期、期刊-基金；对于学位论文，可检索字段包括：专业、学位授予单位、导师、学位；对于会议论文，可检索字段包括：会议名称、主办单位。多个检索词间用*、+、^连接（图3-29）。

在进行专业检索时，用户可直接在输入框中输入检索表达式；也可从系统提供的“可检索字段”中选择需要的检索字段构建检索表达式，输入检索词，选择逻辑运算符即可。然后选择需检索的文献类型及发表时间，点击“检索”进行检索。

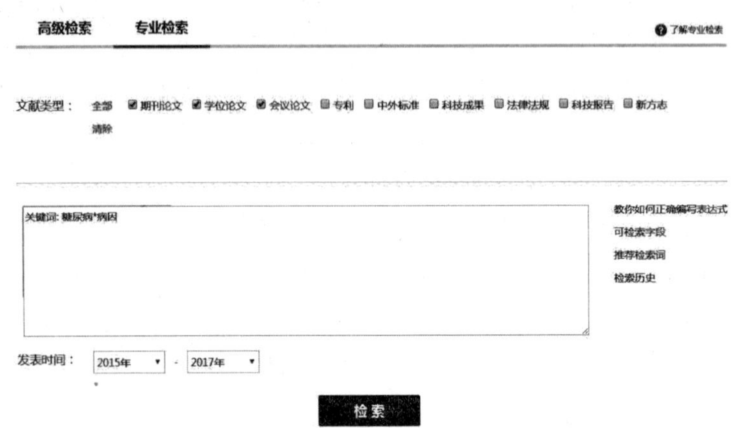


图3-29　万方数据知识服务平台的专业检索界面

（四）检索结果的输出

1.检索结果显示与排序

万方数据知识服务平台的检索结果可以列表形式或摘要形式展开，可按每页20条、30条、50条显示，用户可自行切换。在检索结果界面的左侧，系统将文献按照资源类型、学科分类、发表年份、语种、来源数据库、出版状态、作者、机构进行分组，点击不同的分组将显示不同的分组类别，点击某个分组类别可获得该类别中的相关结果，括号中的数值代表检索结果在这些分组中的命中数量。

与高级检索、专业检索的检索结果界面相比，简单检索的结果界面增加了“国内外文献保障服务”（智能扩展、研究趋势、相关热词），可帮助用户进一步筛选文献。新版的知识服务平台新增了万方自有的篇级学术评价指标M，为用户提供文献阅读数量、下载数量、第三方链接数量及被引频次数据，方便用户筛选高质量文献。

2.检索结果保存

在检索结果界面，点击需要保存的文献编号并部分或全选文献，利用“导出”按钮，或通过点击所选文献标题进入详情页，点击“导出”按钮，进入文献导出界面。系统为用户提供了参考文献格式、NoteExpress、Refworks、NoteFirst、EndNote、Bibtex、自定义格式、查新格式等8种文献导出格式，并默认导出文献列表，在该界面中可删除部分或全部文献题录。用户选择所需文献及导出格式，点击“导出”或“复制”即可导出所需的文献题录。注意，文献的选择条目不能超过500条，即最多可导出500条记录。万方数据知识服务平台提供了在线阅读及文献下载服务。在检索结果界面或点击所选文献标题，点击“在线阅读”即可在线阅读所选文献；点击“下载”即可下载该篇文献（图3-30）。

万方智搜
海量资源，等你发现
检索
高级检索
检索历史
首页 > 导出
导出文献列表
参考文献格式
NoteExpress
RefWorks
NoteFirst
EndNote
Bibtex
自定义格式
查新格式
复制
导出
清空
[1]张春萍.胎儿生长受限的病因及治疗[J].海南医学,2007,(1):108-110.
[2]田琳,彭跃进.21例糖尿病致脑神经损伤的病因与防治[J].中国实用神经疾病杂志,2011,(9):66-67.
[3]黄象谦.胰腺癌的病因因素[J].中国新药与临床杂志,2003,(12):735-737.
[4]李文杰,夏宏辉,谢磊.糖尿病患者阳痿34例病因分析[J].实用医学杂志,2001,(12):1206-1207.
[5]付洁,彭里磊,刘永刚,等.动眼神经麻痹23例病因分析[J].海南医学,2016,(14):2365-2366,2367.
[6]兰海梅,鄘浩.小腿溃疡449例病因分析[J].中国麻风皮肤病杂志,2016,(6):371-372.
[7]兰海梅,鄘浩.老年性痴呆与糖尿病相似的病因及病因学分析中的整体观点[J].山西医科大学学报,2009,(10):865-870.
[8]项坤三.糖尿病的病因异质性及分型[J].中华内分泌代谢杂志,2005,(4):增录4S-3-增录4S-7.
[9]柯根杰,顾永昊,王林,等.糖尿病患者玻璃体积血病因分析[J].国际眼科杂志,2008,(9):1928-1929.
[10]江玲,周垂仁.眼运动神经麻痹72例病因分析[J].检验医学与临床,2013,(11):1434-1435.
[11]梁静涛,金硕果,吴丽娟,等.糖尿病认知功能障碍中医病因病机分析[J].实用临床医药杂志,2015,(24):149-151.
[12]梁剑虹.单侧外展神经麻痹病因分析[J].中国斜视与小儿眼科杂志,2007,(1):36-37.
[13]梁静,韩涛.糖尿病与原发性肝癌:危险因素还是致病病因?[J].临床肝胆病杂志,2017,(4):757-762.
[14]萧丽军,何戎华.糖尿病相关性肝损害的病因分析及治疗探讨[J].中国厂矿医学,2006,(6):506-507.
[15]陆颖理,赵江波.低血糖症状的病因研究[J].浙江预防医学,2004,(1):17-18.
[16]李运夏,贾兴泽.脂肪肝患者临床特征及病因分析[J].河北医药,2012,(20):3082-3084.
[17]张慧龙,张东亮,郑立仁,等.维持性血液透析患者病因变化的分析[J].临床和实验医学杂志,2012,(1):7-8,11.

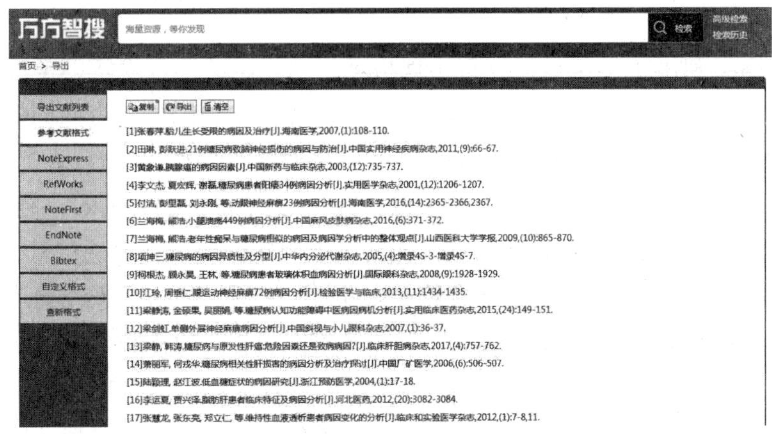

**图3-30　万方数据知识服务平台的检索结果导出界面**

## 八、中国生物医学文献服务系统

### （一）简介

中国生物医学文献服务系统（SinoMed）由中国医学科学院医学信息研究所/图书馆开发研制（网址：http://www.sinomed.ac.cn）。该系统涵盖的资源丰富，全面、快速地反映国内外生物医学领域的研究进展，是集检索、开放获取、个性化定题服务、全文传递服务于一体的生物医学中外文整合文献服务系统。SinoMed整合了中国生物医学文献数据库（CBM）、西文生物医学文献数据库（WBM）、中国医学科普文献数据库、北京协和医学院博（硕）学位论文数据库、日文生物医学文献数据库、俄文生物医学文献数据库、英文文集汇编文摘数据库、英文会议文摘数据库。其中，中国生物医学文献数据库目前收录1978年至今1800余种中国生物医学期刊以及汇编、会议论文的文献题录合计820余万篇，新增1989年以来中文参考文献410余万篇。

SinoMed根据美国国立医学图书馆《医学主题词表》（中译本）、中国中医科学院中医药信息研究所《中国中医药学主题词表》以及《中国图书馆分类法·医学专业分类表》对收录文献进行主题标引和分类标引，对文献内容进行更加全面和准确的呈现。在原有检索结果集聚类分析的基础上，SinoMed重点围绕中国生物医学文献数据库增设了引文分析、机构和第一机构、基金分析、第一作者分析以及期刊分析等学术分析功能。除了统计各检索结果的发表文献和被引情况外，各项分析功能提供第一作者/机构主要研究领域、主要合作作者、主要合作机构、期刊发文机构、引用期刊、机构高产作者的深度分析。

（二）检索规则及运算符

SinoMed利用布尔逻辑运算符实现检索词或代码的组合检索，常用的逻辑运算符分别为“AND”（与）、“OR”（或）和“NOT”（非），三者间的优先级顺序为：NOT > AND > OR。SinoMed支持单字通配符（?）和任意通配符（%）两种通配符检索方式。单字通配符（?）代替一个字符，例如输入“血?浓度”，可检索出含有血糖浓度、血药浓度、血清浓度等的文献。任意通配符（%）代替任意字符，例如输入“阿尔茨海默病%蛋白”，可检索出含阿尔茨海默病Tau蛋白、阿尔茨海默病β-淀粉样蛋白、阿尔茨海默病相关的神经丝蛋白等文献。

SinoMed为了便于用户同时在多个字段中进行检索，对常用检索字段进行组合后设置了“缺省字段”的检索入口，不同数据库中“缺省字段”的含义详见表3-8。如无特殊说明，SinoMed默认执行模糊检索，帮助扩大检索范围并提高查全率。

**表3-8　SinoMed的缺省字段说明**

| 数据库 | “缺省字段”的含义 |
| --- | --- |
| 中国生物医学文献数据库 | 中文标题、摘要、作者、关键词、主题词和刊名 |
| 中国医学科普文献数据库 | 中文标题、摘要、作者、关键词、主题词和刊名 |
| 北京协和医学院硕博学位论文库 | 中文标题、中文摘要、研究生姓名、导师、关键词、主题词 |
| 西文生物医学文献数据库 | 英文标题、英文摘要、作者[缩写/全称]、主题词[中/英]和刊名 |
| 英文会议文摘数据库 | 标题、摘要、作者、母体名称 |
| 俄文生物医学文献数据库 | 标题、摘要、关键词、作者、刊名 |
| 日文生物医学文献数据库 | 标题、摘要、关键词、作者、刊名 |
| 英文文集汇编文摘数据库 | 标题、摘要、关键词、作者、刊名 |
| 跨库检索 | 与所选各数据库“缺省字段”一致 |

（三）检索方法

1.跨库检索

跨库检索能同时在SinoMed集成的一个或多个数据库进行检索。SinoMed首页的检索输入框即是跨库检索的快速检索框，用户还能从SinoMed首页右上角的数据库下拉菜单里选择进入跨库检索。例如在“中国生物医学文献数据库”和“北京协和医学院博硕学位论文库”中查找标题包括“糖尿病足”的文献，需在跨库检索的高级检索页面勾选相应的数据库，之后在“构建表达式”中选择“标题”，输入“糖尿病足”，点击“发送到检索框”后再执行“检索”即可查找到所需文献（图3-31）。

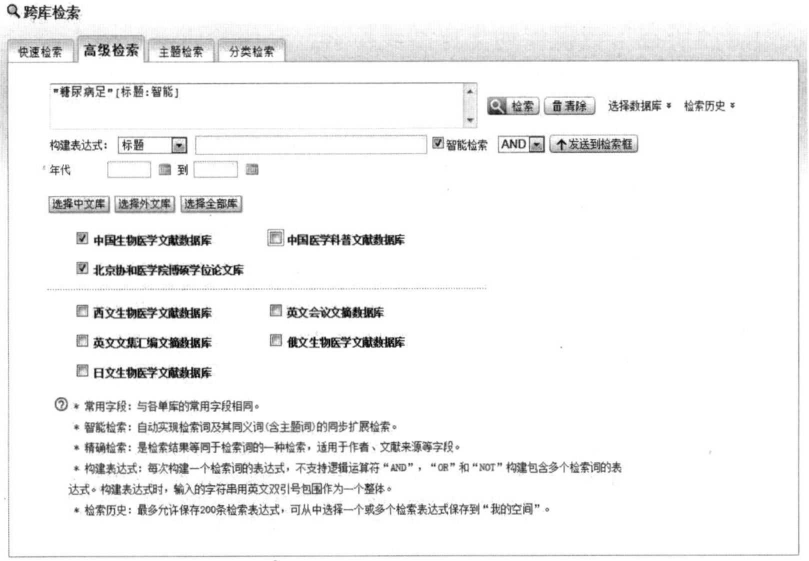

图3-31 SinoMed的跨库检索界面

2.快速检索与智能检索

SinoMed的所有子数据库均支持快速检索。快速检索是在数据库的全部字段内执行检索，系统集成的智能检索功能使得检索结果更加全面。输入的多个检索词默认为“AND”组配关系。在检索时，需要注意将多个英文单词作为一个检索词或者检索词含有特殊符号“-”“（”时，需要用英文半角双引号标识检索词。智能检索是基于自由词-主题词转换表，将输入的检索词转换成表达同一概念的一组词的一种检索方式，即自动实现检索词、检索词对应主题词及该主题词所含下位词的同步检索。智能检索并不支持逻辑运算符的组配检索（图3-32）。

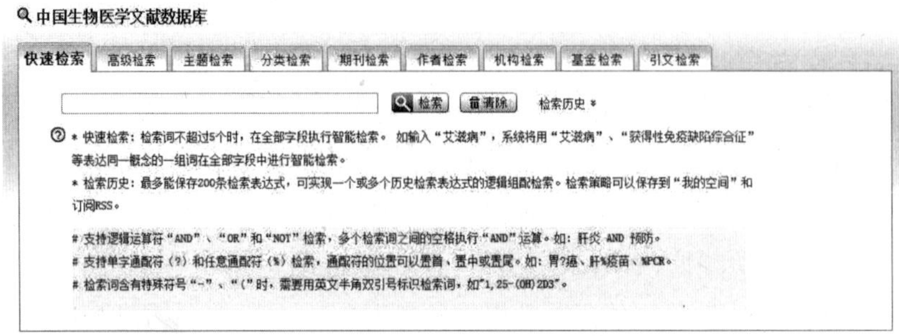

图3-32　SinoMed的快速检索界面

3.高级检索

SinoMed的所有子数据库均支持高级检索，高级检索支持多个检索入口、多个检索词之间的逻辑组配检索，方便用户构建复杂的检索表达式。例如在中国生物医学文献数据库中查找南通大学发表的关键词含有“糖尿病”和“动物实验”的文献，首先在“构建表达式”中选择“关键词”，先后输入“糖尿病”和“动物实验”，分别点击“发送到检索框”，两者之间的逻辑组配选择“AND”；在“构建表达式”中选择“作者单位”，然后输入“南通大学”，在逻辑组配选择框中选择“AND”后，点击“发送到检索框”后再执行“检索”即可查找到所需文献（图3-33）。

4.主题检索

在SinoMed中，CBM、WBM、中国医学科普文献数据库和北京协和医学院博硕学位论文库均支持主题检索。输入检索词后，系统将在《医学主题词表（MeSH）》中文译本及《中国中医药学主题词表》中查找对应的中文主题词。也可通过“主题导航”，浏览主题词树并查找用户需要的主题词。例如在CBM的“主题检索”中查找“糖尿病并发症病因学”方面的文献，可以首先进入CBM的主题检索页面，在检索入口选择“中文主题词”，输入“糖尿病”后，点击“查找”按钮。浏览查找结果，在列出的所有款目词和主题词中选择“糖尿病并发症”。

主题词注释详细页面显示了该主题词可组配的副主题词、主题词的详细解释和所在的树形结构。可以根据检索需要，选择是否“加权检索”“扩展检索”。本例“糖尿病并发症的治疗”应选择副主题词“病因学”，点击“添加”后，点击“发送到检索框”并执行“主题检索”，即可检索出“糖尿病并发症病因学”方面的文献（图3-34）。

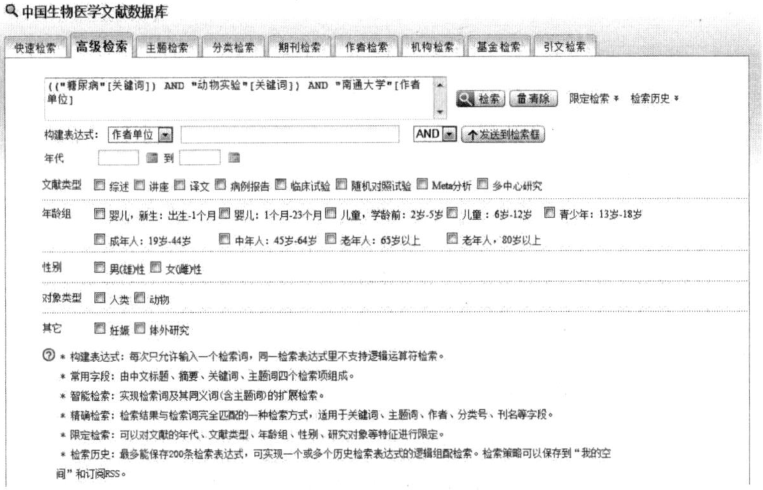

图3-33　SinoMed的高级检索界面

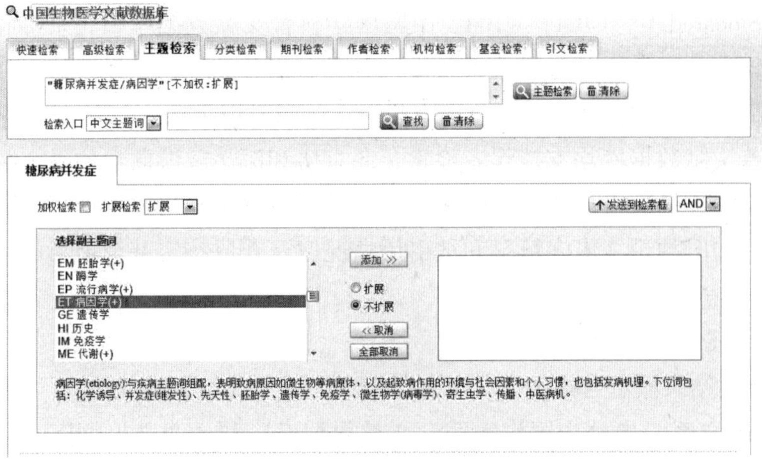

图3-34　SinoMed的主题检索界面

5.引文检索

引文检索是CBM新增的一项重要功能。支持从被引文献题名、主题、作者/第一作者、出处、机构/第一机构、资助基金等途径查找引文，帮助用户了解感兴趣文献在生物医学领域的引用情况。以检索2015—2017年间被引文献主题包含“糖尿病并发症”的引文为例，进入CBM的引文检索页面，在“被引年代”处选择“2015”和“2017”，检索入口选择“被引文献主题”，输入“糖尿病并发症”，点击“检索”，即可查看所需结果。在检索结果界面，用户还能进一步限定文献的被引频次、被引年代和引文发表年代（图3-35）。

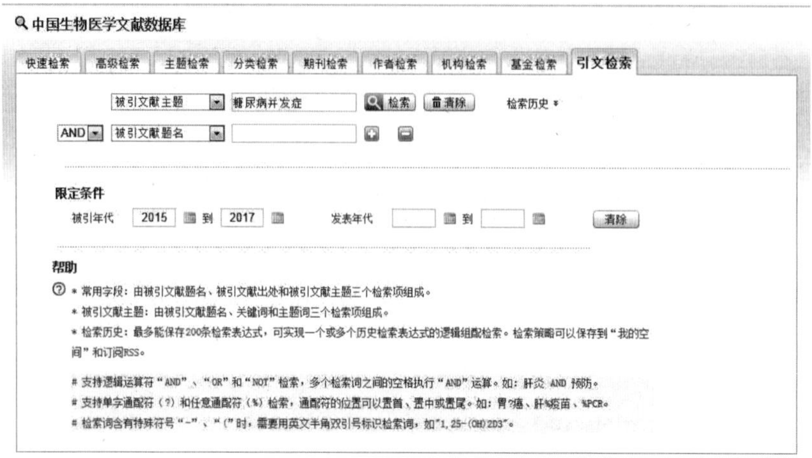

图3-35　SinoMed的引文检索界面

6.其他检索方法

在SinoMed中，CBM、WBM、中国医学科普文献数据库和北京协和医学院博硕学位论文库均支持分类检索，输入分类名或分类号后，系统将在《中国图书馆分类法·医学专业分类表》中查找对应的类号或类名。CBM、WBM和中国医学科普文献数据库均支持作者检索，北京协和医学院博硕学位论文数据库支持导师检索。机构检索和基金检索是CBM新增的功能，可以了解指定机构及作为第一机构时的论文发表情况和被引用情况以及获取特定基金项目的成果发表信息。

（四）检索结果的输出

1.检索结果显示与排序

SinoMed系统中“中国生物医学文献数据库”和“西文生物医学文献数据库”对检索结果进行了详细分类。“中国生物医学文献数据库”对检索结果从3方面进行了分类，分别为核心期刊、中华医学会期刊、循证文献。核心期刊指被《中文核心期刊要目总览》或者《中国科技期刊引证报告》收录的期刊；中华医学会期刊是由中华医学会编辑出版的医学期刊；循证文献是SinoMed对检索结果进行循证医学方面的限定所得结果。“西文生物医学文献数据库”对检索结果从5方面进行了分类，分别为免费全文（网络生物医学免费期刊出版发行的西文全文文献）、协和馆藏（被北京协和医学院图书馆收录的西文文献）、SCI收录（被最新版《科学引文索引》收录的文献）、F1000（被Faculty of 1000 Medicine和Faculty of 1000 Biology收录的文献）、循证文献。

检索结果页面可以设置显示的格式（题录、文摘）、每页显示的条数（20条、30条、50条、100条）、排序的规则（入库、年代、作者、期刊、相关度、被引频次），并且可以进行翻页操作和指定页数跳转操作。

2.检索结果保存

在检索结果页面用户可根据需要，点击结果输出，选择输出方式、输出范围、保存格式。输出方式中的“保存”将所选结果保存为.txt文本，可用于导入ENDNOTE等文献管理软件。供用户选择的“保存格式”包括题录、文摘、参考文献和自定义（图3-36）。

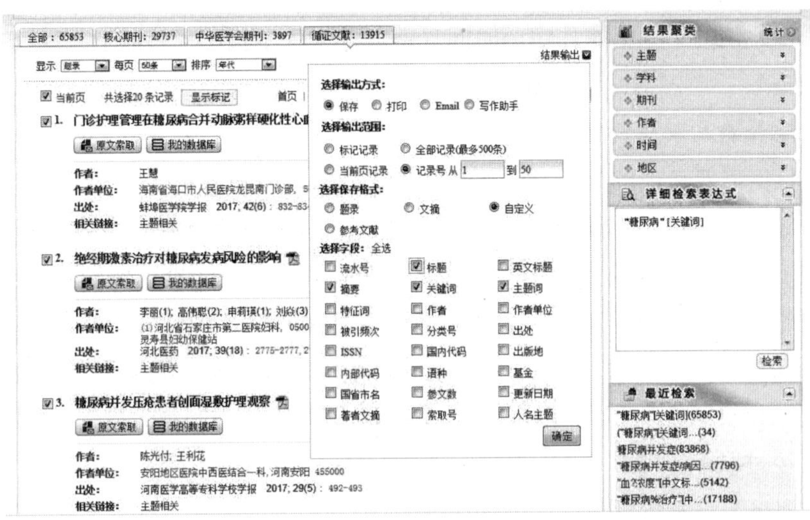


**图3-36　SinoMed的检索结果导出界面**

## 第三节　证据检索策略

### 一、基本策略

检索策略是指在分析检索信息需求的基础上，选择适当的数据库并确定检索途径和检索词，确定各词之间的逻辑关系与检索步骤，以制定出检索表达式并在检索过程中修改和完善检索表达式。完整透明的检索策略有助于系统评价/Meta分析的阅读者从可信度和方法学的角度评估其质量。

在系统评价/Meta分析中，一般需要在研究方法部分详细阐明其文献检索的方法。一般而言，“文献检索方法”需要详细包括所采用的检索词、构建的检索表达式、检索的数据库、有无时间或语种限制等信息。PRISMA、MOOSE等系统评价/Meta分析的报告规范均明确要求至少报告一个数据库的完整检索策略。此外，制定检索策略时还需要明确以下问题：

1.系统评价/Meta分析是否仅限于随机试验，或者同时纳入其他的研究设计；

2.是否需要获取不良反应数据；

3.待评估的干预措施的性质；

4.待评估的干预措施作用的时间（例如仅纳入干预了半年以上且随访多于2年的数据）；

5.是否纳入未发表研究的数据；

6.任何需要考虑的因素，例如中医药研究需要检索中文文献。

系统评价/Meta分析检索的目标要尽可能系统全面，以便确保尽可能多地纳入重要和相关的研究文献。但需要注意的是，建立检索策略时需要意识到在提高全面性（即敏感度）的同时，也有可能降低精确性（即特异性）并检出更多并不相关的文献。因此，检索策略的制定并非一次完成，需要不断反复迭代，以确定一种较为合理和恰当的策略。系统评价/Meta分析课题的检索式的构建通常需要经过以下步骤：

1.列出与该系统评价/Meta分析课题有关的检索词。检索词的来源需要从该系统评价/Meta分析涉及的特定人群/疾病（P，Population）、干预措施（I，Intervention）、对照措施（C，Comparison）、结局指标（O，Outcome）、纳入原始研究类型（S，Study design）这5个方面考虑。

2.确定每个检索组面（如特定人群/疾病，干预措施，对照措施，结局指标，纳入原始研究类型）的自由词（又称文本词）和主题词，其中自由词包括同义词（brain OR head）、不同拼写的词（tumour OR tumor）等。此外，灵活运用截词符（andom*）、通配符（wom?n、horse$1），并且合理使用相邻运算符（NEAR、NEXT、ADJ）等。

3.运用布尔运算符（AND、OR、NOT）建立最终检索式，其基本原则为同一组面的自由词和主题词用OR连接，不同组面的结果用AND连接。另外，需要注意的是，针对预检索的不同数据库特点，需制定适合特定数据库的检索策略。

此外，系统评价/Meta分析的作者应尽可能检索和获取任何语言发表的、符合纳入标准的文献，原则上不应当有语言限制。有关时间限制问题，除非知道某一研究仅仅在某个特定时间内才会涉及才予以考虑。例如，如果干预措施仅在某一时间点之后才被应用。不提倡限制文献的类型，例如不提倡排除来信，因为来信可能包含重要的实验早期报告的相关信息或者尚未在任何地方报道的实验信息。

## 二、检索策略举例

本节将以“Barron C C, Mazer D, Moher D, et al. Assessment of safety and efficacy of mesenchymal stromal cell therapy in preclinical models of acute myocardial infarction: a systematic review protocol. Systematic Reviews, 2017, 6(1): 226.”为例，介绍系统评价研究检索策略的制定过程。

### （一）问题转化（PICOS）

1. 特定人群/疾病（P，Population）：急性心肌梗死、心肌缺血再灌注损伤动物模型；

2. 干预措施（I，Intervention）：间充质干细胞治疗，治疗路径包括直接心肌注射、静脉或动脉注射，而且间充质干细胞必须作为预处理治疗方案或者不晚于急性心肌梗死诱导后7天；

3. 对照措施（C，Comparison）：安慰剂或赋形剂；

4. 结局指标（O，Outcome）：左室射血分数、梗死面积、心脏功能、生化结果等；

5. 纳入原始研究类型（S，Study design）：干预性动物实验，无论其是否实施随机分配。

### （二）检索策略的制定

以下是该篇系统评价基于OVID平台的检索策略。其中，#1～#8用于检索间充质干细胞的相关文献。#4运用了间充质干细胞常用的缩写，并且用OR连接以提高查全率。#5通过将“mesenchymal”（间充质细胞）与表示“干细胞”的同义词进行5个词之内（adj5）的检索，进一步拓展了间充质干细胞的文献检索范围以免漏检。#6和#7列举的检索词也经常出现在间充质干细胞的研究文献中。

#9～#12用于检索临床前的研究，除了选用常见的检索词，例如动物

（animal）和动物实验（animal experimentation），作者还补充了干细胞研究领域常用的动物类别（例如属于灵长目的“haplorhini”）以提高文献的查全率。在#10运用了截词符*和通配符$，在提高检索敏感度的同时保证了特异度。

#13用逻辑运算符“AND”连接了间充质干细胞和临床前研究。#14～#28则用于获取急性心肌梗死的研究文献。最后，通过#30得到了间充质干细胞治疗急性心肌梗死的所有临床前开展的研究文献，运用#31从中筛选出英语语种的文献。

#1 Mesenchymal Stromal Cells/

#2 Mesenchymal Stem Cell Transplantation/

#3 Multipotent Stem Cells/

#4 （MSC or MSCs or ADMSC or ADMSCs or BMDMSC or BMDMSCs）.tw.

#5 （mesenchymal adj5 （cell$ or stem or stromal or progenitor or multipotent or bone marrow or adipose or placenta$））.tw.

#6 （（multipotent or multi-potent） adj （stroma$ cell$ or stem cell$ or progenitor cell$））.tw.

#7 （marrow stroma$ adj2 cell$1）.tw.

#8 or/1-7

#9 exp animal experimentation/ or exp models, animal/ or animals/ or mammals/ or vertebrates/ or exp fishes/ or exp amphibia/ or exp reptiles/ or exp birds/ or exp hyraxes/ or expmarsupialia/ or expmonotremata/ or expscandentia/ or expchiroptera/ or expcarnivora/ or expcetacea/ or expXenarthra/ or exp elephants/ or expinsectivora/ or explagomorpha/ or exprodentia/ or expsirenia/ or expPerissodactyla/ or primates/ or expstrepsirhini/ or haplorhini/ or exptarsii/ or expplatyrrhini/ or catarrhini/ or expcercopithecidae/ or gorilla gorilla/ or pan paniscus/ or pan troglodytes/ or exp pongo/ or exphylobatidae/ or hominidae/

#10 （animal $1 or chordata or vertebrate* or fish $2 or amphibian* or amphibium* or reptile$1 or bird$1 or mammal* or dog or dogs or canine$1 or cat or cats or hyrax* or marsupial* or monotrem* or scandentia or bat or bats or carnivor* or cetacea or edentata* or elephant* or insect or insects or insectivore or lagomorph* or rodent$2 or mouse or mice or murine or murinae or muridae or rat or rats or pig or pigs or piglet$1 or swine or rabbit$1 or sheep$1 or goat$1 or horse$1 or equus or cow or cows or cattle or calf or calves or bovine or sirenia or ungulate$1 or primate$1 or prosimian* or haplorhini* or tarsiiform* or simian*or platyrrhini or catarrhini or cercopithecidae or ape or apes or hylobatidae or hominid* or chimpanzee* or gorilla* or orangutan* or monkey or monkeys or ape or apes）.tw.

#11　（preclinic$ or pre clinic$）.tw.

#12　or/9-11

#13　8 AND 12

#14　exp Myocardial Infarction/

#15　（（myocardial or cardiac or heart） adj2 （infarct$ or attack$））.tw.

#16　exp Heart Failure/

#17　（（cardiac or heart） adj failure）.tw.

#18　Coronary Artery Disease/

#19　coronary artery disease$.tw.

#20　（coronary adj （arterioscleros$ or atheroscleros$））.tw.

#21　（（myocard$ or card$） adj2 regeneration）.tw.

#22　（cardiac repair or myocard$ repair）.tw.

#23　Myocardial Reperfusion Injury/

#24　（（card$ or myocard$） adj2 （ischem$ or ischaem$））.tw.

#25　（（ischem$ adj2 reperfusion） and （heart or card$ or myocard$））.tw.

#26　（（ischaem$ adj2 reperfusion） and （heart or card$ or myocard$））.tw.

#27　（Reperfusion Injur$ adj2 （card$ or myocard$ or heart））.tw.

#28　Myocardial Ischemia/

#30　13 AND 29

#31　limit 30 to english language

## 第四节　证据检索步骤

### 一、基本步骤

#### （一）提出研究问题

研究问题是证据检索的基础，当研究人员提出了一个具有价值的系统评价/

Meta分析选题时，需要明确问题的主要成分。在准备开展基础医学的系统评价/Meta分析时，类似于临床问题主要成分的“PICO”模式，基础医学的研究问题通常包括以下成分：

1. 干预措施/暴露因素；

2. 目标疾病/健康问题；

3. 动物/物种/研究对象的类型；

4. 结果指标。

构建良好的问题示例：对于[动物/物种/研究对象的类型]的[目标疾病/健康问题]，[干预措施/暴露因素]对[结果指标]有何作用？例如：对于β淀粉样蛋白所致的阿尔茨海默病动物模型，补充ω-3脂肪酸对改善认知功能的效果如何？

（二）选择合适的数据库

为了全面获取与基础医学问题相关的研究文献，需要系统评价员同时检索多个数据库。根据所提临床问题的类型和现有条件，先检索最相关的数据库，如检索结果不能满足需要再检索基本相关数据库。通常情况下，为了完成高质量的系统评价/Meta分析，研究人员至少需要检索PubMed、Embase、Cochrane图书馆以及与特定学科领域密切相关的数据库。其中，PubMed和Embase建立有各自的词库。PubMed比MEDLINE的应用更加广泛，因为PubMed涵盖的内容除了MEDLINE，还有一些未被标引的生物医学文献。以动物研究为例，除了经常检索的生物医学文献数据库，在实验动物科学领域特定的网站可以获取额外的研究信息。例如“SEARCHBreast”（网址https://searchbreast.org）用于分享关于乳腺癌的小鼠模型制备以及相关的基础研究信息。

（三）选择恰当的检索词并制定检索策略

最好列出一组与临床问题有关的词，这些词应包括主题词，如美国国立医学图书馆编制的《医学主题词表》（Medical Subject Headings，MeSH）和自由词（Free Text Word）。在分析信息需求的基础上，选择适当的数据库并确定检索途径和检索词，确定各词之间的逻辑关系与检索步骤，制定出检索表达式并在检索过程中修改和完善检索表达式。检索时应该注意：根据所选数据库的不同，检索界面也略有差异，应选用与各数据库自身特点有关的检索功能，熟悉数据库的检索规则，并会灵活应用逻辑运算符。检索策略的制定方法详见本章第三节。

（四）导出检索结果并进行文献查重

在执行检索策略并获取相关文献之后，需要运用文献管理软件（例如ENDNOTE、RefWorks）导出文献信息并建立文献筛选的数据库。系统评价员需要将不同文献库（例如PubMed和Cochrane图书馆）的文献信息导入同一个文献筛选的数据库中，这样利于进行不同数据库重复收录文献的比对和查重。在进行文献查重后，形成了与系统评价/Meta分析可能相关的文献信息列表。

（五）筛选文献

系统评价员需要结合文献的纳入与排除标准对文献进行筛选。首先快速阅读文献的题目和摘要，排除明显不符合纳入标准的文献。例如，系统评价的研究对象是动物，如果通过阅读题目和摘要发现某篇文献并非动物实验，则在此阶段可以排除该文献。但是需要注意，只有明显不符合要求的文献才可以被排除。

之后，通过进一步阅读全文确定需要纳入的文献。文献筛选的过程需要用流程图进行展示，明确告知读者各阶段获取或分析的文献篇数、纳入的文献篇数、排除的文献篇数及原因。为了避免文献筛选过程的偏倚，文献筛选通常由两名研究人员独立进行并交叉核对筛选结果。

## 二、检索步骤举例

本节将以“Oliveiracortez A, Melo A C, Chaves V E, et al. Do HLA class Ⅱ genes protect against pulmonary tuberculosis? A systematic review and meta-analysis. European Journal of Clinical Microbiology & Infectious Diseases, 2016, 35(10): 1-14.”为例，介绍系统评价/Meta分析研究检索步骤的制定和报告过程。

（一）问题提出（研究背景）

肺结核的发生是环境因素、免疫学、社会经济因素和遗传易感性综合作用的结果。人类白细胞抗原（human leukocyte antigen，HLA）在对肺结核的免疫反应中起到重要作用。一篇系统评价旨在探讨HLA-DRB1、DQB1和HLA-DQA1基因多态性对肺结核而言是危险因素还是保护因素。

根据研究目的，明确研究对象是HIV阴性的肺结核患者，干预组具有分子生物学技术证实存在HLA基因多态性并且为特定的等位基因，对照组无肺结核，结果指标是通过肺结核痰涂片阳性和/或痰培养阳性证实为结核。因为暴露因素是遗传多态性，将研究对象进行随机分组并不可行，所以仅纳入观察性研究，包括队列研究和病例对照研究。对研究的样本量无限制。

（二）选择合适的数据库

检索PubMed和Scopus数据库，检索时间截至2015年8月26日。

（三）选择恰当的检索词并制定检索策略

明确的关键词包括HLA的等位基因（例如HLA-DR1、HLA-DQB1、HLA-DAQ1）以及主要组织相容性复合体MHC，主题词体现了基因多态性（例如“Polymorphism，Genetic”“Genetic Predisposition to Disease”“Polymorphism,Single Nucleotide”）以及肺结核“Tuberculosis，Pulmonary”。

据此，制定的检索式如下（节选）：

s #1 （"genetic polymorphism"[Title/Abstract]） OR （"polymorphism genetics"[Title/Abstract]） OR （"genetic polymorphisms"[Title/Abstract]） OR （"polymorphism, genetic"[Title/Abstract]） OR （"polymorphism, genetic"[MeSH Terms]） OR （"genetic predisposition to disease"[MeSH Terms]） OR （"genetic predisposition to disease"[Title/Abstract]） OR （"genetic susceptibility"[Title/Abstract]） OR " （genetic susceptibilities"[Title/Abstract]） OR （"susceptibility/candidate genes"[Title/Abstract]） OR （"susceptibility, genetic"[Title/Abstract]） OR （"genetic predisposition"[Title/Abstract]） OR （"genetic predispositions"[Title/Abstract]） OR （"polymorphism, single nucleotide"[MeSH Terms]）

s #2 （"pulmonary tuberculoses"[Title/Abstract]） OR （"pulmonary tuberculosis"[Title/Abstract]） OR （"pulmonary consumption"[Title/Abstract]） OR （"pulmonary phthisis"[Title/Abstract]）

s #3 （"MHC"[Title/Abstract]） OR （"HLA"[Title/Abstract]） OR （"HLA-DR"[Title/Abstract]） OR （"HLA-DRB1"[Title/Abstract]） OR （"HLA-DQ"[Title/Abstract]） OR （"HLADQB1"[Title/Abstract]） OR （"HLA- DQA1"[Title/Abstract]）

s #4 #1 AND #2 AND #3

（四）导出检索结果并进行文献查重及文献筛选

将数据库检索的文献导入Endnote参考文献管理软件，两名系统评价员对照文献的纳入与排除进行文献筛选，筛选流程如图3-37。

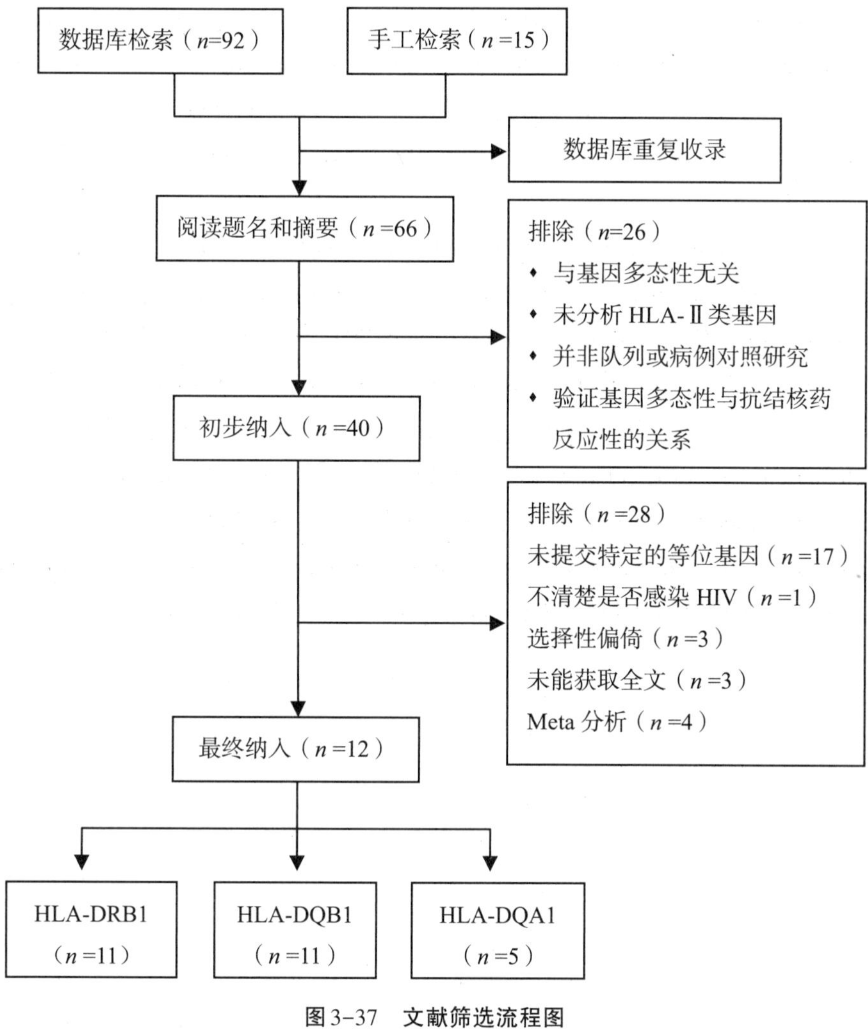


**图3-37　文献筛选流程图**

（耿劲松）

## 参考文献

1. 陈匡阳, 屈丽娜, 胡芳,等. 动物实验系统评价/Meta分析检索策略报告情况调查[J]. 中国循证医学杂志, 2016, 16（3）: 348-353.

2. Morrissey B, Blyth K, Carter P, et al. The sharing experimental animal resources, coordinating holdings （SEARCH） framework: encouraging reduction, replacement, and refinement in animal research[J]. PLoS Biology, 2017, 15 （1）: e2000719.

3. DiCenso A, Bayley L, Haynes R B. Accessing pre-appraised evidence: fine-tuning the 5S model into a 6S model[J]. Evidence-based nursing, 2009, 12（4）: 99.

4. Marlies L, Hooijmans C R, Nieky V V, et al. A step-by-step guide to systematically identify all relevant animal studies[J]. Laboratory Animals, 2012, 46（1）: 24-31.

5. Blyth K, Carter P, Morrissey B, et al. SEARCH Breast: a new resource to locate and share surplus archival material from breast cancer animal models to help address the 3Rs[J]. Breast Cancer Research & Treatment, 2016, 156（3）: 447-452.

6. Barron C C, Mazer D, Moher D, et al. Assessment of safety and efficacy of mesenchymal stromal cell therapy in preclinical models of acute myocardial infarction: a systematic review protocol[J]. Systematic Reviews, 2017, 6（1）: 226.

7. Oliveiracortez A, Melo A C, Chaves V E, et al. Do HLA class Ⅱ genes protect against pulmonary tuberculosis? A systematic review and meta-analysis[J]. European Journal of Clinical Microbiology & Infectious Diseases, 2016, 35（10）: 1-14.

# 第四章　Meta分析相关统计知识

## 第一节　概述

### 一、起源

Meta分析是一种整合资料（Data Pooling）的方法，更确切地说是一种统计分析方法。“Meta”一词起源于希腊文，本意为“More Comprehensive”，最早可追溯到1920年Fisher的“合并P值”的思想，1955年由Beecher首次提出初步的概念，从20世纪60年代开始，在医学文献中陆续出现了对多个独立研究的统计量进行合并的报道，1976年英国心理学家Glass首次将医学文献中合并统计量对多个同类研究进行综合分析研究的这类方法命名，称为“Meta analysis”。20世纪80年代末这种方法引入中国，被翻译为“二次分析”“荟萃分析”“集成分析”“汇总分析”等，不论哪种译名均有不足之处。因此，目前很多学者建议仍然使用“Meta分析”这一名称。

### 二、定义

目前，已有多个组织或个人对Meta分析进行了定义，但尚存有争议或不同意见。如David Sackett等人认为Meta分析是运用定量统计学方法汇总多个研究结果的系统评价，即定量系统评价。《流行病学词典》（第5版）中则定义Meta分析是一种对独立研究的结果进行统计分析的方法。它对研究结果间差异的来源进行检查，若结果具有足够的相似性，便可利用这种方法对结果进行定量合成。

Meta分析实质上是汇总相同研究目的的多个不同研究结果，并分析、评价其合并效应量的一系列过程，即一种对独立研究的结果进行统计分析的方法。

合并汇总多个独立同类研究的结果，从统计学的角度可以达到增大样本含量，提高检验效能的目的。Meta分析考虑每个研究的质量及样本量，在合并结果时按照样本量赋予不同的权重，克服了传统文献综述等权重（平等对待多个研究结果，不考虑文献质量差异，不考虑样本量大小，只是简单汇总同类研究中某类结论的多少）合并处理同一问题多个研究结果的弊端，从而使得到的结论更加接近真实情况。这一方法已在临床医学、教育学、社会科学、心理学等领域得到广泛应用，目前也在基础研究领域逐渐开展起来。

Meta分析通过两个步骤实现。第一步，对纳入的每一项研究要计算其统计量。一般情况下，系统评价中纳入原始研究是有对照设置的研究。对每一项原始研究而言，二分类变量所使用的统计量通常是相对危险度（Risk Ratio，RR）、比值比（Odds Ratio，OR）或率差（Risk Difference，RD）；数值型变量通常比较的是均值（Mean）的差异；生存变量通常使用风险比（Hazard Ratio，HR），该统计量是考虑了时间因素的风险比值。第二步，对每一项原始研究的统计量赋予权重，并计算整体的效应值。对每一项原始研究赋予权重是为了反映该研究样本量的大小，实际操作中，以每项研究方差的倒数来表示该研究在Meta分析整体效应值中的权重。在计算Meta分析整体效应值的同时，也计算其可信区间，并对差异性进行统计学检验。此外，还可根据原始研究的方法学质量来赋予权重，但该方法一般不推荐使用。

## 第二节　常用的Meta分析效应值及合并方法

效应值是指在一项研究中能够反映干预措施作用的大小或变量之间关系强度的指标。在Meta分析中，效应值与可信区间同时出现，作为对干预措施效应大小的估计。在进行Meta分析前，需要对单项原始研究的效应值进行计算。下面我们假定在原始研究已经报告了研究结果的情况下，对其效应值进行计算。

### 一、二分类变量

二分类变量是指变量值只有两个属性，即是或否。如死亡率这一结局，属于二分类变量，观察到的结果只能为死亡或未死亡。

二分类变量最常用的效应量为*RR*值，此外还包括*OR*值、*HR*值等，均为反映关联强度的指标。*RR*值的原始含义为相对危险度，即为危险比，是试验组与对照组发病率、患病率或死亡率的比值。*OR*值不同于*RR*值，其含义为比值比，多在回顾性研究中使用，指病例组中接受过某种因素的人数与未接受某种因素的比值除以对照组中接受某种因素与不接受某种因素的比值（比值除以比值，因而为比值比）。*HR*值为考虑时间效应后的风险比，用于考虑时间效应的生存类资料，是暴露组与非暴露组风险函数的比值。

二分类变量的研究结果通常以四格表的形式呈现，在四格表中，分别给出了干预组和对照组某事件发生和不发生的人数。对基础研究而言，干预措施可能包含不同的级别（例如依据给药剂量梯度），对照措施可能包含空白对照、生理盐水对照、阳性药物对照等，但在进行数据提取时均可以简化为如表4-1所示的四格表形式。

**表4-1　二分类变量的结果汇总**

| 研究编号$i$ | 发生某事件(如死亡)计数 | 未发生某事件计数 | 组内样本量 |
|---|---|---|---|
| 干预组 | $a_i$ | $b_i$ | $n_{1i}$ |
| 对照组 | $c_i$ | $d_i$ | $n_{2i}$ |

上述研究中，总样本例数$N_1=n_{1i}+n_{2i}$。干预措施的效应量可以用相对效应值或绝对效应值表示。对基础研究的Meta分析，绝对效应值多采用*RR*值表示，因基础研究一般为前瞻性设计，需以*RR*值来表示效应量。对纳入的原始研究，*RR*值的计算公式为

$$RR_i=\frac{a_i/n_{1i}}{c_i/n_{2i}}$$

对*RR*取ln值后，其标准误计算公式为：

$$SE\left[\ln(RR_i)\right]=\sqrt{\frac{1}{a_i}+\frac{1}{c_i}-\frac{1}{n_{1i}}-\frac{1}{n_{2i}}}$$

相对效应值以*RD*表示。对纳入的原始研究，*RD*值的计算公式为：

$$RD_i=\frac{a_i}{n_{1i}}-\frac{c_i}{n_{2i}}$$

*RD*值的标准误计算公式为：

$$SE(RD_i)=\sqrt{\frac{a_ib_i}{n_{1i}^3}+\frac{c_id_i}{n_{2i}^3}}$$

## 二、连续型变量

若Meta分析中的某一结局是连续型变量，就需要采集原始研究中干预组和

对照组的样本数量、均值和标准差，以表4-2的形式进行数据提取。

表4-2 连续型变量的结果汇总

| 研究编号$i$ | 均值 | 标准差 | 组内样本量 |
| --- | --- | --- | --- |
| 干预组 | $m_{1i}$ | $SD_{1i}$ | $n_{1i}$ |
| 对照组 | $m_{2i}$ | $SD_{2i}$ | $n_{2i}$ |

上述研究中，总样本例数$N_1=n_{1i}+n_{2i}$。那么，组间的标准差计算公式为：

$$s_i=\sqrt{\frac{(n_{1i}-1)SD_{1i}^2+(n_{2i}-1)SD_{2i}^2}{N_i-2}}$$

两样本均数的差值计算公式为：

$$MD_i=m_{1i}-m_{2i}$$

$MD$的标准误计算公式为：

$$SE(MD_i)=\sqrt{\frac{SD_{1i}^2}{n_{1i}}+\frac{SD_{2i}^2}{n_{2i}}}$$

## 三、固定效应模型与随机效应模型

Meta分析中常用的分析方法有固定效应模型（Fixed Effect Model）和随机效应模型（Random Effect Model）。Meta分析过程需要依据这两种分析方法进行合并，两种模型背后的统计学原理存在区别。固定效应模型假设所有纳入的研究效应量真实值一致，唯一的差别为抽样误差。随机效应模型假设各研究的真实值存在差别，但真实值服从正态分布。相较于固定效应模型，随机效应模型进一步考察了研究间的异质性。

固定效应模型和随机效应模型的选择取决于异质性检验的结果和对理论效应量的假设。若异质性检验无统计学意义，或异质性可以忽略，此时可以认为理论效应量是固定的，原始研究之间效应量的差别是由抽样误差造成的，可以选用固定效应模型。如果异质性较大，且假定理论效应量变化呈正态分布，则选用随机效应模型，随机效应模型根据研究之间的变异进行权重的校正，其结果比固定效应模型结果更为稳健。

二分类变量适用于固定效应模型的Meta分析方法有方差倒置法、Mantel-Haenszel法和Peto法，可用于合并*RR*值、*OR*值、*RD*值和*HR*值。其中Peto法多针对的是*OR*或*HR*，在基础实验领域的Meta分析中一般不涉及。连续型变量适用于固定效应模型的方法主要为方差倒置法。

随机效应模型多采用Der Simonian-Laird法，对二分类变量和连续型变量都适用。需要指出的是，随机效应模型只是一种对异质性资料进行Meta分析的统计学方法，它无法控制异质性的来源、消除异质性产生的原因和校正异质性对结果产生的影响。该方法通过增大小样本研究的权重、减小大样本研究的权重来处理异质性，但这种处理方法风险较大。因此，应当谨慎使用随机效应模型，对结果的解释也应当慎重。

## 四、合并效应值

Meta分析需要将多个同类型研究的结果合并成一个效应值，反映多个同类型研究的综合效应。对于二分类变量的Meta分析，合并后的效应值可以是合并*RR*值或合并*RD*值，其结果的解释与单个研究指标相同。

对于连续型变量的Meta分析，合并后的效应值有两种表示形式：均差（Mean difference，MD）和加权均差（Weighted mean difference，WMD）或标准化的均差（Standardized mean difference，SMD）。MD适用于结局测量方法一致的情况，WMD和SMD适用于结局一致但测量方法不统一的情况，例如使用不同的量表，在此情况下需要干预措施的效应量可以用WMD或SMD表示。

常用的合并效应值的估计方法有方差倒置法（Inverse variance method）、Mantel-Haenszel法、Der Simonian-Laird法。对连续型变量，进行数据合并的前提是原始研究中的数据类型符合正态分布。

### （一）以方差倒置法为例计算Meta分析的统计量

方差倒置法的适用范围较广，在可以从原始研究中提取到标准误的情况下均可适用。可用于合并*MD*、*RR*、*HR*等。尤其是对于原始研究中只有*RR*值而未提供四格表的情况，也可以进行计算。

设定现在有多项研究需要进行合并，对其中的某一项研究可以计为第$i$项研究，其效应值可用$\theta_i$表示，$\theta_i$为原始研究中*RR*、*RD*、*MD*、或*SMD*取ln值后的结果。对合并后的效应值以$\theta_{IV}$表示，$\theta_{IV}$是在对单项研究的$\theta_i$考虑权重的基础上合并计算的，其公式为：

$$\theta_{IV}=\frac{\sum w_i\theta_i}{\sum w_i}$$

其中$w_i$代表第$i$项研究所占的权重，是依据$\theta_i$标准误平方的倒数来计算的，其公式为：

$$w_i = \frac{1}{SE(\theta_i)^2}$$

从上述公式可以看出，对样本量越大的研究，由于其标准误越小，因而被赋予的权重就越大。

同时，$\theta_{IV}$的标准误计算公式为：

$$SE(\theta_{IV}) = \frac{1}{\sqrt{\sum w_i}}$$

研究之间异质性的统计量$Q$计算公式为：

$$Q = \sum w_i(\theta_i - \theta_{IV})^2$$

（二）以Mantel-Haenszel法为例计算Meta分析的合并统计量

当原始研究中某一结局的事件发生率特别低时，方差倒置法可能不再适用，使用Mantel-Haenszel法进行合并能够增加数据结果的稳定性。Mantel-Haenszel法适用于二分类结局。

同样，设定现在有多项研究需要进行合并，对其中的某一项研究可以计为第$i$项研究，其效应值为$\theta_i$。合并后的效应值$\theta_{MH}$的计算公式为：

$$\theta_{MH} = \frac{\sum w_i\theta_i}{\sum w_i}$$

与方差倒置法不同的是，Mantel-Haenszel法在赋予权重时考虑了研究本身的测量尺度。合并$RR$时，其权重的计算公式为：

$$w_i = \frac{c_i n_{1i}}{N_i}$$

同时，$\theta_{MH}$标准误的计算公式为：

$$SE\left[\ln(\theta_{MH})\right] = \sqrt{\frac{P}{R \times S}}$$

上式中，

$$P = \sum \frac{\left[n_{1i}n_{2i}(a_i + c_i) - a_i c_i N_i\right]}{N_i^2};\ R = \sum \frac{a_i n_{2i}}{N_i};\ S = \sum \frac{c_i n_{1i}}{N_i}$$

研究之间异质性的统计量$Q$计算公式为：

$$Q = \sum w_i(\theta_i - \theta_{MH})^2$$

（三）以Der Simonian-Laird法为例计算Meta分析的合并统计量

Der Simonian-Laird法是随机效应模型中对合并效应值的估计方法，该方法适用于合并任何形式的数据，但该方法对效应值的估计更为保守，所得的可信区间更为宽泛。首先需要用该方法计算组间方差，其公式为：

$$\tau^2 = \frac{Q-(k-1)}{\sum w_i - \left(\frac{\sum w_i^2}{\sum w_i}\right)}$$

公式中的$Q$为异质性的统计量，计算方法同方差倒置法中异质性的计算方法。$w_i$为方法倒置法中第$i$项研究所赋予的权重。但在Der Simonian-Laird法中，每项研究赋予的权重需要重新计算，其公式为：

$$w_i' = \frac{1}{SE(\theta_i)^2 + \tau^2}$$

合并后的效应值$\theta_{DL}$的计算公式为

$$\theta_{DL} = \frac{\sum w_i'\theta_i}{\sum w_i'}$$

同时，$\theta_{DL}$的标准误计算为

$$SE(\theta_{DL}) = \frac{1}{\sqrt{\sum w_i'}}$$

需要指出的是，上述计算方法中，每项研究所赋予的权重$w_i'$小于固定模型中的计算方法$w_i$，因此得出的标准误$SE$（$\theta_{DL}$）更大，得到的可信区间也更宽泛。

## 五、效应值的可信区间估计

在进行效应值的合并得到计算结果$\theta$后，效应值100(1−$\alpha$)%可信区间的上限和下限分别为：

$$\theta - \left[z_{1-\alpha/2} \times SE(\theta)\right] \text{和} \theta + \left[z_{1-\alpha/2} \times SE(\theta)\right]$$

例如当$\alpha$取值为0.05时，$z_{1-\alpha/2}$等于1.96。

## 六、合并效应值的假设检验

采用上述方法计算获得的合并效应量，需要通过假设检验来判断是否具有统计学意义上的显著性差异。常用$Z$检验，其统计量的计算公式为：

$$Z = \frac{\theta}{SE(\theta)}$$

该假设的零假设为两组之间的效应值无差异，统计量$Z$服从正态分布，根据$Z$值得到该统计学检验的$P$值，若$P \leqslant 0.05$则合并量具有统计学意义。

## 第三节　异质性分析

在进行Meta分析时，一个非常重要的环节就是评价纳入的原始研究之间是否具有较好的一致性。因为不同的研究之间，方案会存在差异，会使得在执行过程中的研究方法存在差异。理论上，不同原始研究间存在的变异一方面是由于机遇所导致；另一方面，不同的研究特征和研究方法也会造成研究结果的变异。例如，所选择的实验动物是否来自同一家系，采取的给药方法、时间、剂量等是否统一，这些差异都会导致研究结果存在一定的变异。原始研究结果变异的大小需要通过异质性检验（也作同质性检验）来衡量。

### 一、异质性的类型和产生原因

一项Meta分析中，不同的原始研究之间存在的变异称为异质性(Heterogeneity)。尽管一个Meta分析所纳入的多个研究具有相同的研究假设，但这些研究在设计、研究对象、干预措施、测量结果上可能存在变异。

Cochrane协作网将异质性定义为：

1.广义上用于描述研究的参与者、干预措施和多个研究测量结果的变异，即各研究的内在真实性变异；

2.专指统计学异质性，用于描述多个研究中效应量的变异程度，也可以用于描述除偶然机会外多个研究间存在的差异。

Cochrane协作网同时将Meta分析的异质性分为：

1.临床异质性，即研究对象、干预措施、结局指标差异所致的偏倚；

2.方法学异质性，由研究设计和研究质量不同引起；

3.统计学异质性，是干预效果的评价在不同研究间的变异，是临床异质性及方法学异质性联合作用的结果。

对基础研究的系统评价而言，不涉及临床异质性，但仍应当考虑不同研究之间实验动物的种属、造模方法、给药的途径和剂量等方面的不同。方法学异质性是指由于实验设计和研究质量不同引起的异质性，如是否对实验动物进行随机分组、评价指标的方法和时间点等。统计学异质性，是上述异质性联合作用的结果。

不同的动物实验之间差异的来源可以考虑：

1.实验动物的差异，包括实验动物的品系、种类、来源，健康状况的不同，饲养和管理环境的差异，以及实验动物之间相互作用引起的差异；

2.干预措施和实验者带来的差异，是指是否采用了恰当的实验操作，如抓取及固定方法等；

3.测量方法带来的差异，如测量仪器本身是否精准，是否对测量者提前进行统一的培训等。

对基因多态性与疾病关系的研究，若研究对象为受试者，不同研究的差异性考虑的方面与临床研究类似，应当从人群代表性、受试者特征、干预措施的统一性等方面考虑。对于细胞实验，应考虑不同研究之间细胞周期的同步化、培养过程、实验条件、给药浓度等都可能造成研究结果之间的差异。

## 二、异质性检验的方法及其步骤

Meta分析的核心思想是将多个同类研究的统计量进行合并，按照统计学原理，只有同质的研究才能进行统计量的合并，反之则不能。因此，在合并统计量之前需要对多个原始研究的结果进行异质性检验，以判断一个Meta分析中的多个研究是否具有同质性。

异质性检验在于佐证Meta分析结果的可信度。对同质性较好的Meta分析结果，研究者则更有把握来推导相应的结论。然而异质性检验的检验效能偏低，有时无法识别出除统计差异之外的异质性，尤其是当纳入研究的数量较少时。因此，对异质性检验的结果，也需要考虑Ⅱ类错误。如果统计学上的异质性较为明显，原始研究之间的变异可能远高于机遇所导致的变异。在进行Meta分析时，需要调整Meta分析的方法，如使用随机效应模型来计算。同时，对于导致异质性产生的原因，研究者需要探究和解释产生异质性的来源，例如，通过亚组分析（Subgroup Analysis）进行合并，或采用Meta回归（Meta Regression），否则无法进行结果的合并。

异质性检验的统计方法主要为$Q$检验，其统计量$Q$服从自由度为$k-1$的$\chi^2$分布，因此得到$Q$后需由$\chi^2$分析获取概率，故又将此检验称为$\chi^2$检验。此外，可以通过计算$I^2$值定量描述异质性程度来评价异质性的大小。

异质性检验的无效假设为所有纳入研究的效应量均相同（$H_0$：$\theta_1=\theta_2=\cdots=\theta_k$），统计量$Q$的计算公式为

$$Q=\sum w_i(\theta_i-\theta)^2$$

$\theta_i$为第$i$个研究的效应值，$\theta$为合并后的效应值，$k$为Meta分析中的研究个数。$Q$服从自由度为$k-1$的$\chi^2$分布。若$Q>\chi^2_{(1-\alpha)}$，则$P<\alpha$，说明纳入研究的效应量存在异质性。可进一步计算异质性系数$I^2$，其计算公式为：

$$I^2=\frac{Q-(k-1)}{Q}\times 100\%$$

$I^2$值可定量描述异质性的程度。一般认为$I^2>50\%$的情况下，存在显著的异质性。$I^2$不大于50%，其异质性是可以接受的。

需要指出的是，$Q$检验虽然应用广泛，但其检验效能较低，尤其是在纳入研究数量较少的情况下，有时不能够检出异质性而出现假阴性结果。也有学者提出将异质性的检验水准调整为$\alpha=0.1$，以增大检验效能。另外，当纳入研究的数量较多时，即使研究结果的同质性较好，也容易出现$P<\alpha$的情况，即出现假阳性的结果。因此，对$Q$检验的结果应当慎重。$I^2$统计量则是校正了研究数量对$Q$值的影响，其结果不会随研究数量的变化而改变，结果更稳定。

## 三、异质性资料的处理方法

当存在统计学异质性时，需要进一步分析异质性产生的原因。具体策略包括：

1.若异质性过于明显，应考虑放弃Meta分析，改为定性描述。

2.选择随机效应模型来合并效应值。

3.使用亚组分析或Meta回归来探讨异质性产生的原因。

4.进行敏感性分析（Sensitivity Analysis），通过排除引起异质性的某一项或某几项研究，比较前后Meta分析的结果，探讨其对合并效应的影响。

### （一）使用多元回归模型探讨异质性来源

探讨异质性时，理想情况是，能获得Meta分析中每个研究的原始数据，并对每个研究采用统一的多元回归模型进行分析，以避免由于使用的模型不一致而导致的异质性。然而实际操作中，获取研究的原始数据仍有一定的限制。

### （二）选择随机效应模型合并效应值

与固定效应模型相比，随机效应模型将对效应值做出更保守的估计，可对异质性进行部分纠正。在异质性不明显的情况下，随机效应模型与固定效应模

型方法计算结果相似。若异质性明显，随机效应模型可提高估算的可信区间的精度，并同时增大检验效能。

（三）亚组分析

亚组分析是将数据分成更小的单元，进而在各亚组内进行比较，如按不同设计方案、研究质量、发表年代、给药方式等进行亚组分析。

例如，在一研究酒精干预对大（小）鼠缺血性卒中的Meta分析中，纳入了8个动物实验，其中实验组为酒精干预组，对照组为未实行干预的缺血性卒中模型组。研究中按照干预措施为急性酒精干预或慢性酒精干预将纳入的研究分为两个亚组进行分析，在此基础上，又以不同的酒精剂量进一步分亚组，从而减少了因干预细节不同而造成的异质性。

亚组分析每次只能对一个变量进行亚组分析，并且对每个亚组都要进行效应量的合并。若要对两个以上的变量进行分析，则应采用Meta回归。

（四）Meta回归

Meta回归是通过建立回归方程来反映一个或多个解释变量与结果变量的关系。

目前RevMan软件并不支持Meta回归，但在STATA软件中通过“Metareg”宏能够很好地实现Meta回归。Meta回归模型可以表示为：

$$T_i = \beta_0 + \beta_1 X_{i1} + \cdots + \beta_p X_{ip} + e_i$$

其中，$T_i$为结果变量，$X_{i1}$，…，$X_{ip}$为影响变异的混杂因素（协变量），$\beta_0$为常数项，$\beta_1$，…，$\beta_p$为偏回归系数。运用Meta回归可同时计算出一个合并的*RR*值或*OR*值。

通过建立严格的原始文献纳入与排除标准，可基本控制异质性来源，使$\beta_1$，…，$\beta_p=0$，则Meta回归模型可简化为固定效应模型。但Meta回归容易产生聚集性偏倚，当资料不齐或纳入分析的研究数目较少时（试验数少于10个时），Meta回归通常不被考虑。

（五）不做Meta分析

若异质性过大，特别是在效应的方向上极其不一致，这时候引用平均效应也许会导致误导。可以考虑放弃Meta分析，改作一般的统计描述。

## 四、Meta分析结果的稳定性和可靠性分析

（一）符合方案集分析（Per-protocol Analysis，PP分析）

符合方案集又称合格病例集资料，试验终点时将符合试验方案规定、依从

性好、完成了所规定的全部试验措施的病例资料进行统计分析，称为PP分析；未完成试验方案或违反试验方案的病例，如失访、依从性差或使用了不允许使用药物的病例资料，则不应列入符合方案集，但在计算不良反应发生率时需将其包括在内。

（二）意向性分析（Intention-to-Treat Analysis，ITT分析）

ITT分析是指所有纳入研究的对象都作为已接受了治疗措施而加以分析。由于很多作者对ITT分析的定义不统一，最近有的作者主张将其称为重新纳入分析“（Re-included analysis）”。ITT分析有两个目的：一是用于对PP分析结果进行可靠性验证；二是如果在有失访、丢失等资料缺失情况下，采用ITT分析可减少减员偏倚（Attrition Bias）的可能性。

ITT分析的定义为：

1.只要是随机分配入组的患者都应纳入分析，无论其是否接受了治疗或接受了多少治疗，也无论其接受的治疗是否恰当；

2.所有观察对象都需纳入分析，无论其是否获得结果。

对临床研究中由于各种原因观察对象在试验中途退出、丢失或失访的情况，理论上应当对全部病例按随机化纳入时的分组进行统计分析，通常的做法是将最后一次观察到的数据作为试验的最终结果进行统计分析。ITT分析不适用于副作用分析。

当出现失访、退出、丢失等任何原因造成资料缺失时，应向原作者索要原始资料，无论是否从原作者处获得所需资料，都应进行报告，并说明资料分析是否采用了ITT分析；如果观察对象没有在其分配组中进行分析，则应清楚地描述并记录在“纳入研究的特征”表中。若不做ITT分析有可能对结果产生偏倚，因此，对于失访数超过20%的研究，则应考虑将其从Meta分析中剔除，或采用敏感性分析验证其对结果的影响。

（三）敏感性分析（Sensitivity Analysis）

由于纳入研究所采用的设计和研究方法可能存在差异，或纳入了方法学质量低下的研究，必须考虑方法学上的差异可能对结果的影响。通常采用敏感性分析来找出这些潜在的影响因素。敏感性分析的方法可采用：

1.改变研究类型（如使用不同的方法学切割点）、观察对象、干预措施或测量指标的纳入标准；

2.纳入或排除那些在某些方面不能明确肯定是否符合纳入标准的研究；

3.有些研究可能有一些不确定的结果，将其具有合理性的结果资料重新另行分析，如报告的结果中互相矛盾而不能从原作者处获得解释的资料、由于定义或测量差异造成结果差异，则选择其合理部分进行分析；

4.对于缺失资料，输入合理的可能数值后重新进行分析；

5.使用不同的统计方法对资料进行重新分析，如用随机效应模型替换固定效应模型，或者相反。

当纳入了低质量研究时，尤其是样本含量大、事件数量多、可信区间窄的研究，无论其质量高低，都会有较大的权重，从而在很大程度上影响Meta分析的结果。通常的做法是：首先计算包括了所有纳入研究在内的Meta分析结果，然后，计算排除低质量研究后的Meta分析结果，如果两次结果一致，则结果可靠。如果两次结果不一致，则在解释时应该十分慎重，一般应主要根据高质量研究的结果来解释Meta分析的结果。

（四）发表偏倚（Publication Bias）

发表偏倚也称为阳性结果偏倚，是由于相比较于负面结果（试验药物疗效差于对照药物）或阴性结果（试验药物与对照药物没有差异）的研究，阳性结果（试验药物优于对照药物）的研究往往更容易发表所导致的偏倚。如果Meta分析仅纳入阳性结果的文献，未纳入负面结果或阴性结果的文献，其Meta分析的结果很可能会受到这些阳性结果研究的影响。

1.漏斗图

其基本原理是：研究效应量的统计学强度由样本总量和事件发生数量所决定，如，样本量为100,000例，而事件发生数为10例的研究的治疗效应量的统计学强度就不如样本含量为1000例而事件发生数为100例的研究；以每个研究的效应量为横坐标（*X*轴），以表征研究精确性的指标即效应量的*SE*为纵坐标（*Y*轴）；*Y*轴的顶端*SE*为0，即越往上*SE*越小，研究的精确性越高；相反，越往下*SE*越大，研究的精确性越低。因此，代表大样本量和事件发生率高的研究其*SE*较小，而其点较集中地分布在坐标系的上部；而代表小样本量、事件发生率低的研究其*SE*较大，则其点就较分散地分布在坐标系的下部，状似倒置的漏斗，故称为“漏斗图”（Funnel Plot）。

以各纳入研究的合并效应量为中轴在漏斗图上与*X*轴相交作一条垂线，分布在垂线左侧的点代表效应量小于合并效应量的研究；分布在垂线右侧的点代表效应量大于合并效应量的研究；两侧点的数量基本一致表示没有发表偏倚，相反则有发表偏倚。导致漏斗图两侧点的数量不对称的可能原因有：

（1）选择性偏倚：发表偏倚；研究地点偏倚；语言偏倚；引用偏倚和重复

发表偏倚。

（2）小样本研究的方法学质量低下，不正确地分析。

（3）真正的异质性：研究大小不同其效应量不同，如由于干预的强度不同或不同研究的差异，其潜在危险性不同。

（4）人为因素如造假。

（5）机遇因素。

因此，漏斗图不但可估计发表偏倚，还可估计纳入研究的质量、大小以及事件发生率。

必须注意：

（1）用漏斗图时分析发表偏倚应采用主要测量指标。

（2）漏斗图对发表偏倚的判断是基于大于或小于合并效应量的研究数量，在纳入研究很少时，其结果很容易受未纳入研究数量的影响，所以，应至少纳入9个研究时才分析发表偏倚。

2.失安全数估计发表偏倚

失安全数反映了逆转Meta分析结果所需要的相反结果的研究数，因此，也有作者用其估计发表偏倚对Meta分析结果的影响，通常是估计潜在的未发表的阴性结果研究数量对阳性Meta分析结果的影响。

必须注意：

（1）与漏斗图一样，用失安全数估计发表偏倚对Meta分析结果的影响应采用主要测量指标。

（2）这种估计只适用于权重均匀分布的研究，如果单个阴性结果研究的权重很大，达到40%以上时，1个阴性结果的研究就可能逆转Meta分析结果。

（胡晶　冯硕）

## 参考文献

1. 颜虹，徐勇勇．医学统计学[M]. 3版．北京：人民卫生出版社，2015.

2. 文进，李幼平．Meta分析中效应尺度指标的选择[J]. 中国循证医学杂志，2007, 7（8）: 606-613.

3. Bradburn M J, Deeks J J, Altman D G. Sbe24: an alternative meta-analysis command[J]. Stata Technical Bulletin, 1998, 44: 4-15.

4. D'Agostino R B, Weintraub M. Meta-analysis: a method for synthesizing research[J]. Clinical Pharmacology and Therapeutics, 1995, 58: 605-616.

# 第五章　Meta分析常用软件及数据处理

## 第一节　RevMan软件

### 一、简介

RevMan是Review Manager的缩写，RevMan软件是Cochrane协作网推荐的用于制作和保存系统评价的专用软件。目前该软件的最新版本为2014年6月的RevMan5.3.5，可免费开放性获取，支持Windows、Mac OSX、Linux系统。在非Cochrane系统评价中，使用该软件时需要以参考文献的方式列出引用出处。

RevMan软件同时具备文本编辑和数据分析功能，使用时不需要编写程序，只需按照既定的步骤添加和完善相应的内容，能够将系统评价的过程按照统计的标准格式化，并且方便更新和出版。RevMan软件目前支持四种类型的系统评价：干预类系统评价（Intervention Review）、诊断准确性试验系统评价（Diagnostic Test Accuracy Review）、方法学系统评价（Methodology Review）和系统评价的系统评价（Overview）。对非Cochrane注册的系统评价，使用RevMan的目的主要在于数据分析和制作森林图、倒漏斗图等。对于Cochrane系统评价，RevMan需要与Archie账号同时使用，使得系统评价的编辑过程透明，便于管理自己系统评价的撰写。

RevMan软件的操作界面分为两个部分：左侧为大纲栏（Outline Pane），设有系统评价的框架内容，为树形结构；右侧为正在编辑的系统评价的窗口（Text of Review）。RevMan软件同时附带Cochrane系统评价手册（Cochrane Handbook）和RevMan帮助文件（RevMan help），其中有系统评价详细的制作过程和软件使用说明（图5-1）。

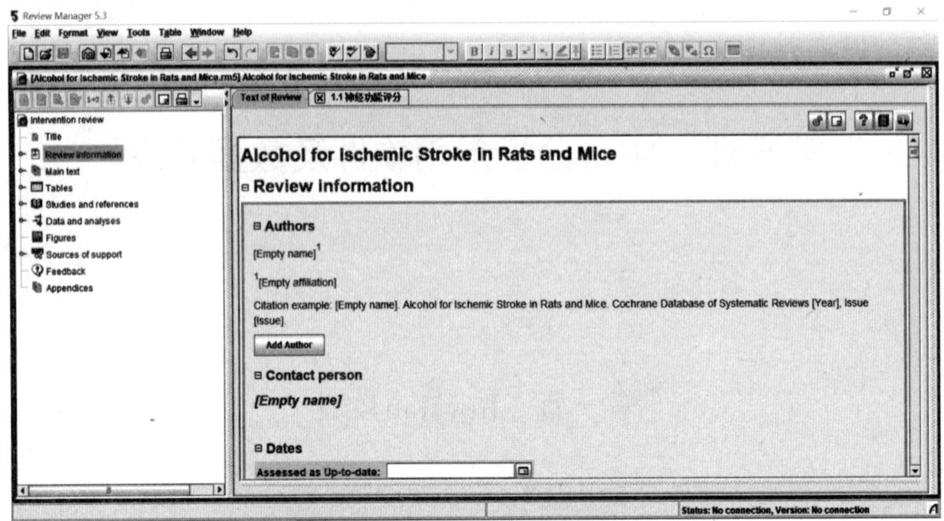

图5-1　RevMan软件的操作界面

## 二、下载与安装

RevMan 软件的下载地址为 http://community.cochrane.org/tools/review-production-tools/revman-5。用户可自行选择合适的版本进行下载。下载后双击安装包，连续点击“Next”，直至完成安装的过程。在安装过程中，会弹出“What do you want to do”这一对话框，设有5个选项，分别为：

1. Check out a review from the central server（Archie）;

2. Open a review from a file;

3. Create a new review;

4. View the tutoral;

5. Nothing。

在第一次打开软件的情况下，一般选择“Create a new review”即创建一个新的RevMan文件。

在创建新的RevMan文件时，设置向导中，在“Type of review”选项中选择系统评价的类型，即目前支持的4种格式类型的系统评价，或选择不设定具体的格式要求（Flexible review）。软件默认的系统评价的类型为干预性系统评价(图5-2)。

点击“Next”后，需要填写该系统评价的题目（Title），RevMan中设定的题目格式有[Intervention] for [Health problem]、[Intervention A] versus [Intervention

B] for [Health problem]、[Intervention] for [Health problem] in [Participant group/location]，或者在最后一列自行拟定系统评价的题目（图5-3）。

点击“Next”后，需要选择该系统评价目前进展的阶段，如果是尚未注册的系统评价，需要先撰写方案（Protocol），如果系统评价的方案已经发表，进入了原文的撰写阶段，选择全文（Full Review）。方案（Protocol）和全文（Full Review）系统评价在RevMan中的区别在于左侧大纲栏内下设的内容是否被激活（图5-4）。

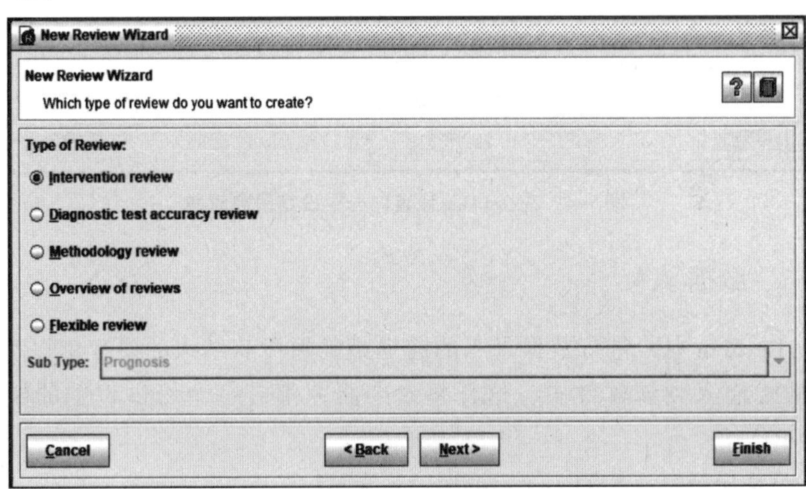


图5-2　RevMan设置向导中关于系统评价类型的选择



图5-3　RevMan设置向导中题目的填写

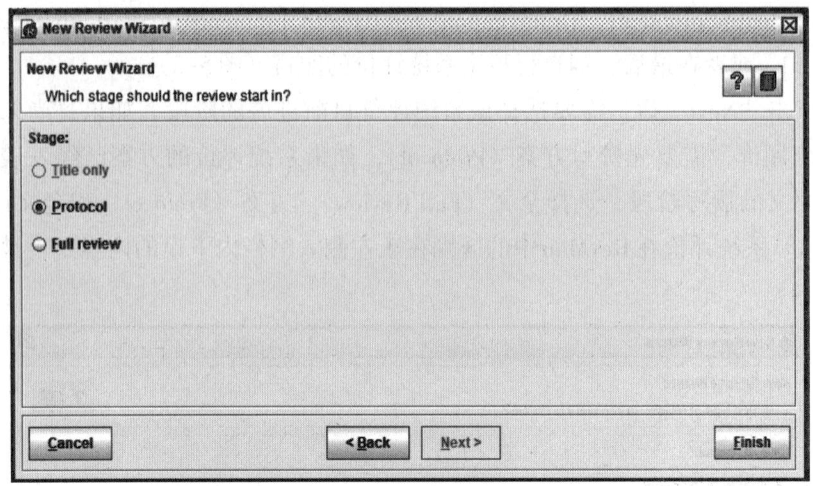


图5-4　在RevMan设置向导中设定研究阶段

## 三、数据录入

在RevMan中，进行数据录入的前提是确保所有纳入的研究都以参考文献的格式输入到该软件中，这样每一个研究都有一个可供识别的研究ID（Study ID）。

1.添加比较组（Add Comparison）

右击数据和分析（Data and Analysis），点击"Add Comparison"，打开窗口New Comparison Wizard，输入比较组的名称（Name），如"酒精干预vs无干预"，点击"Finish"，即完成了比较组的添加（图5-5）。

2.在比较组下添加结局（Outcome）

光标移至比较组处，右击后选择"Add Outcome"，然后在提供的5种数据类型中进行选择，分别为二分类变量（Dichotomous）、连续型变量（Continuous）、期望方差（O-E and Variance）、一般倒方差（Generic Inverse Variance）、其他数据类型（Other Data）。例如对神经功能评分，可选择"Continuous"，点击"Next"（图5-6）。

在变量名（Name）中输入"神经功能评分"。在试验组标签（Group Label 1）中输入"酒精"，在对照组标签（Group Label 2）中输入"无干预"，点击"Next"（图5-7）。

选择需要使用的统计分析方法，一般默认的合并方法为方差倒置法（Inverse Variance）和固定效应模型（Fixed Effect），点击"Next"（图5-8）。

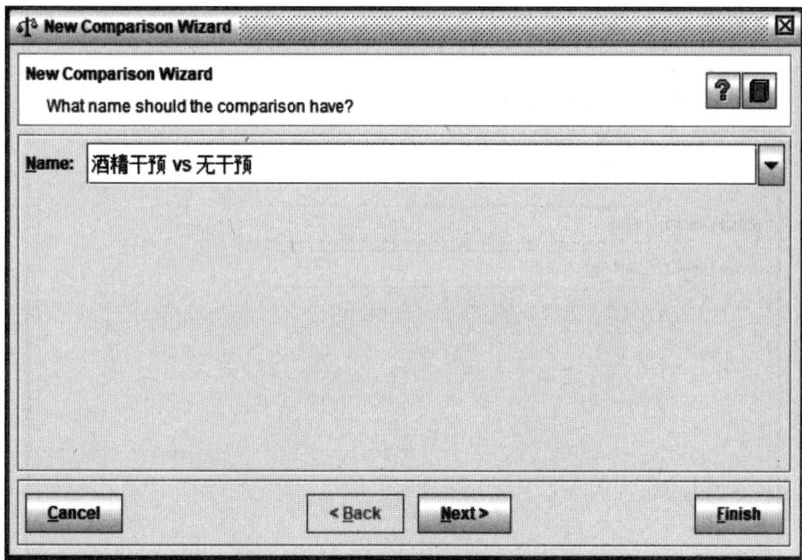


图5-5　添加比较组

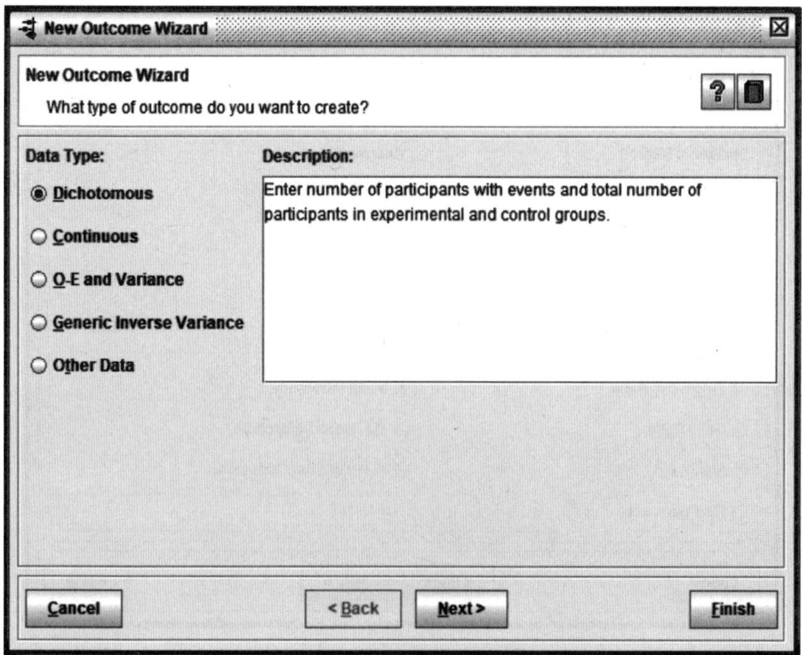


图5-6　选择数据类型

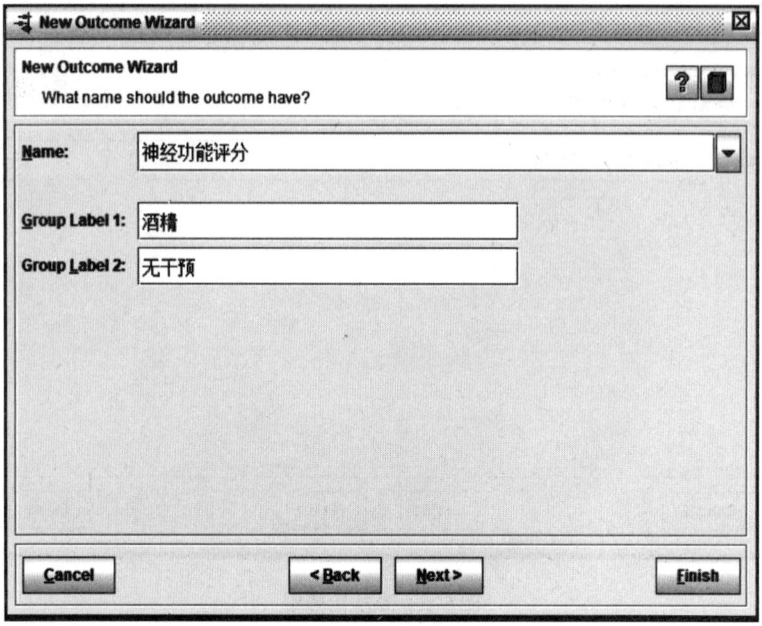

图 5-7　输入变量名

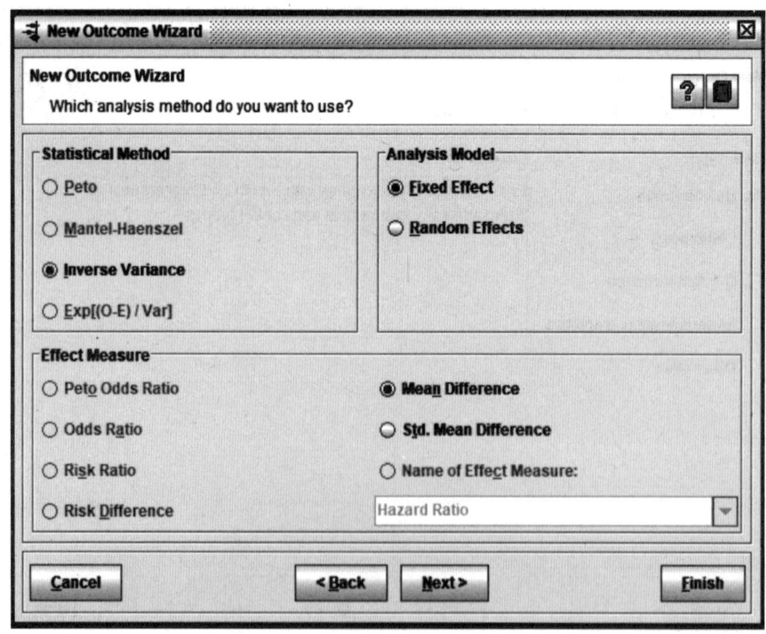


图 5-8　选择统计分析方法

此时在大纲栏的数据与分析（Data and Analyses）条目下，已经可见添加的比较类型和结局指标，双击该结局，可进入数据窗口添加研究数据。

3.录入数据

对二分类变量，需要录入每个组内的事件发生数和改组的样本量。对连续型变量，需要录入每个组的样本量、均值和标准差。

点击“Add Study Data”按钮，在“New Study Data Wizard”窗口中点击要添加进入Meta分析的研究ID号，而后点击“Finish”。在数据窗口中输入每组的样本量、均值和标准差。重复上述过程，继续添加进入Meta分析的研究的数据（图5-9；图5-10）。

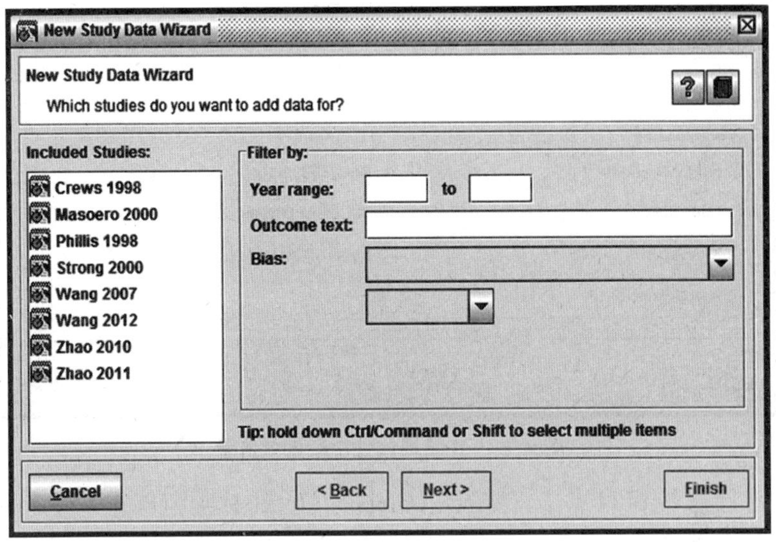


图5-9　添加研究ID

Text of Review | 1.1 神经功能评分 | Crews 1998

Comparison: 1 酒精干预 vs 无干预, Outcome: 1.1 神经功能评分

| Study or Subgroup | 酒精 Mean | 酒精 SD | 酒精 Total | 无干预 Mean | 无干预 SD | 无干预 Total | Weight | Mean Difference IV, Fixed, 95% CI |
|---|---|---|---|---|---|---|---|---|
| Strong 2000 | 0 | 0 | 0 | 0 | 0 | 0 | | Not estimable |
| Total (95% CI) | | | 0 | | | 0 | | Not estimable |
| Heterogeneity: Not ... | | | | | | | | |
| Test for overall effe... | | | | | | | | |

图5-10　添加Meta分析的数据

4.改变结局属性

右击大纲栏的结局“神经功能评分”，点击“属性（Properties）”按钮，打开结局属性窗口。点击“分析方法（Analysis Method）”，对二分类变量，可以选择风险差值（Risk Difference）作为测量效果（Effect Measure）；对连续型变

量，可选择标准化均差（Std. Mean Difference）作为测量效果，点击“应用（Apply）”，在相应的数据表格和森林图中，结果会发生变化（图5-11）。

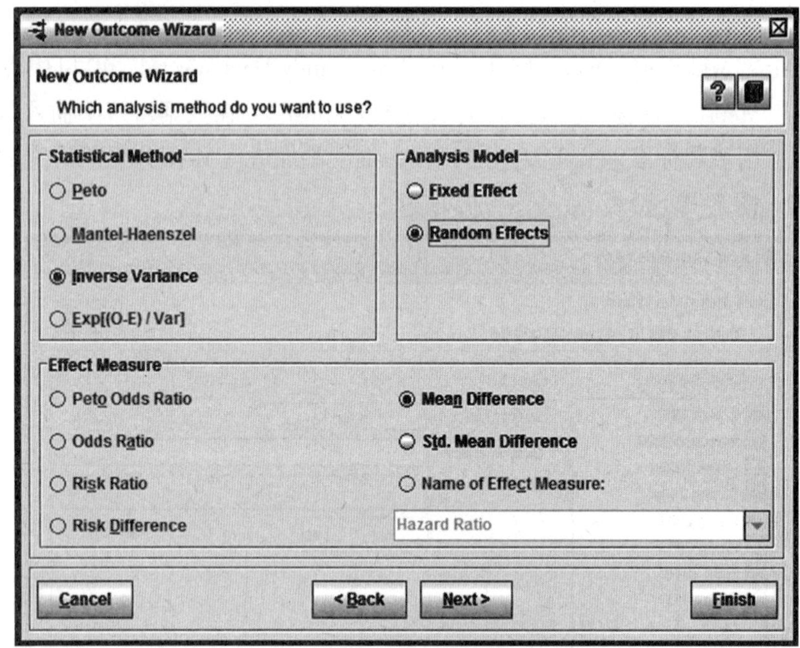


图5-11　在结局属性中改变效应量

在结局属性窗口点击“图形（Graph）”，在标尺（Scale）中将默认的“100”变为“1”，点击“Apply”，森林图中的刻度会变为-1～1。在左侧图标（Left Graph Label）方框中输入“Favours［酒精］”，在右侧图标（Right Graph Label）方框中输入“Favours［无干预］”，点击“Apply”，森林图的坐标会发生改变（图5-12）。

5.添加亚组

亚组添加可在产生结局时添加，或在已有的结局中添加。右击大纲栏结局“神经功能评分”，选择引入亚组（Introduce Subgroup），大纲栏会自动添加新的亚组，默认名称为“New Subgroup”，所有纳入的研究将显示在新的亚组内。

在大纲栏右击该亚组，选择“重命名（Rename Subgroup）”，可对这一亚组重新命名。

在大纲栏右击“神经功能评分”这一结局，点击“添加亚组（Add Subgroup）”，打开新的亚组窗口（New Subgroup Wizard），可输入这一亚组相关的信息（图5-13）。

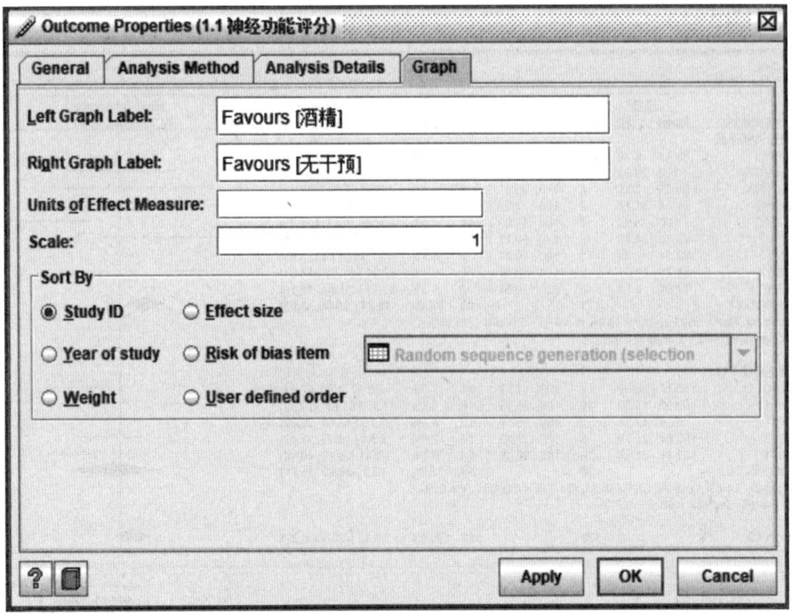

图5-12　在结局属性中改变森林图的刻度和坐标

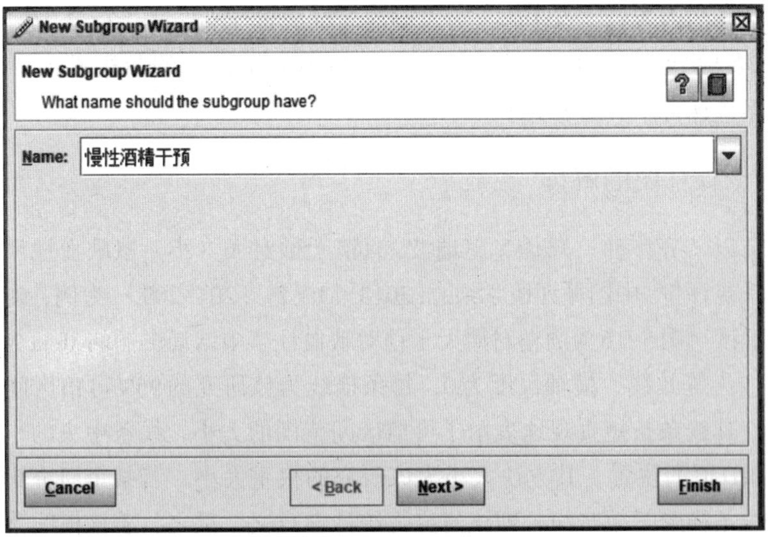

图5-13　在结局下添加亚组

6.添加森林图和倒漏斗图

在大纲栏双击结局“神经功能评分”，在打开的内容栏中点击“森林图（Forest Plot）”，会显示系统评价发表时呈现的森林图。点击“Add as Figure”将打开一个新的图形标志Figure 1。在大纲栏点击“Figure”即可看到已添加的森林图（图5-14）。

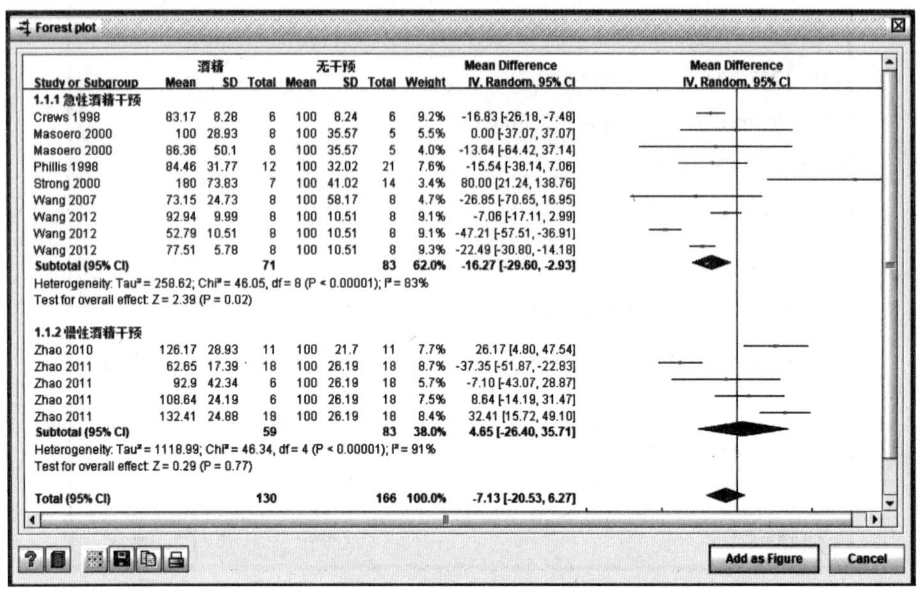

图5-14　添加森林图

在打开的内容栏中点击右上方“倒漏斗图按钮（Funnel plot）”按钮，会显示关于该结局的倒漏斗图。同理点击“Add as Figure”，倒漏斗图将以Figure 2添加到系统评价中（图5-15）。

## 四、森林图的解读

本节以“齐广伟，郑佳，赵瑞波．酒精干预对大（小）鼠缺血性卒中结局影响的系统评价．中国循证医学杂志，2013，13（2）：204-209.”为例，对其森林图进行解读。图5-16为酒精对照无干预对缺血性卒中结局影响的Meta分析森林图。竖线为等效线，横轴尺度为0，每条横线为该研究的95%可信区间上下限的连线，其线条长短直观地表示了可信区间范围的大小，线条中央的小方块为*MD*或*SMD*值的位置，其方块大小为该研究的权重大小。若某个研究95%可信区间的线条横跨等效竖线，即该研究无统计学意义，反之，若该横线落在等效竖线的左侧或右侧，该研究有统计学意义。菱形区域为Meta分析合并后的效应值。若该区域落在无效线的左侧或右侧，说明Meta分析合并后的结果有统计学意义；若跨越了无效线，同时合并后的效应值的可信区间跨越了“0”（对计量资料而言），则说明无统计学意义。如下图，菱形若跨越了无效线，同时合并后的效应值的可信区间跨越了“0”，则说明酒精与不干预相比，对大（小）鼠缺血性卒中结局无统计学意义。

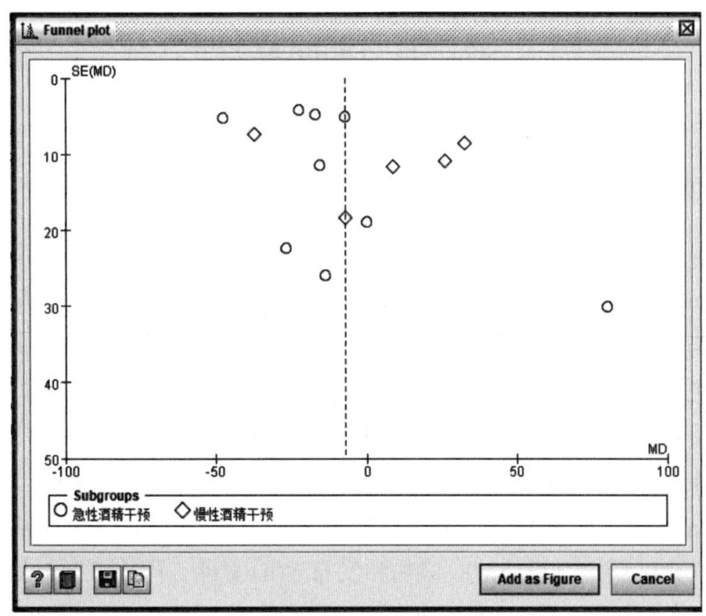


图5-15　添加倒漏斗图

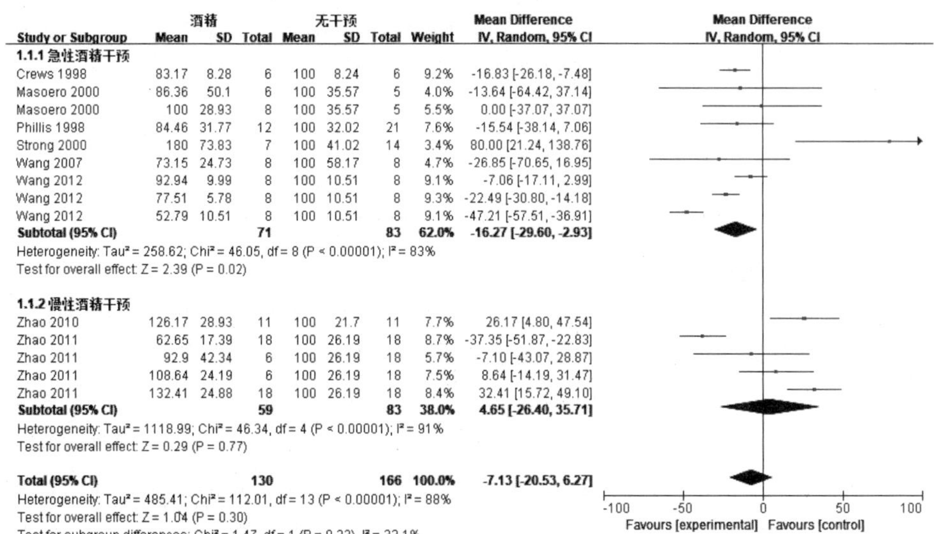

| Study or Subgroup | 酒精 Mean | 酒精 SD | 酒精 Total | 无干预 Mean | 无干预 SD | 无干预 Total | Weight | Mean Difference IV, Random, 95% CI |
|---|---|---|---|---|---|---|---|---|
| **1.1.1 急性酒精干预** | | | | | | | | |
| Crews 1998 | 83.17 | 8.28 | 6 | 100 | 8.24 | 6 | 9.2% | -16.83 [-26.18, -7.48] |
| Masoero 2000 | 86.36 | 50.1 | 6 | 100 | 35.57 | 5 | 4.0% | -13.64 [-64.42, 37.14] |
| Masoero 2000 | 100 | 28.93 | 8 | 100 | 35.57 | 5 | 5.5% | 0.00 [-37.07, 37.07] |
| Phillis 1998 | 84.46 | 31.77 | 12 | 100 | 32.02 | 21 | 7.6% | -15.54 [-38.14, 7.06] |
| Strong 2000 | 180 | 73.83 | 7 | 100 | 41.02 | 14 | 3.4% | 80.00 [21.24, 138.76] |
| Wang 2007 | 73.15 | 24.73 | 8 | 100 | 58.17 | 8 | 4.7% | -26.85 [-70.65, 16.95] |
| Wang 2012 | 92.94 | 9.99 | 8 | 100 | 10.51 | 8 | 9.1% | -7.06 [-17.11, 2.99] |
| Wang 2012 | 77.51 | 5.78 | 8 | 100 | 10.51 | 8 | 9.3% | -22.49 [-30.80, -14.18] |
| Wang 2012 | 52.79 | 10.51 | 8 | 100 | 10.51 | 8 | 9.1% | -47.21 [-57.51, -36.91] |
| **Subtotal (95% CI)** | | | **71** | | | **83** | **62.0%** | **-16.27 [-29.60, -2.93]** |
| Heterogeneity: Tau² = 258.62; Chi² = 46.05, df = 8 (P < 0.00001); I² = 83% | | | | | | | | |
| Test for overall effect: Z = 2.39 (P = 0.02) | | | | | | | | |
| **1.1.2 慢性酒精干预** | | | | | | | | |
| Zhao 2010 | 126.17 | 28.93 | 11 | 100 | 21.7 | 11 | 7.7% | 26.17 [4.80, 47.54] |
| Zhao 2011 | 62.65 | 17.39 | 18 | 100 | 26.19 | 18 | 8.7% | -37.35 [-51.87, -22.83] |
| Zhao 2011 | 92.9 | 42.34 | 6 | 100 | 26.19 | 18 | 5.7% | -7.10 [-43.07, 28.87] |
| Zhao 2011 | 108.64 | 24.19 | 6 | 100 | 26.19 | 18 | 7.5% | 8.64 [-14.19, 31.47] |
| Zhao 2011 | 132.41 | 24.88 | 18 | 100 | 26.19 | 18 | 8.4% | 32.41 [15.72, 49.10] |
| **Subtotal (95% CI)** | | | **59** | | | **83** | **38.0%** | **4.65 [-26.40, 35.71]** |
| Heterogeneity: Tau² = 1118.99; Chi² = 46.34, df = 4 (P < 0.00001); I² = 91% | | | | | | | | |
| Test for overall effect: Z = 0.29 (P = 0.77) | | | | | | | | |
| **Total (95% CI)** | | | **130** | | | **166** | **100.0%** | **-7.13 [-20.53, 6.27]** |
| Heterogeneity: Tau² = 485.41; Chi² = 112.01, df = 13 (P < 0.00001); I² = 88% | | | | | | | | |
| Test for overall effect: Z = 1.04 (P = 0.30) | | | | | | | | |
| Test for subgroup differences: Chi² = 1.47, df = 1 (P = 0.23), I² = 32.1% | | | | | | | | |



图5-16　酒精对照无干预对缺血性卒中结局影响的Meta分析森林图

（李　博　冯　硕）

# 第二节　Stata软件

## 一、简介

Stata是一个功能强大而又小巧玲珑的统计软件，最初由美国计算机资源中心（Computer Resource Center）研制，现为Stata公司的产品。Stata从1985年1.0版问世以来，已连续推出15个主要版本，并从4.0版起进入Windows时代。通过不断地更新和扩充，Stata软件功能已日趋完善。它操作灵活、简单、易用，同时具有数据管理软件、统计分析软件、绘图软件、矩阵计算软件和程序语言的特点，在许多方面别具一格，和SAS、SPSS一起被并称为新的三大权威统计软件。Stata的许多高级统计模块均是程序文件（ADO文件），Stata公司在这方面特开放，允许用户自行修改、添加和发布ADO文件，用户可随时到Stata网站或者其他个人网址上寻找并下载所需的程序包安装后使用。这一特点使得全球的统计学家均乐于在Stata上首先实现所研究的最新算法，并对外免费提供下载，从而使得Stata始终处于统计分析方法发展的最前沿，用户几乎总是能很快找到最新统计算法的Stata程序版本。

## 二、购买与安装

Stata的最新版本为Stata 15.0，适用于Windows、Macintosh和Unix。下面以Stata 12.0为例讲解统计分析操作。

1.购买

在IE浏览器输入http://www.stata.com后，在新的窗口中购买软件。

2.安装

首先，双击安装光盘或解压相应软件包，运行Stata12_setup.mis安装文件；其次，选择安装路径，点击相应的按钮完成安装；第三，双击桌面和开始菜单中 StataSE 启动Stata，在弹出的“Stata Initialization”对话框中根据要求依次填写相关信息完成注册。

3.Meta分析模块安装

Stata软件安装后，并无Meta分析的相关命令，需要安装masi（meta-analysis in Stata）命令包后，才可以通过相关命令执行Meta分析。安装masi命令包的方法为：打开Stata，在图5-17命令窗输入命令：

net from http://http://www.stata.com/data/mais

net install mais

apinst_mais

运行完毕后即可安装Meta分析所有命令。

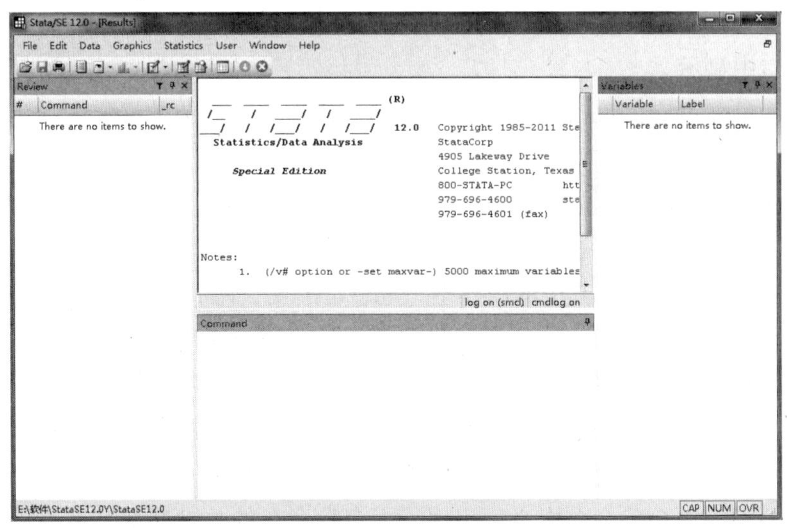


图5-17　Sata/SE12.0界面

要想在Stata中实现哈迪-温伯格平衡（Hardy-Weinberg Equilibrium，HWE）定律的检验，需要安装检验遗传平衡的安装包，也可以在http://www.oege.org/software/hwe-mr-calc.shtml进行HWE检验。

4. Stata/SE12.0界面简介

Stata/SE12.0界面（图5-17）主要包括：

（1）菜单栏

包括：文件（File）、编辑（Edit）、数据（Data）、图形（Graphics）、统计（Statistics）、用户（User）、窗口（Windows）和帮助（Help）。

（2）工具栏

提供打开文件、保存、打印、数据编辑、数据编辑浏览、变量管理等工具。

（3）Stata运行窗口

①命令回顾窗口（Review）：位于界面左侧，所有执行过的命令会依次在该窗口中列出，单击后命令即被自动拷贝到命令窗口中；如果需要重复执行，用鼠标在Review窗口中双击相应的命令即可。

②结果窗口（Stata Results）：位于界面中上部，软件运行中的所有信息，如所执行的命令、执行结果和出错信息等均在该处体现。窗口中使用不同的颜色区分不同的文本，如默认情况下白色表示命令，红色表示错误信息，绿色和黄色为结果输出和注释。

③命令窗口（Stata Command）：位于结果窗口中下部，相当于DOS中的命令行，此处用于键入需要执行的命令，回车后即开始执行，相应的结果则会在结果窗口中显示。

④变量名窗口（Variables）：位于界面右侧，列出当前数据集中的所有变量名称。

5. Stata命令的基本语法格式

[特殊选项] 关键词命令参数 [,命令选项]

其中[ ]为选择项，其中的内容不一定总是出现，命令中的各元素解释如下：

（1）特殊选项：特殊选项是一些在大部分命令中通用的选项，由于执行的功能比较特殊，因此将它们提前，并使用空格和命令分隔。特殊选项中最常用的有分组执行相同语句的“by”命令、按指定的条件重复执行的“for”命令等。

（2）关键词：关键词相当于一句话的主语，指明了所执行的是哪一条Stata命令，关键词在一条命令中必须出现。大多数命令的关键词都是采用相关的英文单词，简单易记，并且在Stata中还允许对关键词进行缩写（每个命令不同，无特殊规律），方便了使用。

（3）命令参数：命令参数相当于一句话的谓语和宾语，用于指明相应的命令在执行时需要使用的变量、参数等是什么。大多数Stata命令都需要指定参数，但也有例外，此时系统会自动按照缺省方式执行，如describe命令，如果不指定任何参数，则系统会默认对当前使用的数据集中的所有变量进行描述。

（4）命令选项：命令选项相当于一句话中的定语、状语、补语等修饰成分，用于对相应的命令进行限制或更精确地指定，在命令中不一定出现。

## 三、数据录入

点击“Windows”，在下拉菜单中选择“Data Editor”，或点击图5-17工具栏的，弹出“Data Editor（Edit）-[Untitled]”界面（图5-18），直接录入数据，也可以从资料提取表中直接复制、粘贴数据。在图5-18右下方“Variables”栏中对变量名称进行修改，在“Name”栏输入变量名称，在“Label”栏输入变量标签，在“Type”栏选择变量类型，在“Format”栏选择变量数据格式。数据输入完成后，关闭图5-18返回Stata/SE12.0工作界面。

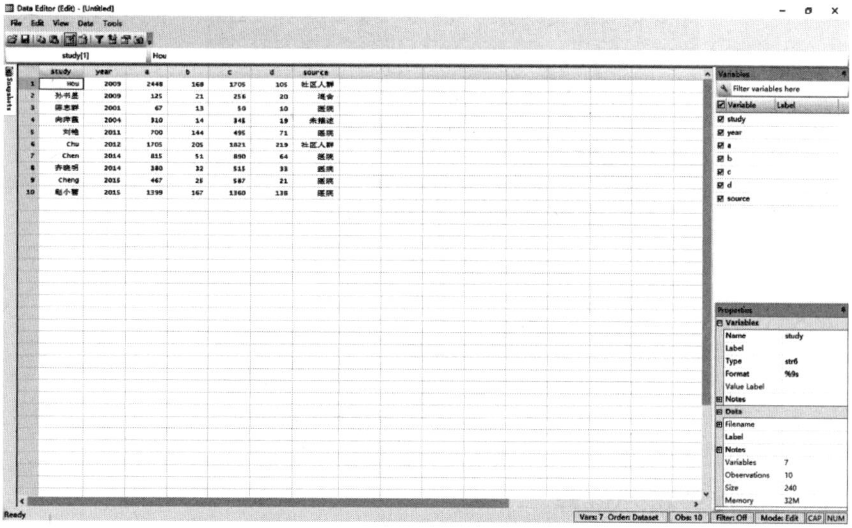

**图5-18　Stata/SE12.0数据录入界面**

也可以点击“File”，在下拉菜单中选择“Import”，在展开的菜单中选择相应导入数据的类型（图5-19），在弹出的对话框中，点击“Browse...”进入数据保存的路径（图5-20），最后点击“OK”即可完成数据导入（图5-20）。

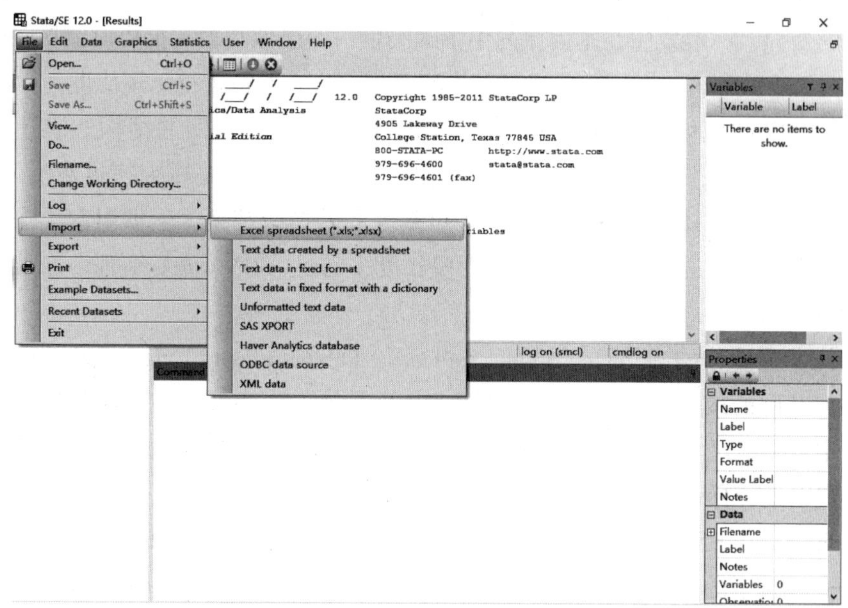


**图5-19　Stata/SE12.0数据导入界面①**

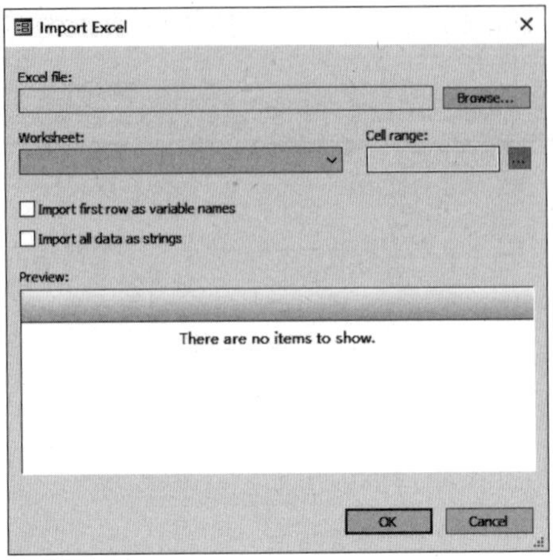

图5-20 Stata/SE12.0数据导入界面②

## 四、数据分析与解释

本节将以基因多态性与疾病关系系统评价/Meta分析为例，介绍其相关数据的分析与解释。多态性是指在一个生物群体中，同时和经常存在两种或多种不连续的变异型或基因型（Genotype）或等位基因（Allele），亦称遗传多态性或基因多态性（Genetic Polymorphism）。从本质上来讲，多态性的产生在于基因水平上的变异，一般发生在基因序列中不编码蛋白的区域和没有重要调节功能的区域。对一个体而言，基因多态性碱基顺序终生不变，并按孟德尔规律世代相传。

生物群体基因多态性现象十分普遍，其中，人类基因的结构、表达和功能研究比较深入。人类基因多态性既来源于基因组中重复序列拷贝数的不同，也来源于单拷贝序列的变异以及双等位基因的转换或替换。依据引起关注和研究的先后，通常分为3大类：DNA片段长度多态性、DNA重复序列多态性、单核苷酸多态性。

其中单核苷酸多态性（Single Nucleotide Polymorphisms，SNP）通常是一种双等位基因的或二态的变异。SNP大多数为转换，作为一种碱基的替换，在基因组中数量巨大，分布频密，而且其检测易于自动化和批量化，因而被认为是新一代的遗传标记。

对于一个SNP，其等位基因为A和B，A为野生型基因，B为突变型基因，则该种群体中的个体可能存在三种基因型，分别为AA、AB、BB，假设存在这三种基因型的受试者人数在病例组分别为$a$、$b$、$c$，对照组分别为$d$、$e$、$f$，则针对一个研究，数据可以整理为表5-1的形式。

表5-1　基因多态性研究的完整数据

| | 基因型及其数量 | | |
|---|---|---|---|
| | AA | AB | BB |
| 病例组 | $a$ | $b$ | $c$ |
| 对照组 | $d$ | $e$ | $f$ |

针对SNP的基因多态性Meta分析，需要采用基因模型进行一次分析，其原理是对各基因型的多次两两重复比较，以减少Ⅰ类错误的概率。目前常用的5种基因模型为：

1.超显性模型：（AA+BB） vs AB；

2.显性模型：（AB+BB） vs AA；

3.隐性模型：BB vs （AA+AB）；

4.共显性模型：AA vs AB或AA vs BB；

5.等位基因模型：A vs B。

基于表5-1的数据，5种基因模型的数据转化见表5-2。

表5-2　种基因模型的数据结构

| 等位基因模型 | | | | |
|---|---|---|---|---|
| | 等位基因A | | 等位基因B | |
| 病例组 | $2a+b$ | | $b+2e$ | |
| 对照组 | $2d+e$ | | $e+2f$ | |
| 共显性模型 | | | | |
| | AA vs AB | | AA vs BB | |
| 病例组 | $a$ | $b$ | $a$ | $c$ |
| 对照组 | $d$ | $e$ | $d$ | $f$ |
| 隐性模型 | | | | |
| | AA+AB | | BB | |
| 病例组 | $a+b$ | | $c$ | |
| 对照组 | $d+e$ | | $f$ | |

续表 5-2

| 显性模型 | | |
|---|---|---|
| | AA | BB |
| 病例组 | $a$ | $b+c$ |
| 对照组 | $d$ | $e+f$ |
| 超显性模型 | | |
| | AA+BB | AB |
| 病例组 | $a+b$ | $b$ |
| 对照组 | $d+e$ | $e$ |

哈迪-温伯格平衡（Hardy-Weinberg Equilibrium，HWE）定律是群体遗传学中最重要的原理，是群体有性繁殖上下代之间基因频率与基因型频率是否保持平衡的检验尺度。在进行基因多态性Meta分析时，进行对照组的HWE检验是合并数据前最重要的一步。

检验HWE的方法大致可以分为两类：一类是大样本的拟合优度（Goodness-of-fit）检验，如Pearson卡方检验、似然比统计量以及条件卡方检验；另一类方法为精确检验（Exact test）。最常用的是Pearson卡方检验。

1.数据准备

实例引用文献：李巍，付凌雨.中国人群TNF-α基因G308A多态性与冠状动脉粥样硬化性心脏病关系的Meta分析.中国循证医学杂志，2017，17(9)：1015-1020.

引用文献的纳入研究类型：病例-对照研究；纳入研究对象：病例组为明确诊断为冠心病的患者，对照组为健康人群或非冠心病患者；暴露因素：TNF-α基因-308G/A多态性；结局指标；冠心病的发病风险。表5-3为原文提供的基本数据，包括对照组来源、病例组和对照组病例数和基因分型方法。表5-4为整理用于数据分析的数据结构。

表5-3　纳入研究基本特征

| 研究 | 对照来源 | 病例组（例数） | | | 对照组（例数） | | | 基因分型方法 |
|---|---|---|---|---|---|---|---|---|
| | | GG | GA | AA | GG | GA | AA | |
| Hou 2009 | 社区人群 | 1146 | 156 | 6 | 802 | 101 | 2 | PCR-RFLP |

续表5-3

| 研究 | 对照来源 | 病例组(例数) | | | 对照组(例数) | | | 基因分型方法 |
|---|---|---|---|---|---|---|---|---|
| | | GG | GA | AA | GG | GA | AA | |
| 孙书昱2009 | 混合 | 54 | 17 | 2 | 118 | 20 | 0 | PCR-RFLP |
| 陈志群2001 | 医院 | 29 | 9 | 2 | 21 | 8 | 1 | 非PCR-RFLP |
| 向萍霞2004 | 未描述 | 148 | 14 | 0 | 163 | 19 | 0 | PCR-RFLP |
| 刘艳2011 | 医院 | 336 | 28 | 58 | 241 | 13 | 29 | 非PCR-RFLP |
| Chu 2012 | 社区人群 | 758 | 189 | 8 | 808 | 205 | 7 | 非PCR-RFLP |
| Chen 2014 | 医院 | 384 | 47 | 2 | 416 | 58 | 3 | 非PCR-RFLP |
| 齐晓明2014 | 医院 | 174 | 32 | 0 | 241 | 33 | 0 | 非PCR-RFLP |
| Cheng 2015 | 医院 | 221 | 25 | 0 | 283 | 21 | 0 | 非PCR-RFLP |
| 赵小蕾2015 | 医院 | 627 | 145 | 11 | 617 | 126 | 6 | 非PCR-RFLP |

**表5-4　等位基因模型数据结构**

| 研究 | 对照来源 | 病例组 | | 对照组 | | 基因分型方法 |
|---|---|---|---|---|---|---|
| | | a | b | c | d | |
| Hou 2009 | 社区人群 | 2448 | 168 | 1705 | 105 | PCR-RFLP |
| 孙书昱2009 | 混合 | 125 | 21 | 256 | 20 | PCR-RFLP |
| 陈志群2001 | 医院 | 67 | 13 | 50 | 10 | 非PCR-RFLP |
| 向萍霞2004 | 未描述 | 310 | 14 | 345 | 19 | PCR-RFLP |
| 刘艳2011 | 医院 | 700 | 144 | 495 | 71 | 非PCR-RFLP |
| Chu 2012 | 社区人群 | 1705 | 205 | 1821 | 219 | 非PCR-RFLP |
| Chen 2014 | 医院 | 815 | 51 | 890 | 64 | 非PCR-RFLP |
| 齐晓明2014 | 医院 | 380 | 32 | 515 | 33 | 非PCR-RFLP |
| Cheng 2015 | 医院 | 467 | 25 | 587 | 21 | 非PCR-RFLP |
| 赵小蕾2015 | 医院 | 1399 | 167 | 1360 | 138 | 非PCR-RFLP |

2. HWE检验

以表5-3中Hou 2009的研究为例，在Stata中输入命令，genhwcci 1146 156 6 802 101 2（分别是病例组和对照组的基因数），结果见图5-21，软件给出了2

种计算HWE检验的方法，分别是Pearson卡方检验和似然比卡方检验，$P$值均大于0.05。按照同样的方法对其他研究的HWE进行检验，结果见表5-5。

表5-5 HEW检验结果一览表

| 研究 | Pearson卡方检验 | 似然比卡方检验 |
|---|---|---|
| Hou 2009 | 0.5248 | 0.5003 |
| 孙书昱2009 | 0.3587 | — |
| 陈志群2001 | 0.8266 | 0.8299 |
| 向萍霞2004 | 0.4575 | — |
| 刘艳2011 | 0.0000 | 0.0000 |
| Chu 2012 | 0.1203 | 0.0981 |
| Chen 2014 | 0.5325 | 0.5527 |
| 齐晓明2014 | 0.2888 | — |
| Cheng 2015 | 0.5328 | — |
| 赵小蕾2015 | 0.8762 | 0.8753 |

```
    Genotype |         Case      Control |        Total
-------------+---------------------------+-------------
          AA |         1146          802 |         1948
          Aa |          156          101 |          257
          aa |            6            2 |            8
-------------+---------------------------+-------------
       total |         1308          905 |         2213

        Case
      Allele |     Case     Frequency      Std. Err.
-------------+--------------------------------------
           A |     2448       0.9358         0.0048
           a |      168       0.0642         0.0048
-------------+--------------------------------------
       total |     2616       1.0000
-------------+--------------------------------------
Estimated disequilibrium coefficient (D) =   0.0005
                                      SE =   0.0017
Hardy-Weinberg Equilibrium Test:
          Pearson chi2 (1) =      0.078  Pr= 0.7806
likelihood-ratio chi2 (1) =      0.075  Pr= 0.7839
 Exact significance prob  =             0.8161

     Control
      Allele |  Control     Frequency      Std. Err.
-------------+--------------------------------------
           A |     1705       0.9420         0.0054
           a |      105       0.0580         0.0054
-------------+--------------------------------------
       total |     1810       1.0000
-------------+--------------------------------------
Estimated disequilibrium coefficient (D) =  -0.0012
                                      SE =   0.0015
Hardy-Weinberg Equilibrium Test:
          Pearson chi2 (1) =      0.405  Pr= 0.5248
likelihood-ratio chi2 (1) =      0.454  Pr= 0.5003
 Exact significance prob  =             0.7624

Test H0: cases under HWE: (given controls under HWE)
likelihood-ratio chi2 (2) =      0.792  Pr= 0.6729
```

图5-21 Hou 2009研究HEW检验结果

3.Meta分析

在进行基因多态性Meta分析时，需要对5种模型分别进行分析，此处就以等位基因模型为例进行操作，数据录入界面见5-20，可以通过菜单操作和命令操作。

（1）菜单操作

依据图5-22显示路径打开Meta分析对话框（图5-23），在图5-23界面，完成数据加载，在图5-24界面选择模型和合并效应量，然后点击“OK”即可呈现分析结果（图5-25、图5-26）。携带G等位基因的中国人群出现冠心病的可能性是携带A等位基因人群的88%，TNF-α基因-308G/A多态性与中国人群冠心病易感性之间存在相关性。

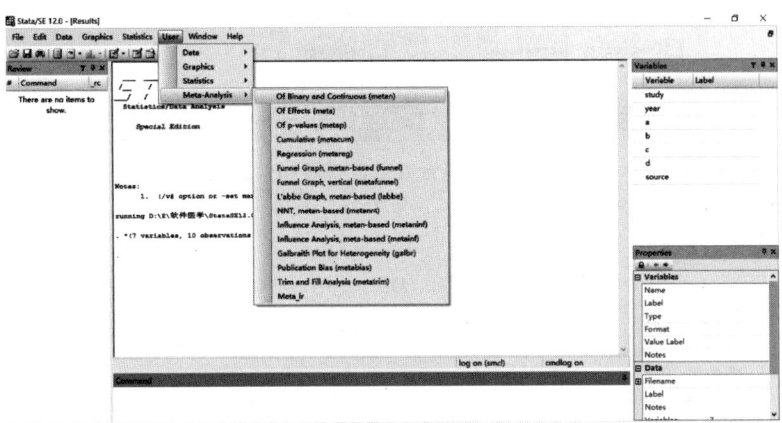

图5-22　打开Meta分析对话框路径

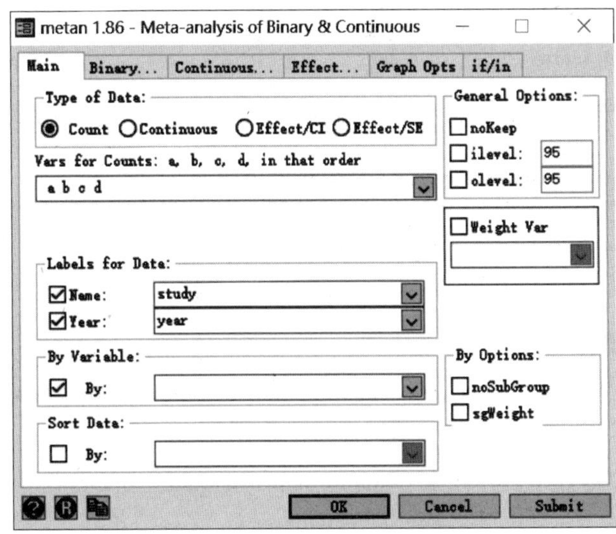

图5-23　Meta分析对话框

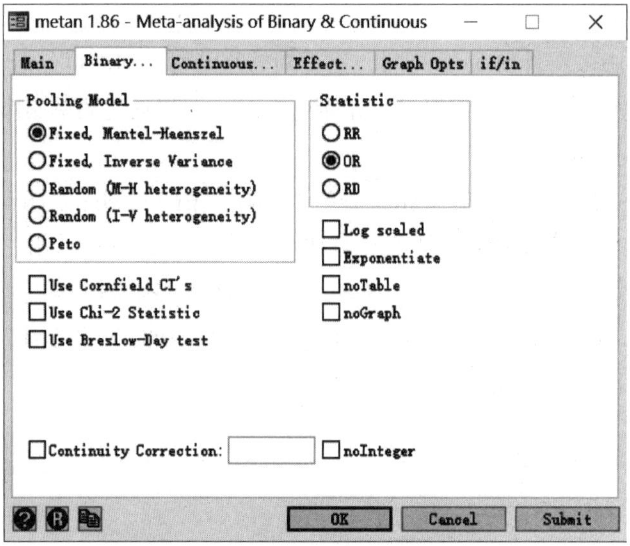

图5-24　选择合并效应模型和效应量

```
               Study        |     OR    [95% Conf. Interval]     % Weight
----------------------------+-------------------------------------------------
Hou (2009)                  |  0.897     0.698     1.154          17.79
孙书昱 (2009)               |  0.465     0.243     0.890           3.50
陈志群 (2001)               |  1.031     0.418     2.541           1.28
向萍霰 (2004)               |  1.219     0.601     2.473           1.93
刘艳 (2011)                 |  0.697     0.513     0.947          13.90
Chu (2012)                  |  1.000     0.818     1.224          25.98
Chen (2014)                 |  1.149     0.786     1.680           6.86
齐晓明 (2014)               |  0.761     0.460     1.260           4.72
Cheng (2015)                |  0.668     0.369     1.209           3.67
赵小蕾 (2015)               |  0.850     0.670     1.078          20.38
----------------------------+-------------------------------------------------
M-H pooled OR               |  0.882     0.793     0.981         100.00
----------------------------+-------------------------------------------------

  Heterogeneity chi-squared =  11.56 (d.f. = 9) p = 0.239
  I-squared (variation in OR attributable to heterogeneity) =  22.1%

  Test of OR=1 : z=   2.32 p = 0.020
```

图5-25　Meta分析结果①

（2）命令操作

固定效应模型的命令为：metan a b c d, label（namevar=study, yearvar=year） fixed or

随机效应模型的命令为：metan a b c d, label（namevar=study, yearvar=year） random or

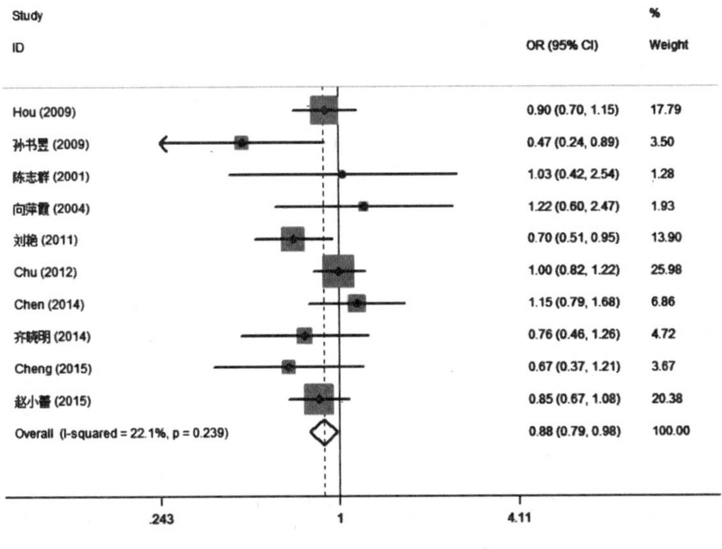


图5-26　Meta分析结果②

4. 亚组分析

本例中，依据对照来源进行亚组分析，进行亚组分析的命令为：metan a b c d, label（namevar=study, yearvar=year）by（source） fixed or，森林图见图5-27。

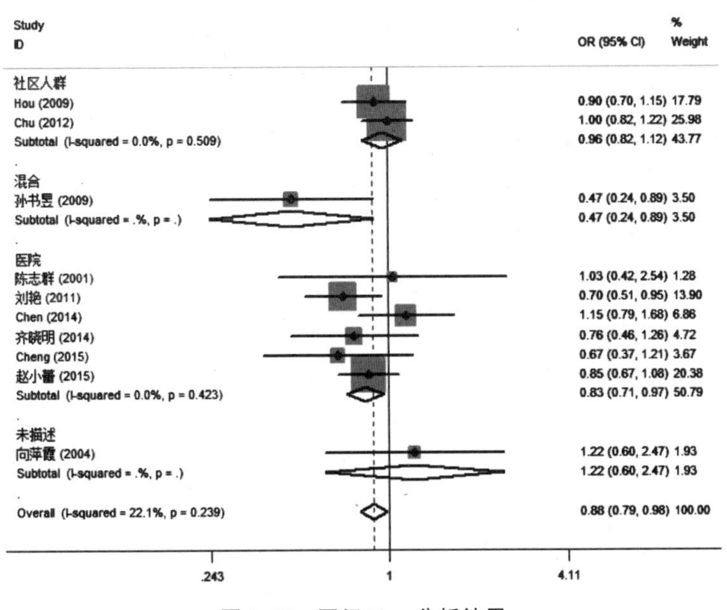


图5-27　亚组Meta分析结果

5.敏感性分析

进行敏感性分析的命令为：

metaninf a b c d, label（namevar=study, yearvar=year） fixed or。

结果见图5-28。

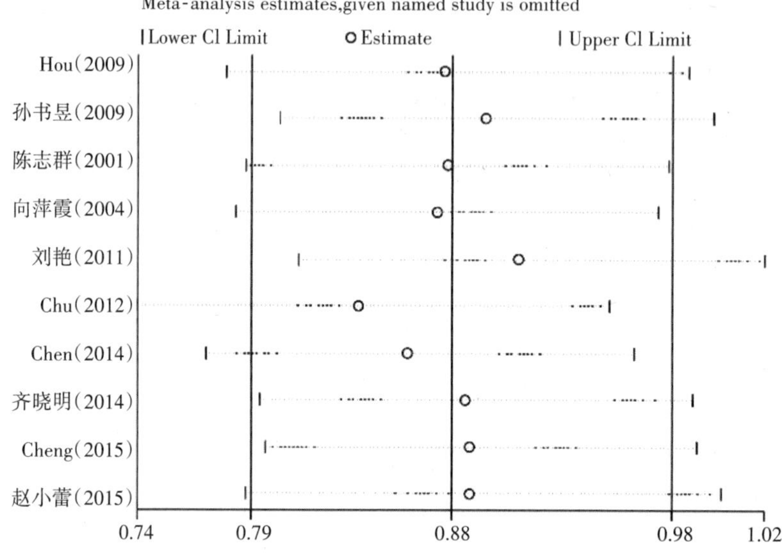


**图5-28　敏感性分析结果**

6.发表偏倚评估

Stata绘制漏斗图的命令有funnel、metafunnel、metabias。其中funnel基于metan命令，metafunnel基于meta命令，metabias可以产生Egger和Begg漏斗图。

利用metabias产生Egger和Begg漏斗图的命令如下：

在meta分析基础上，输入以下命令：

gen logor=log（ _ES）

rename _selogES selogor

metabias logor selogor, graph（begg）（产生Begg漏斗图）

metabias logor selogor, graph（egger）（产生Egger漏斗图）

图5-29为Egger和Begg检验结果，*P*值均大于0.05，说明存在发表偏倚的可能小。

图5-30和图5-31分别为Begg漏斗图和Egger漏斗图。

```
Begg's Test

  adj. Kendall's Score (P-Q) =       -9
          Std. Dev. of Score =    11.18
           Number of Studies =       10
                           z =    -0.80
                    Pr > |z| =    0.421
                           z =     0.72 (continuity corrected)
                    Pr > |z| =    0.474 (continuity corrected)
```

Egger's test

| Std_Eff | Coef. | Std. Err. | t | P>\|t\| | [95% Conf. | Interval] |
|---|---|---|---|---|---|---|
| slope | -.0198195 | .1456666 | -0.14 | 0.895 | -.3557273 | .3160884 |
| bias | -.6822916 | .8473475 | -0.81 | 0.444 | -2.636278 | 1.271695 |

图5-29　Egger和Begg检验结果

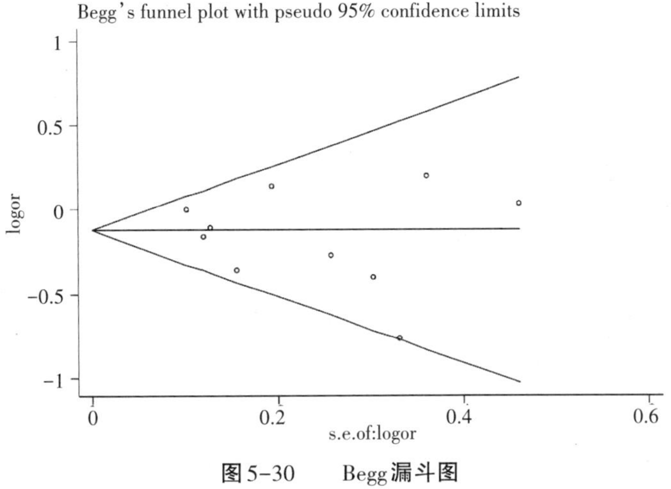


图5-30　Begg漏斗图

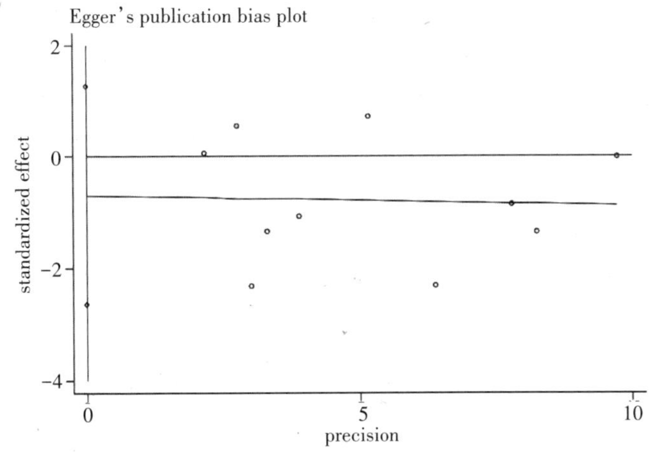


图5-31　Egger漏斗图

（田金徽）

# 第三节　R软件

R是用于统计计算及绘图的免费软件环境，它和贝尔实验室（Bell Laboratories）John Chambers等人开发的S系统相似，是S语言的一种实现，由Auckland大学的Robert Gentleman、Ross Ihaka等志愿者共同开发，故称为R，目前由R核心开发小组维护。R的部分统计功能整合在R环境的底层，但大多数功能则以扩展包的形式提供，这些扩展是全世界统计学家思维的最大集中，是全球优秀的统计应用程序整合。和Stata一样，目前有不少统计学家为R提供了多种优秀的、可以用于Meta分析的扩展包，不仅可以完成经典的Meta分析功能，而且不断新出现的Meta分析方法学在R中得以完美地实现，如数据转换、拟合固定效应和随机效应模型、绘制Meta分析各种图形、异质性检验、发表偏倚检验、Meta回归、IPD Meta分析、诊断试验Meta分析、多元Meta分析、网状Meta分析等，对终端用户来讲，只寻找相应的扩展包即可完成相关工作。本节中，以动物实验中最常见的连续型数据为例，介绍如何使用R完成经典Meta分析。

## 一、简介

### （一）下载与安装

R软件完全免费，在http://www.r-project.org/上选择任一镜像，均可免费下载到R的安装程序（基本模块）、各种扩展包和文档；也可以直接从下载镜像网址https://cran.r-project.org/下载安装程序。因为R分别提供适用于UNIX、Windows、MacOS等不同操作系统的版本，应下载与自己使用的操作系统相应的版本。

如以下载安装Windows版为例，在https://cran.r-project.org/网页中，找到并点击“Download R for Windows”链接（蓝色字体），在出现的网页中找到并点击“ase”链接（蓝色字体），然后在出现的网页中找到并点击“Download R 3.4.3 for Windows”链接（蓝色字体）即可下载，下载后得到一个名为“R-3.4.3-win.exe”的可执行文件，其中“R”表示软件名称，“3.4.3”为版本序号，“win”表示适用于Windows操作系统。因为该软件版本更新较快，大约每3到5个月更新一次，所得到的程序的版本号不同，当前R的最新版本为3.4.3版（截至2017年11月

30日）。

R软件的安装非常容易，运行下载到的可执行文件，按照“安装向导”提示一步步进行，即可完成安装，应该注意的是在选择安装组件时，最好都选中，这样可以获得完整的帮助文件等，如图5-32所示。

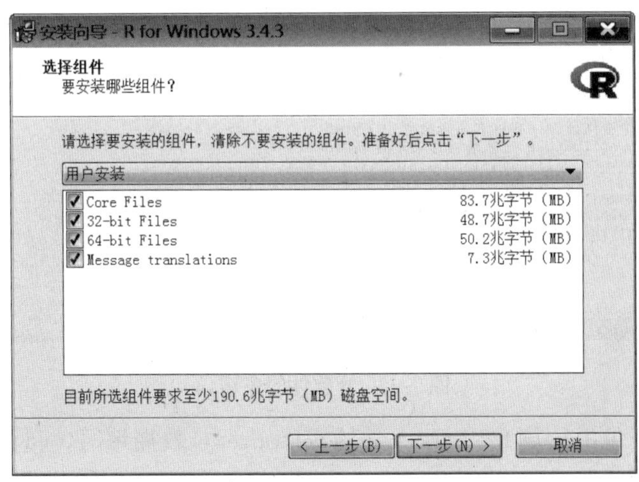


图5-32　选择安装组件界面

（二）启动界面

完成后，程序会创建R程序组和在桌面上创建快捷方式。通过R的程序组或快捷方式（有R i386 3.4.3和R x64 3.4.3两个快捷方式，分别对应32和64位Windows操作系统）可启动R软件，调出它的主窗口，我们以64位程序为例进行介绍，如图5-33。它的主窗口界面由菜单和快捷按钮组成，快捷按钮下面就是函数输入窗口，含R的版本、名称（从2.15版本后均有一个名字，如3.4.3版的名字为“Kite-Eating Tree”、免费性质及有关说明）；“>”是R软件的函数提示符，可以在其后输入相关的函数；数据运算结果也在此窗口输出，而图形等运算结果则会在新创建的窗口输出。

（三）R软件中用于经典Meta分析的扩展包

1.经典Meta分析扩展包

如前文所述，R软件中多个扩展包可用于Meta分析，每个扩展包含有一系列的程序，分别完成不同的统计分析功能，因为R软件和这些扩展包不断更新，需要明确扩展包是通过何种版本的R软件建立的，并适用于何种版本的R软件。用于经典Meta分析的核心包主要有meta和metafor两个，本节中将主要介绍这两个包的使用方法。

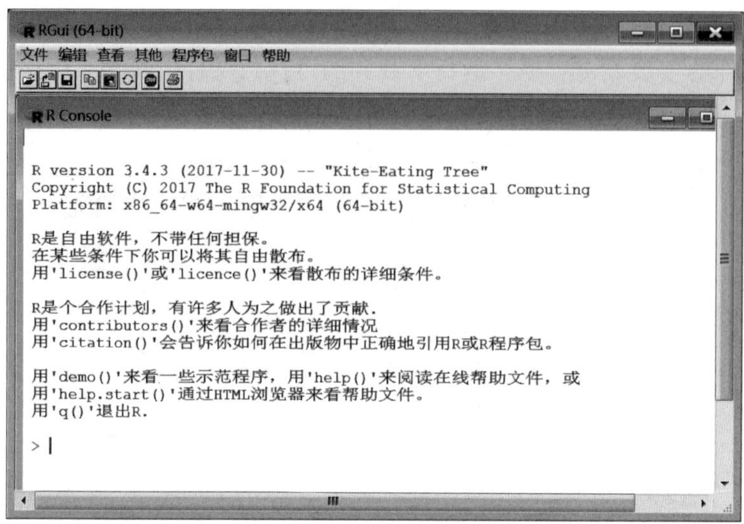


图5-33 R软件的主窗口

meta程序包由德国Freiburg大学的Schwarzer G教授编写，目前最新的版本为4.9-0，基于R2.9.1以上版本运行。主要功能包括采用固定效应模型及随机效应模型对常见类型的数据进行Meta分析、统计学检验及剪补法评价检验发表偏倚、累积Meta分析及敏感性分析、Meta回归等，同时可以给出相应的Mete分析相关图形，如森林图、漏斗图、拉贝图等。

metafor程序包由Viechtbauer W开发，目前版本为2.0-0，基于R3.2.0以上版本运行。metafor程序包提供了丰富的功能，可以计算Meta分析中的常见的效应量，如相对危险度（RR）、优势比（OR）、标准化的均数差（SMD）及Fisher z转换相关系数等。metafor程序包有丰富的计算方法（包括常规的Mantal-Haenszel法、Peto法等）以及各种线性（混合效应）模型、多变量/多水平Meta分析模型计算功能、网络Meta分析等，提供丰富的绘制Meta分析的图形功能，如森林图、漏斗图、星状图（Radial plot）、拉贝图（L'Abbé plot）、Q-Q正态分位图（Q-Q normal plot）及Baujat图等。此外，还可以进行发表偏倚的Begg's检验和Egger's检验，并给出相应的图形。

这两个包的主要函数及相应的功能如表5-6所示：

表5-6　meta和metafor包主要函数及相应Meta分析功能

| 包 | 主要函数 | 功能 |
|---|---|---|
| meta | metabin() | 实现二分类数据的Meta分析 |
| | metacont() | 实现连续型资料的Meta分析 |
| | metacor() | 实现相关系数的Meta分析 |
| | metaprop() | 实现单个率的Meta分析 |
| | metainc() | 实现发病率的Meta分析 |
| | metagen() | 实现倒方差法Meta分析 |
| | metacum() | 实现累积Meta分析 |
| | metainf() | 实现敏感性或影响分析 |
| | metareg() | 实现Meta回归 |
| | metabias() | 检验漏斗图不对称 |
| | trimfill() | 非参数剪补法 |
| | forest() | 绘制森林图 |
| | funnel() | 绘制漏斗图 |
| metafor | rma.uni()/rma() | 通过拟合线性(混合效应)模型进行Meta分析,可以拟合固定效应模型、随机效应模型、混合效应模型 |
| | rma.glmm() | 通过拟合广义线性(混合效应)模型进行Meta分析,可以拟合固定效应模型、随机效应模型、混合效应模型 |
| | rma.mv() | 通过拟合线性(混合效应)模型进行Meta分析,可以拟合多元/多水平固定效应模型、随机效应模型、混合效应模型 |
| | rma.mh() | 通过采用Mantel-Haenszel法进行Meta分析 |
| | rma.peto() | 通过采用Peto法进行Meta分析 |
| | escalc() | 计算效应量 |
| | forest() | 绘制森林图 |
| | funnel() | 绘制漏斗图 |
| | trimfill() | 剪补法 |

2. Meta分析扩展包下载与安装

安装扩展包主要有窗口操作和命令行操作两种方法，如以“meta”扩展包为例，窗口操作安装方法：一是在联机情况下，启动R，如图5-33，首先在“程序包”菜单的下拉框中选择“设定CRAN镜像…”，出现如图5-34的对话框，选择“0 - Cloud[https]”，点“确定”后，出现如图5-35的对话框，含有众多的扩展包，从中选择“meta”，点“确定”，R软件即可自动下载安装；二是从http://cran.r-project.org/web/packages/meta/index.html网页上找到“meta”扩展包，下载到本地硬盘中（请记住保存路径），然后从R“程序包”菜单的下拉框中选择“从本地zip文件安装程序包…”，按照提示即可完成安装。

命令行操作安装方法：在联网情况下，在R软件控制台中输入install.packages（“meta”）即可。

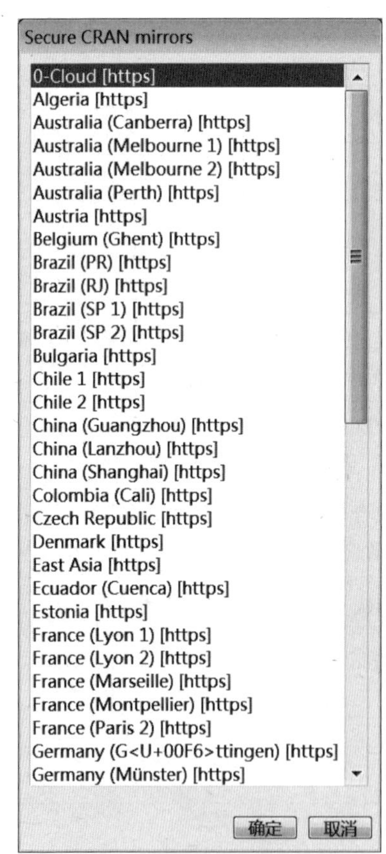

图5-34 选择下载镜像

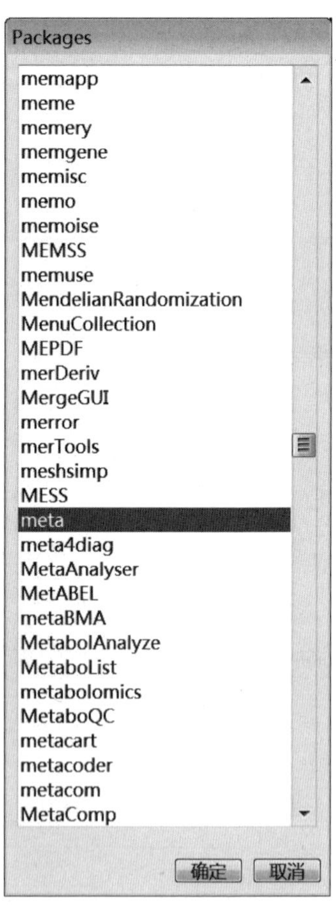

图5-35 选择“meta”扩展包

## 二、数据输入与读取

[实例数据]益生菌数据

本节以Tsiouris等的研究文献数据为例，说明如何使用R建立数据集并输入数据，或读入其他数据管理软件的数据。该文献是评价准益生菌作为难愈性疮面的药物治疗疗效的动物试验Meta分析，测量结局为治疗一周后疮面占原始疮面百分比，将原文献图2中的数据整理成表5-7形式，其中"studyid""study"分别研究的ID和名称，"treatment""control"分别表示益生菌和对照，"n1""m1""sd1""n2""m2""sd2"分别表示治疗和对照组试验动物的数量、测量结局的均数及相应标准差。请注意，原文献中对于含三臂的研究提取数据方法不恰当，根据手册中的建议将"共享"对照组的样本量平均分成两组与其他干预组分别配对。

表5-7 益生菌治疗难愈性疮面的Meta分析数据

| studyid | study | treatment | control | n1 | m1 | sd1 | n2 | m2 | sd2 |
|---|---|---|---|---|---|---|---|---|---|
| 1 | Rodigues 2005 | kefir | topical | 5 | 16.34 | 5.74 | 5 | 113.74 | 28.00 |
| 2 | Zahedi 2011(Exp1) | L.brevis | topical | 5 | 25.00 | 6.71 | 3 | 57.00 | 4.47 |
| 3 | Zahedi 2011(Exp2) | L.plantarum | topical | 5 | 20.00 | 11.20 | 2 | 57.00 | 4.47 |
| 4 | Jones 2012(Exp1) | L.fermentum | topical | 4 | 61.75 | 32.98 | 4 | 70.18 | 12.63 |
| 5 | Jones 2012(Exp2) | L.fermentum | topical | 4 | 50.00 | 16.18 | 4 | 75.00 | 18.13 |
| 6 | Jones 2012(Exp3) | L.fermentum | topical | 4 | 25.00 | 16.67 | 4 | 90.00 | 9.33 |
| 7 | Jones 2012(Exp4) | L.fermentum | topical | 4 | 88.33 | 20.00 | 4 | 91.67 | 8.33 |
| 8 | Potahidis 2013 | L.reuteri | Per os | 24 | 5.76 | 1.29 | 24 | 25.88 | 10.39 |
| 9 | Rahimzadeh 2014(Exp1) | kefir | topical | 8 | 54.60 | 2.80 | 4 | 96.50 | 3.50 |
| 10 | Rahimzadeh 2014(Exp2) | kefir | topical | 8 | 81.80 | 4.60 | 4 | 96.50 | 3.50 |
| 11 | Partiow 2016(Exp1) | S.boulardii | topical | 6 | 107.14 | 3.57 | 3 | 112.67 | 7.30 |
| 12 | Partiow 2016(Exp2) | S.boulardii | topical | 6 | 103.47 | 3.20 | 3 | 112.67 | 7.30 |

(一) 数据输入

在R中常用的变量有数值变量、字符变量及逻辑变量，常用数据框来输入和管理数据。

1.数值变量

如果有一个变量，变量名为studyid，其数据如下：1，2，3，…，12。如果要建立一个数值变量，函数语句如下：

studyid<-c（1,2,3,4,5,6,7,8,9,10,11,12）或c（1,2,3,4,5,6,7,8,9,10,11,12）->studyid

其中，studyid为变量名；<-与->为赋值符；c（）为向量建立函数，表示将括号中的数据建立为一个向量。

2.字符变量

字符变量的建立与数值变量一致。字符串使用引号（单、双皆可），如：study<-c（"Rodigues 2005","Zahedi 2011（Exp1）","Zahedi 2011（Exp2）","Jones 2012（Exp1）","Jones 2012（Exp2）","Jones 2012（Exp3）","Jones 2012（Exp4）","Potahidis 2013","Rahimzadeh 2014（Exp1）","Rahimzadeh 2014（Exp2）","Partiow 2016（Exp1）","Partiow 2016（Exp1）"）或c（"Rodigues 2005","Zahedi 2011（Exp1）","Zahedi 2011（Exp2）","Jones 2012（Exp1）","Jones 2012（Exp2）","Jones 2012（Exp3）","Jones 2012（Exp4）","Potahidis 2013","Rahimzadeh 2014（Exp1）","Rahimzadeh 2014（Exp2）","Partiow 2016（Exp1）","Partiow 2016（Exp1）"）->study

3.逻辑变量

逻辑变量中的元素是：TRUE（或简写为T）、FALSE（F）、NA（表示缺省）。逻辑变量可以直接输入，如：z<-c（TRUE,FALSE, NA）。

4.建立数据集

如果我们要将表5-7中数据在R中建立一个数据集，名为mymeta，每列是一个变量，每行是一个观测值，则可使用data.frame（）函数生成。过程如下：

>tsiouris<-data.frame(

studyid=c（1,2,3,4,5,6,7,8,9,10,11,12），

study=c（"Rodigues 2005","Zahedi 2011（Exp1）","Zahedi 2011（Exp2）","Jones 2012（Exp1）","Jones 2012（Exp2）","Jones 2012（Exp3）",

"Jones 2012（Exp4）","Potahidis 2013","Rahimzadeh 2014（Exp1）","Rahimzadeh 2014（Exp2）","Partiow 2016（Exp1）","Partiow 2016（Exp1）"），

treatment=c（"kefir","L.brevis","L.plantarum","L.fermentum","L.fermentum","L.fermentum","L.fermentum","L.reuteri","kefir","kefir","S.boulardii","S.boulardii"）， contol=c （"topical","topical","topical","topical","topical","topical","topical", "Per os","topical","topical","topical","topical"），

n1=c（5,5,5,4,4,4,4,24,8,8,6,6），

m1=c （16.34,25.00,20.00,61.75,50.00,25.00,88.33,5.76,54.60,81.80,107.14, 103.47），

sd1=c（5.74,6.71,11.20,32.98,16.18,16.67,20.00,1.29,2.80,4.60,3.57,3.20），

n2=c（5,3,2,4,4,4,4,24,4,4,3,3），

m2=c （113.74,57.00,57.00,70.18,75.00,90.00,91.67,25.88,96.50,96.50,112.67, 112.67），

sd2=c（28.00,4.47,4.47,12.63,18.13,9.33,8.33,10.39,3.50,3.50,7.30,7.30））

>tsiouris

则显示数据结果如下：

studyid study treatment contol n1 m1 sd1 n2 m2 sd2

1 1 Rodigues 2005 kefir topical 5 16.34 5.74 5 113.74 28.00

2 2 Zahedi 2011（Exp1） L.brevis topical 5 25.00 6.71 3 57.00 4.47

3 3 Zahedi 2011 （Exp2） L.plantarum topical 5 20.00 11.20 2 57.00 4.47

4 4 Jones 2012（Exp1） L.fermentum topical 4 61.75 32.98 4 70.18 12.63

5 5 Jones 2012（Exp2） L.fermentum topical 4 50.00 16.18 4 75.00 18.13

6 6 Jones 2012（Exp3） L.fermentum topical 4 25.00 16.67 4 90.00 9.33

7 7 Jones 2012（Exp4） L.fermentum topical 4 88.33 20.00 4 91.67 8.33

8 8 Potahidis 2013 L.reuteri Per os 24 5.76 1.29 24 25.88 10.39

9 9 Rahimzadeh 2014（Exp1） kefir topical 8 54.60 2.80 4 96.50 3.50

10 10 Rahimzadeh 2014（Exp2） kefir topical 8 81.80 4.60 4 96.50 3.50

11 11 Partiow 2016（Exp1） S.boulardii topical 6 107.14 3.57 3 112.67 7.30

12　　12　Partiow 2016（Exp1） S.boulardii topical　6 103.47　3.20　3 112.67 7.30

（二）导入数据

以上通过建立数据集的方式输入数据较为繁琐，特别是数据量较大或变量较多时，最好是在其他软件如Excel输好，再读入R中处理。可喜的是，R自身以及从CRAN获得的一些扩展包有数据导入功能。

1.导入文本格式数据

导入R的数据中最容易的格式是简单的文本文件，可以用read.table（）函数和scan（）函数读入。read.table（）函数读取表格形式的文件，假设数据已输入一个名为mydata.txt的文件（路径为“c:/mydata.txt”），将其读入R，并将其命名为mydata，则函数如下：read.table（“c:/mydata.txt”）->mydata；如果数据文件中没有第一列记录序号，函数如下：read.table（“c:/mydata.txt”，header=TRUE）->mydata；而scan（）函数是直接读取纯文本的文件。

2.导入其他统计软件格式数据

在主窗口函数提示符下键入“library（foreign）”后，R软件载入“foreign”包，可以读入Minitab、S、SAS、SPSS、Stata、Systat、dBase等软件相应格式的数据：如读入epi5～6的数据函数为read.epiinfo（“文件名.rec”）；读入Stata5～10数据函数为read.dta（“文件名.dta”）；对于SAS，R只能读入SAS Transport format（XPORT）文件，因此需要将常规的SAS数据文件（.ssd和.sas7bdat）转换为Transport format（XPORT）文件，再用函数read.xport（）读入；读入SPSS数据文件的函数为read.spss（）；读入.DBF格式文件的函数为read.dbf（）；读入Systat软件.syd格式数据文件的函数为read.systat（）；读入Minitab数据的函数为read.mtp（）。

3.导入Excel表格式数据

R软件无法直读取Excel表格式的文件（.xls），可以通过两种方式读入：一是将其转化为“文本格式（制表符分隔）”或“CSV（逗号分隔）”等格式的文件，分别采用read.delim（）函数或read.csv（）函数读取；二是采用Dragulesc等编写xlsx（最新为0.5.7版）包读入，该包可以令R读写Excel 97/2000/XP/2003/2007格式的数据，在联网情况下，在R软件控制台中输入install.packages（“xlsx”）即可自动完成安装，安装完成后可以分别使用read.xlsx（）和write.xlsx（）读入和导出Excel表格式的数据。假设数据按表5-7所示格式输入Excel中，命名为tsiouris.xlsx存储于C盘根目录下，则采用xlsx包中的

read.xlsx（）读入R并建立一个名为“tsiouris”的数据框，则命令行操作为：tsiouris <-read.xlsx（“c:/tsiouris”,1）。

本节约定，接下来R软件操作均以本数据为实例，且读入均以该方式进行。

## 三、合并效应量计算、异质性检验、森林图绘制

在经典Meta分析中，必须计算合并效应量，一般用森林图形式展示，在此之前要进行异质性检验。经典的观点是，异质性检验结果是选择Meta分析效应模型计算合并效应量的前提，如果研究间异质性较小，可以选择固定效应模型，如果异质性较大则要选择随机效应模型。异质性检验的方法归纳起来包括两大类：一类是图示法；一类是定量统计分析的方法。图示法可以直观地观察是否存在异质性，具体方法包括：森林图、拉贝图、星状图；定量统计分析方法可以准确检验出异质性的大小，具体方法包括：$Q$检验、$I^2$检验和$H$检验。

在Meta分析软件中，默认情况下一般均将异质性检验、合并效应量等结果一同报告，在RevMan、Stata中还可以同时将森林图展示，而在R软件中需要使用forest（）显示森林图。

R软件中，Meta包中针对连续型数据实现Meta分析的是metacont（）函数，其操作格式为：

```
metacont（n.e, mean.e, sd.e, n.c, mean.c, sd.c, studlab,
data=NULL, subset=NULL,
sm=.settings$smcont, pooledvar=.settings$pooledvar,
level=.settings$level, level.comb=.settings$level.comb,
comb.fixed=.settings$comb.fixed,comb.random=.settings$comb.random,
hakn=.settings$hakn,
method.tau=.settings$method.tau, tau.preset=NULL, TE.tau=NULL,
tau.common=.settings$tau.common,
prediction=.settings$prediction, level.predict=.settings$level.predict,
method.bias=.settings$method.bias,
title=.settings$title, complab=.settings$complab, outclab="",
label.e=.settings$label.e, label.c=.settings$label.c,
label.left=.settings$label.left,label.right=.settings$label.right,
byvar, bylab, print.byvar=.settings$print.byvar,
keepdata=.settings$keepdata,
```

warn=.settings$warn)

常用的参数有：n.e、mean.e、sd.e、n.c、mean.c、sd.c，分别为试验组的研究对象总数、效应量均值及标准差以及对照组的研究对象总数、效应量均值、标准差。sm="MD"或"SMD"指合并加权均数差或标准化的均数差。studlab为研究标签向量；data为指定的数据框；subset为指定数据框的子集；sm为采用何种效应量，连续型变量有MD和SMD两种选择；comb.fixed=TRUE及comb.random=TRUE指定采用固定效应模型及随机效应模型进行计算，在默认的情况下，metacont（）函数同时给出固定效应和随机效应模型的合并结果；method.tau为指定估计研究间方差的方法，可选择"DL""PM""REML""ML""HS""SJ""HE""EB"，其他参数的含义可参考metacont（）的帮助文件help(metacont)。

metafor包常用函数是rma.uni（），也可以简写为rma（），它可以拟合含有或不含有协变量的多种线性模型，基本操作格式如下：

```
rma.uni（yi, vi, sei, weights, ai, bi, ci, di, n1i, n2i, x1i, x2i,
t1i, t2i, m1i, m2i, sd1i, sd2i, xi, mi, ri, ti, sdi, ni, mods,
measure="GEN", intercept=TRUE, data, slab, subset,
add=1/2, to="only0", drop00=FALSE, vtype="LS",
method="REML", weighted=TRUE, knha=FALSE,
level=95, digits=4, btt, tau2, verbose=FALSE, control)
```

主要的参数如下：yi，vi由escalc函数计算所得效应值及方差；ai、bi、ci、di用于二分类数据计算；n1i、n2i、mli、m2i、sd1i、sd2i用于连续型数据计算，分别表示两干预组样本量、效应量均数及标准差；如选用固定效应模型，则method="FE"；对于随机效应模型，可选用DL、HE、HS、REML等不同的算法；mods为混合效应模型分析（Meta回归分析）时指定进入模型的变量的函数参数；method为估计方差分量tau2可选用的方法，默认为限制极大似然估计REML（Restricted Maximum likelihood estimator）；knha为Knapp-Hartung修正，对估计系数的方差进行修正，同$t$分布原理计算$p$值及可信区间；level指定置信区间；digits指定结果小数位数。

请注意，rma.uni（）函数拟合模型有两种方式：一是在使用escalc（）函数计算各个研究效应量及其相应的方差，进行模型拟合计算；二是直接采用原始数据进行模型的拟合计算。

针对益生菌治疗难愈性疮面的Meta分析数据，假设其按表5-7所示格式输入Excel中，命名为tsiouris.xlsx存储于C盘根目录下，分别采用meta包metacont（）函数和metafor包rma.uni（）函数计算合并效应量、进行异质性检验及绘制森林图的操作代码及简要解释如表5-8所示。

**表5-8　meta包和metafor包进行Meta分析代码**

| 包 | 代码及简要解释 |
|---|---|
| meta | ##加载包<br>> library(meta)<br>> library(xlsx)<br>##导入数据(本地加载,并保存为tsiouris数据框)<br>tsiouris <-read.xlsx("c:/tsiouris.xlsx",1)<br>##拟合模型(选择SMD为效应量,采用固定效应和随机效应模型拟合模型,进行异质性检验、合并效应量计算)<br>> metares <- metacont(n.e=n1, mean.e=m1, sd.e=sd1, n.c=n2, mean.c=m2, sd.c=sd2, data=tsiouris, sm="SMD",studlab=study)<br>##显示结果<br>> metares<br>##绘制森林图<br>> forest(metares) |
| metafor | ##加载包<br>> library(metafor)<br>> library(xlsx)<br>##导入数据(本地加载,并保存为tsiouris数据框)<br>> tsiouris <-read.xlsx("c:/tsiouris.xlsx",1)<br>##计算单个研究的效应量及相应方差(计算SMD及其应有方差,在tsiouris数据框的基础上保存为metafordat的数据框)<br>> metafordat <- escalc(measure="SMD", m1i=m1, sd1i=sd1, n1i=n1, m2i=m2, sd2i=sd2, n2i=n2, data=tsiouris)<br>##拟合随机效应模型(采用DL法)<br>> metaforres <- rma(yi, vi, data=metafordat,method="DL",measure="SMD",slab=study)<br>##显示结果<br>> print(metaforres, digits=4)<br>##绘制森林图<br>> forest(metaforres) |

meta包metacont（）函数进行Meta分析数字化结果如下，森林图如图5-36所示。

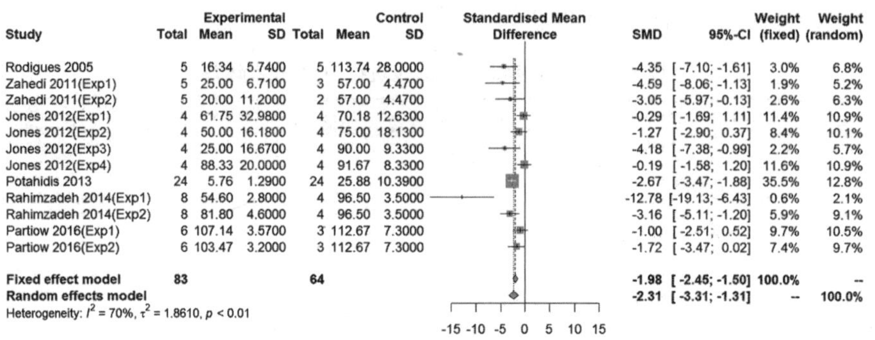


图5-36 meta包metacont()函数绘制的森林图

SMD 95%-CI %W（fixed） %W（random）

Rodigues 2005 −4.3528 [ −7.0991; −1.6066] 3.0 6.8

Zahedi 2011（Exp1） −4.5947 [ −8.0641; −1.1254] 1.9 5.2

Zahedi 2011（Exp2） −3.0502 [ −5.9706; −0.1298] 2.6 6.3

Jones 2012（Exp1） −0.2935 [ −1.6941; 1.1070] 11.4 10.9

Jones 2012（Exp2） −1.2652 [ −2.9016; 0.3713] 8.4 10.1

Jones 2012（Exp3） −4.1843 [ −7.3786; −0.9900] 2.2 5.7

Jones 2012（Exp4） −0.1896 [ −1.5816; 1.2024] 11.6 10.9

Potahidis 2013 −2.6732 [ −3.4679; −1.8784] 35.5 12.8

Rahimzadeh 2014（Exp1） −12.7771 [−19.1289; −6.4254] 0.6 2.1

Rahimzadeh 2014（Exp2） −3.1559 [ −5.1088; −1.2030] 5.9 9.1

Partiow 2016（Exp1） −0.9966 [ −2.5124; 0.5193] 9.7 10.5

Partiow 2016（Exp2） −1.7225 [ −3.4681; 0.0231] 7.4 9.7

Number of studies combined: k = 12

SMD 95%-CI z p-value

Fixed effect model −1.9763 [−2.4496; −1.5030] −8.18 < 0.0001

Random effects model −2.3099 [−3.3060; −1.3139] −4.55 < 0.0001

Quantifying heterogeneity:

tau^2 = 1.8610; H = 1.84 [1.37; 2.47]; I^2 = 70.4% [46.6%; 83.6%]

Test of heterogeneity:

Q d.f. p-value

37.17　11　0.0001

Details on meta-analytical method:

- Inverse variance method

- DerSimonian-Laird estimator for tau^2

- Hedges´g （bias corrected standardised mean difference）

结果解读：因为我们没有指定模型，所以结果均报告了固定效应模型结果和随机效应模型结果。上半部分是单个研究的SMD及其95%CI，以及在不同模型中在合并效应量中占的权重。异质性检验部分，分别报告了研究间tau2（=1.8610）、$H$统计量（1.84[1.37,2.47]）、$I^2$统计量（70.4%[46.6%,83.6%]），以及$Q$统计量（=37.17）相应$P$值（=0.0001>0.1）等，均提示该Meta分析研究间存在明显异质性。SMD默认报告的是Hedges'g统计量，其固定效应模型计算值为-1.98[-2.45，-1.50]，随机效应模型计算值为-2.31[-3.31，-1.31]，均提示差异有统计学意义。

metafor包rma.uni（）函数进行Meta分析数字化结果如下，森林图如图5-37所示。

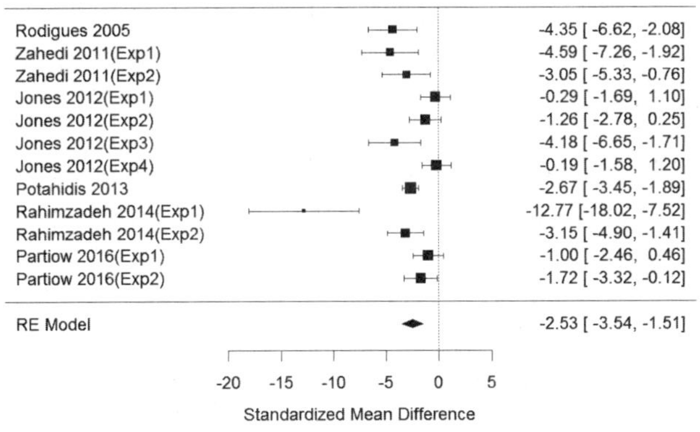


图5-37　metafor包metacont()函数绘制的森林图

Random-Effects Model （k = 12; tau^2 estimator: DL）

tau^2 （estimated amount of total heterogeneity）: 2.2264 （SE = 1.4554）

tau （square root of estimated tau^2 value）:　1.4921

I^2 （total heterogeneity / total variability）:　76.68%

H^2 （total variability / sampling variability）: 4.29

Test for Heterogeneity:

Q（df = 11） = 47.1618, p-val < .0001

Model Results:

estimate se zval pval ci.lb ci.ub

-2.5277 0.5188 -4.8720 <.0001 -3.5446 -1.5108 ***

Signif. codes: 0 '***' 0.001 '**' 0.01 '*' 0.05 '.' 0.1 ' ' 1

结果解读：因为metafor包rma.uni（）采用的是线性模型计算，获得的异质性检验结果、计算的SMD（也是Hedges'g）与meta包metacont（）函数估算的值稍有差异。

需要注意的是，R语言是一种面向对象的语言，函数多为泛型函数，因此在计算后将结果保存于一定对象中，如上述操作中的metares和metaforres等，可以用summrary（）或print（）函数显示摘要性结果；其他函数可以直接作用于这个对象并得到相应的结果。meta包和metafor包也遵循这个规律，它们拟合模型计算的结果保存于一个对象中，然后用forest（）、funnel（）等这些普适性函数进行计算即可得到相应的森林图、漏斗图等。

## 四、发表偏倚识别

发表偏倚是医学研究文献广为人知的现象，指在同类研究中，有统计学意义的研究结果比无统计学意义的研究更容易被接受和发表。在Meta分析中，报告偏倚可能影响到合并效应量，其中发表偏倚的控制最为困难且影响程度最大，因此需要识别与控制。控制发表偏倚的唯一办法就是尽可能地收集与当前系统评价有关的全部资料，而常用于识别发表偏倚的可视化方法是漏斗图法（Funnel plot），又称作倒漏斗图形法。

### （一）经典漏斗图的绘制与不对称检验

漏斗图是以单个研究估计的治疗效果为$x$轴，每项研究的样本大小或精度等为$y$轴，作出相应的散点图。发表偏倚可以导致漏斗图不对称。对称与否，一是通过主观的视觉定性判断；一是通过正规的统计学方法来定量检验漏斗图的对称性，如秩相关检验法、线性回归分析法等。需要注意的是，引起漏斗图不对称的原因很多，小样本研究效应、研究间异质性、假象和机遇等均可导致漏斗图不对称，因此发现有漏斗图不对称，则不能判断一定存在发表偏倚，在众多Meta分析文献中明显存在漏斗图误用的情况。

R软件中，meta包用于绘制漏斗图的是funnel（）函数，对漏斗图进行不对称检验的是metabias（）函数，其操作格式分别为：

funnel（x,

```
xlim=NULL, ylim=NULL, xlab=NULL, ylab=NULL,
comb.fixed=x$comb.fixed, comb.random=x$comb.random,
axes=TRUE,
pch=if (!inherits (x, "trimfill") ) 21 else ifelse (x$trimfill, 1, 21) ,
text=NULL, cex=1,
lty.fixed=2, lty.random=9,
lwd=1, lwd.fixed=lwd, lwd.random=lwd,
col="black", bg="darkgray",col.fixed="black", col.random="black",
log="", yaxis="se",
contour.levels=NULL, col.contour,
ref=ifelse (backtransf & is.relative.effect (x$sm) , 1, 0) ,
level=x$level,
studlab=FALSE, cex.studlab=0.8, pos.studlab = 2,
backtransf=x$backtransf, ...)
metabias (x, seTE, method.bias="linreg",plotit=FALSE, correct=FALSE, k.min=10, ...)
```

上述两个函数中，参数x表示存储个体研究效应量或Meta分析拟合模型结果的对象，funnel（）函数相关参数解释请看其自带帮助文件说明。metabias（）函数中method.bias为指定采用何种方法进行对称性检验，常用的方法有："linreg"表示Egger线性回归法，默认为该方法；"rank"表示采用Begg秩相关法；"score"表示Harbord法，采用有效评分Z及评分方差V（Fisher信息）进行计算，"peters"表示Peters法；plotit为是否给出相应的图形。

metafor包用于绘制漏斗图的是funnel（）函数，用于漏斗图不对称检验的是ranktest（）函数和regtest（）函数，分别采用秩相关法和回归方法检验漏斗图是否对称，它们的命令操作格式分别为：

```
funnel (x, vi, sei, ni, subset, yaxis="sei",
xlim, ylim, xlab, ylab,
steps=5, at, atransf, targs, digits, level=95,
back="lightgray", shade="white", hlines="white",
refline=0, pch=19, pch.fill=21, col, bg, ci.res=1000, ...)
ranktest (x, vi, sei, subset, digits, ...)
regtest (x, vi, sei, ni, subset, model="rma", predictor="sei", ret.fit=FALSE,
```

digits, ...)

上述各函数操作比较简单，具体参数说明请参看metafor包自带帮助文件。

针对益生菌治疗难愈性疮面的Meta分析数据，如上述所述在用meta包的metacont（）函数和metafor包的rma（）函数拟合模型后，其结果分别存储在对象metares和对象metafor中，可以进一步用于绘制漏斗图、进行漏斗图不对称检验，如分别采用funnel（）绘制漏斗图，metabias（）函数、regtest（）进行漏斗图不对称检验，代码及简要说明如表5-9所示。

表5-9 meta包和metafor包进行漏斗图绘制与不对称检验

| 包 | 代码及简要解释 |
| --- | --- |
| meta | ##加载包、导入数据、拟合模型同表5-8，从略<br>##绘制经典漏斗图<br>> funnel(metares)<br>##漏斗图不对称检验（线性回归法）<br>> metabias(metares, method.bias="linreg")<br>##或：metabias(metares, method.bias=metares$rank) |
| metafor | ##加载包、导入数据、拟合模型同表5-8，从略<br>##绘制经典漏斗图<br>> funnel(metaforres)<br>##漏斗图不对称检验（线性回归法）<br>> regtest(metaforres, model="lm") |

meta包metabias（）函数对漏斗图不对称检验结果如下：

```
        Linear regression test of funnel plot asymmetry
data:  metares
t = -1.5357, df = 10, p-value = 0.1556
alternative hypothesis: asymmetry in funnel plot
sample estimates:
bias    se.bias     slope
-1.6840257  1.0965850 -0.7229225
```

metafor包regtest（）函数对漏斗图不对称检验结果如下：

```
Regression Test for Funnel Plot Asymmetry
```

```
model:     weighted regression with multiplicative dispersion
predictor: standard error
test for funnel plot asymmetry: t = -1.6706, df = 10, p = 0.1257
```

结果解读：两个包绘制的漏斗图从视觉上看明显存在不对称，但用线性回归方法检验却发现没有不对称（$t$ 检验相应 $P$ 值分别为0.15和0.13，均大于0.05），这说明了一个尴尬的事实，目前用于漏斗图不对称检验方法的统计学效能都比较低，即使是统计学方法没有检验出漏斗图不对称，也不能判定就一定不存在漏斗图不对称。

（二）附加轮廓线漏斗图的绘制

再次强调，发表偏倚不是引起漏斗图不对称的唯一原因，任一与研究效应和研究样本真正相关的影响因素均可导致漏斗图的不对称，而且常规的漏斗图不能鉴别其不对称的原因，Peters等在2008年提出了一种附加轮廓线漏斗图(Contour-Enhanced Funnel Plots)，用来帮助判断漏斗图的不对称是由发表偏倚引起还是由其他原因引起。

在附加轮廓线的实际应用中，首先判断它是否存在不对称；如果存在不对称，结合剪补法，发现缺失的研究分布位置，从而分析漏斗图不对称产生的原因是发表偏倚还是其他原因。

如果附加轮廓线漏斗图呈现“漏斗样”形状：效应量的精度随着样本量的增加而增加，其宽度随精度的增加而逐渐变窄，最后趋于点状；也就是说样本量小的研究，数量多、精度低，分布在漏斗图的底部呈左右对称排列；样本量大的研究，精度高，分布在漏斗图的顶部，且向中间集中，说明不存在发表偏倚。

如果存在不对称，且缺失的研究分布在无统计学显著性区域，则说明因发表偏倚导致漏斗图不对称；如果存在不对称，且缺失的数据分布在有统计学显著性区域，则说明不对称可能由其他原因引起而非发表偏倚所致。

以益生菌数据为例，meta包的funnel（）函数和metafor包的funnel（）函数均可以通过对参数的设置来绘制附加轮廓线漏斗图，其具体操作过程如表5-10所示，结果分别如图5-38—图5-41所示。

表5-10 meta包和metafor包绘制附加回轮廓线漏斗图

| 包 | 代码及简要解释 |
|---|---|
| meta | ##加载包、导入数据、拟合模型同表5-8,从略<br>##绘制附加轮廓线漏斗图<br>> funnel(metares, comb.random=TRUE,level=0.95, contour=c(0.9, 0.95, 0.99),col.contour=c("darkgray", "gray", "lightgray"))<br>##联合trimfill()函数和funnel()函数,绘制剪补后附加轮廓线漏斗图<br>> metares.tf <- trimfill(metares)<br>> funnel(metares.tf , comb.random=TRUE,level=0.95, contour=c(0.9, 0.95, 0.99),col.contour=c("darkgray", "gray", "lightgray")) |
| metafor | ##加载包、导入数据、拟合模型同表5-8,从略<br>##绘制附加轮廓线漏斗图<br>> funnel(metaforres, level=c(90, 95, 99), shade=c("white", "gray", "darkgray"),refline=0, at=(c(-10,-5,-2.5,-1,-0.5,0, 0.5, 1, 2.5, 5, 10)))<br>##联合trimfill()函数和funnel()函数,绘制剪补后附加轮廓线漏斗图<br>> metaforres.tf <- trimfill(metaforres)<br>> funnel(metaforres.tf, level=c(90, 95, 99), shade=c("white", "gray", "darkgray"),refline=0, at=(c(-10,-5,-2.5,-1,-0.5,0, 0.5, 1, 2.5, 5, 10))) |

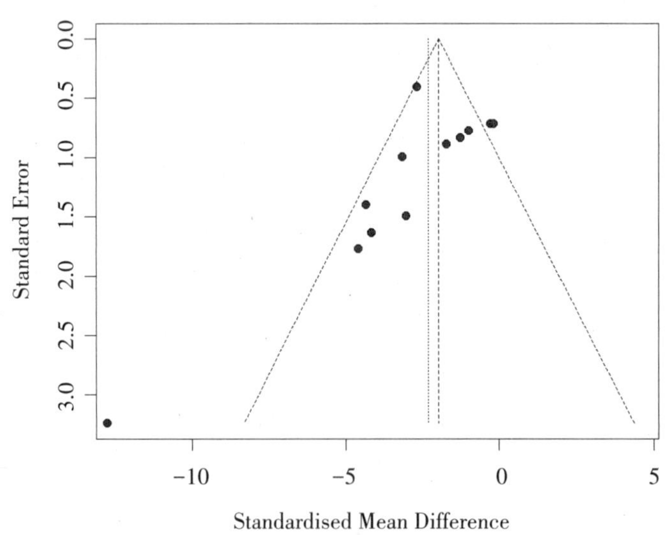


图5-38 meta包绘制的漏斗图

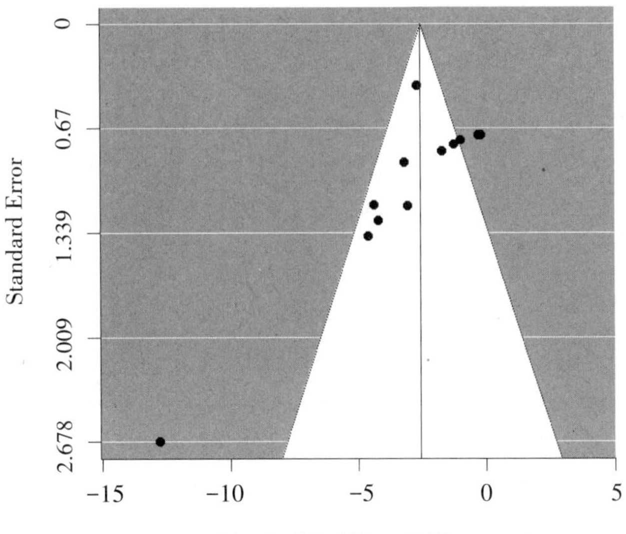


图5-39　metafor包绘制的漏斗图

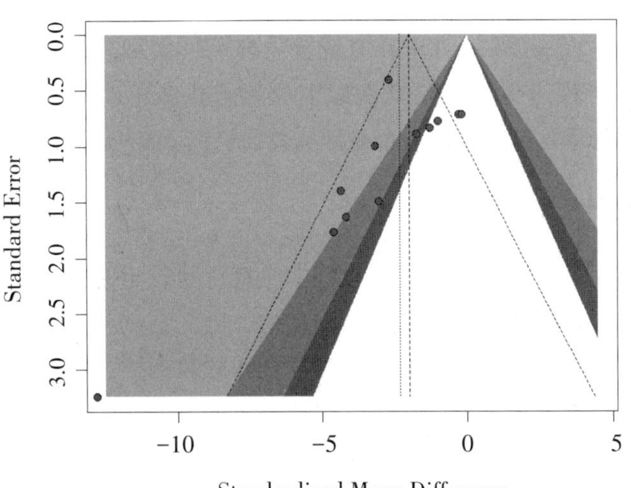


图5-40　meta包绘制的附加轮廓线漏斗图

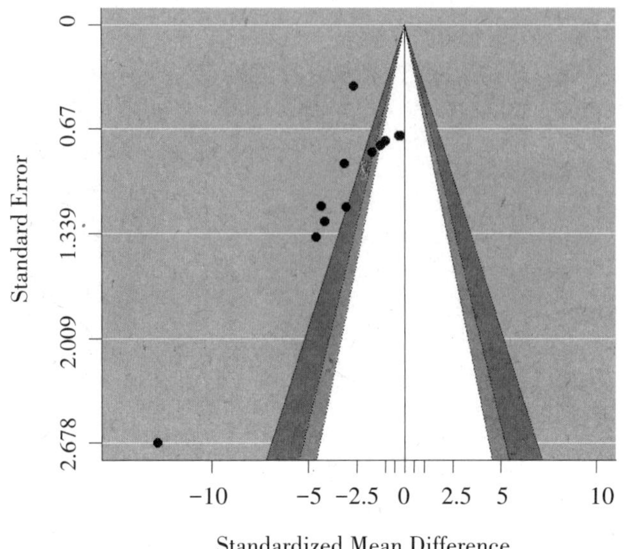


图5-41　metafor包绘制的附加轮廓线漏斗图

结果解读：经典漏斗图来提示存在不对称，结合剪补法发现，共补了三个研究，即缺失了3个研究，其中2个缺失的研究分布在无统计学显著性区域（图5-39和图5-40白色区域），1个在有统计学显著性区域，说明可能是发表偏倚导致漏斗图不对称，也可能是其他原因导致漏斗图不对称，从经典漏斗图来看，研究间异质性大也可能是一个原因（有研究落在95%虚拟线外）。

## 五、敏感性分析

系统评价的实施步骤会涉及一系列的决策，尽管大多数决策明确清晰无争议，但也有一部分决策是主观的或不明确的，因此在制作系统评价过程中，都要考察文献检索、选择合格文献、选择欲合并的数据、选择合并方法等各个步骤的决策是否影响结果，可以采用敏感性分析的方法。敏感性分析是在一定假设条件下检验所获结果稳健性的方法，改变某些影响合并结果的重要因素，重新进行Meta分析，之后并与改变条件之前的Meta分析进行比较，观察改变条件前后的结果是否发生变化，从而判断Meta分析结论的稳健性。若敏感性分析的前后结果没有本质上的改变（无改变或者变化不大），说明Meta分析结果较为可信；若敏感性分析得到不同的结果（比如分析前后结论发生逆转），提示存在与干预措施效果有关的、潜在的其他重要因素，在解释结果和下结论时应非常慎重。

敏感性分析的方法很多，如改变效应模型、改变效应量、剪补法、考察单个研究的影响、失安全系数法、选择模型法等，本节中主要介绍剪补法、考察单个研究的影响、失安全系数法等三种方法在R软件中的实现。

（一）剪补法

剪补法（Trim and Fill Method）由Duval和Tweedie提出，最初用于识别和校正由发表偏倚引起的漏斗图不对称。虽然它基于发表偏倚会造成漏斗图不对称的假设，采用迭代方法估计缺失研究的数量，但其意义并不在于估计缺失研究的具体数目，而在于判断结果的稳健性。剪补法在添补一部分研究后，重新进行Meta分析，如果合并效应量估计值与剪补之前变化不明显，说明发表性偏倚影响不大，结果比较稳健，因此它实际上是一种敏感性分析的方法。

该方法的核心问题是估计缺失研究的数量，可以利用非参数统计方法来实现，但计算过程比较复杂，可以利用一些软件来实现，R软件meta包的trimfill（）函数和metafor包的trimfill（）函数均可以实现这一方法，两者操作均比较简单，此处仅以meta包的trimfill（）函数对益生菌数据进行分析，具体过程如表5-11所示：

**表5-11　meta包实现剪补法**

```
##加载包
> library(meta)
> library(xlsx)
##导入数据
> tsiouris <-read.xlsx("c:/tsiouris.xlsx",1)
##拟合模型
> metares <- metacont(n.e=n1, mean.e=m1, sd.e=sd1, n.c=n2, mean.c=m2, sd.c=sd2, data=tsiouris,
sm="SMD", studlab=study)
##实现剪补法,并显示主要结果
> metares.tf<- trimfill(metares)
> summary(metares.tf)
##绘制剪补漏斗图
> funnel(metares.tf)
```

数字化结果如下，剪补漏斗图如图5-42所示。

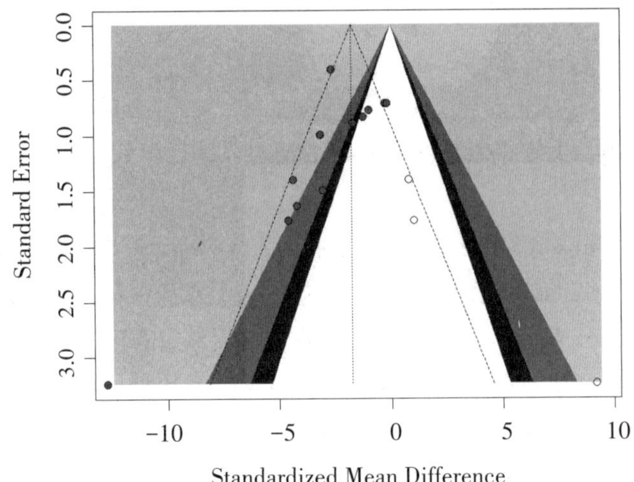


图5-42 meta包绘制剪补后附加轮廓线漏斗图

Number of studies combined: k = 15 （with 3 added studies）

SMD 95%-CI z p-value

Random effects model -1.7901 [-2.8497; -0.7305] -3.31 0.0009

Quantifying heterogeneity:

tau^2 = 2.7215; H = 1.98 [1.54; 2.56]; I^2 = 74.6% [57.9%; 84.7%]

Test of heterogeneity:

Q d.f. p-value

55.15 14 < 0.0001

Details on meta-analytical method:

- Inverse variance method

- DerSimonian-Laird estimator for tau^2

- Trim-and-fill method to adjust for funnel plot asymmetry

结果解读:

从数字化结果和漏斗图（图5-43、图5-44）来看，剪补后增加了3项研究；经剪补后，随机效应模型效应值点估计、95%的置信区间估计为-1.79[-2.85,-0.73]与剪补前的-2.31[-3.31，-1.31]无根本性变化，提示该Meta分析结果稳健。

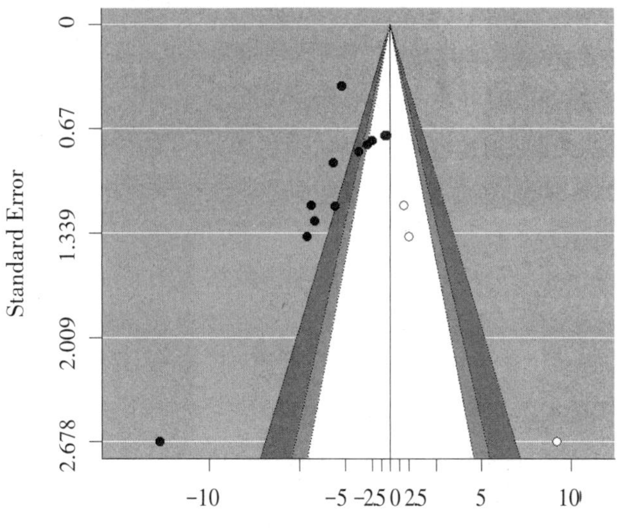


图5-43 meta包绘制剪补后附加轮廓线漏斗图

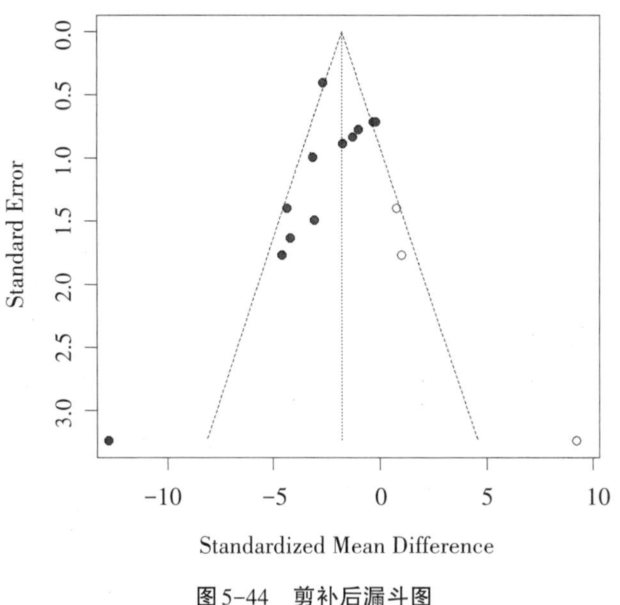


图5-44 剪补后漏斗图

（二）考察单个研究对总合并效应量的影响

考察某一研究对总的合并效应量的影响，也称为“影响分析（Influence analysis）”，事实上是一种狭义的敏感性分析方法，它的基本原理是逐个剔除纳入的研究，对剩余的研究重新进行Meta分析并把新的合并效应量与总的合并效应量进行比较，查看剔除前后结果有无变化。R、Stata、RevMan等软件均可以实现这一方法，在R中，meta包的metainf（）函数可以进行单个研究的敏感性分析，每次剔除一个研究后将剩余的研究进行合并，以分析单个研究对合并结果的影响，操作相对简单。如仍以益生菌数据为例，加载包、导入数据、拟合模型过程同表5-11，选择随机效应模型计算数据，并绘制森林图，则只需以下命令：

```
>metainf（metares, pooled="random"）
>forest（metainf（metares, pooled="random"））
```

数据结果如下，森林图如图5-45所示。

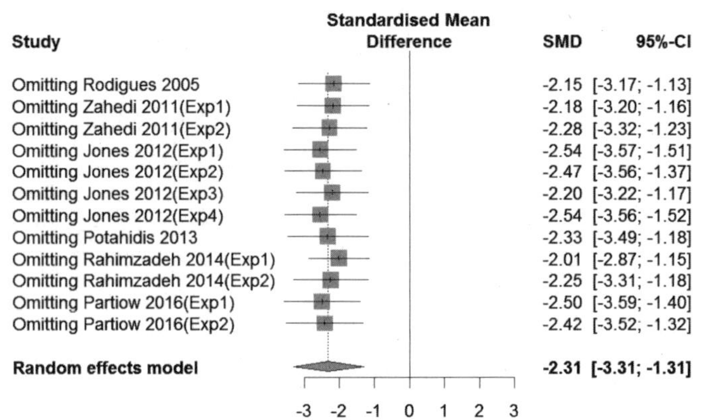


图5-45 影响分析森林图

Influential analysis （Random effects model）

SMD 95%-CI p-value tau^2 I^2

Omitting Rodigues 2005 - 2.1527 [- 3.1718; - 1.1337] <0.0001 1.7964 70.8%

Omitting Zahedi 2011 （Exp1） - 2.1800 [- 3.1954; - 1.1647] <0.0001 1.8217 71.4%

Omitting Zahedi 2011 （Exp2） - 2.2756 [- 3.3248; - 1.2264] <0.0001 1.9672 72.7%

Omitting Jones 2012（Exp1）　　-2.5392 [-3.5730; -1.5055] <0.0001　1.7485　67.6%

Omitting Jones 2012（Exp2）　　-2.4657 [-3.5628; -1.3686] <0.0001　2.1142　72.5%

Omitting Jones 2012（Exp3）　　-2.1956 [-3.2206; -1.1707] <0.0001　1.8564　71.7%

Omitting Jones 2012（Exp4）　　-2.5416 [-3.5615; -1.5216] <0.0001　1.6768　66.7%

Omitting Potahidis 2013　　- 2.3341 [- 3.4855; - 1.1827] <0.0001　2.3470　69.3%

Omitting Rahimzadeh 2014（Exp1）　- 2.0116 [- 2.8724; - 1.1508] <0.0001　1.1469　61.5%

Omitting Rahimzadeh 2014（Exp2）　- 2.2455 [- 3.3136; - 1.1774] <0.0001　1.9869　72.0%

Omitting Partiow 2016（Exp1）　- 2.4962 [- 3.5885; - 1.4039] <0.0001　2.0750　71.7%

Omitting Partiow 2016（Exp2）　- 2.4160 [- 3.5156; - 1.3163] <0.0001　2.1398　73.0%

Pooled estimate　　-2.3099 [-3.3060; -1.3139] <0.0001　1.8610　70.4%

Details on meta-analytical method:

- Inverse variance method

- DerSimonian-Laird estimator for tau^2

结果解读：剔除单个研究的敏感性分析结果显示，依次剔除每个研究后，余下所纳入的研究合并的SMD围绕-2.31左右，并无明显的变化，说明单个研究对总体合并效应量影响相差不大，也提示该Meta分析结果稳健可靠。

（三）失安全系数法

失安全系数法最初也是作为检验发表偏倚的方法，目前不少学者认为作为检验发表偏倚不合适，更宜作为分析结果稳定性的指标。目前计算失安全系数主要有Rosenthal法、Orwin法、Rosenberg法等三种方法。其基本思路是，当Meta分析的结果有统计学意义时，为排除发表偏倚的可能，要计算最少需要多少个未发表的研究报告（特别是阴性结果的研究）才能使研究结论发生逆转，Rosenthal指出，当失安全系数相比纳入文献数很大时，则说明即使存在发表偏倚，结果仍较为稳健。Mullen等提出$N/(5k+10)$指标进行定量判断，若该比值大于1，则结果稳健。R软件中metafor程序包fsn（）函数可以计算失安全系数，有Rosenthal、Orwin及Rosenberg三种算法可供选择，默认为Rosenthal法。fsn（）函数计算对象为由escalc（）数生成的yi及vi，因此fsn（）需要与escalc（）联合应用，具体过程如表5-12所示。

**表5-12　metafor包实现失安全系数法**

```
##加载包
> library(metafor)
> library(xlsx)
##导入数据
> tsiouris <-read.xlsx("c:/tsiouris.xlsx",1)
##计算单个研究的效应量及相应方差
> metafordat <- escalc(measure="SMD", m1i=m1, sd1i=sd1, n1i=n1, m2i=m2, sd2i=sd2, n2i=n2,
data=tsiouris)
##计算失安全系数
> fsn(yi,vi,data=metafordat)
> fsn(yi,vi,data=metafordat, type="Rosenberg")
```

采用Rosenthal和Rosenberg法的结果分别如下：

Fail-safe N Calculation Using the Rosenthal Approach

Observed Significance Level: <.0001

Target Significance Level:　0.05

Fail-safe N: 412

Fail-safe N Calculation Using the Rosenberg Approach

Average Effect Size:　　-2.1073

Observed Significance Level: <.0001

Target Significance Level:　0.05

Fail-safe N: 257

结果解读：Rosentha法结果显示，如果合并效应量的显著性水平由$P<0.0001$减少至某一目标$\alpha$值（如0.05）时，需要增加412个研究；Rosenberg法是将每个研究以倒方差为权重，然后计算需要多少个未发表的无效研究，把加权平均效应量的显著水平（$P$值）减少至某一目标$\alpha$值（如0.05，0.01等），Rosenberg结果显示，由加权效应量显示性水平由$P<0.0001$减少至$P<0.05$时，需要257个研究，与70（5×12+10）之比均大于1，均说明该Meta分析结论比较

可靠。

## 六、亚组分析

亚组分析是Meta分析中的常用技术，是指将全部数据按研究或个体特征分成亚组进行分析，可以用于探索Meta分析异质性来源，或用于回答特定患者、干预类型、研究设计类型等有关的特殊问题；也可以对亚组合并效应量进行相互比较。

R软件中metafor程序包虽然没有直接进行亚组分析的函数，但是可以按亚组变量计算获得亚组分析的结果，最后汇总所得结果；而meta包中各种用于Meta分析合并效应量的函数中，选择使用byvar参数即可实现亚组分析，较为方便。因此针对本节益生菌数据，选择不同益生菌（干预措施，treatment变量）为分亚组条件，使用meta包的metacont（）函数进行亚组分析的过程如表5-13所示。

**表5-13　meta包进行亚组分析过程**

```
##加载包
>library(meta)
>library(xlsx)
##导入数据
>tsiouris <-read.xlsx("c:/tsiouris.xlsx",1)
##拟合模型(选择SMD为效应量,采用随机效应模型为拟合模型,进行异质性检验、合并效应量计算)
>submetares <- metacont(n.e=n1, mean.e=m1, sd.e=sd1, n.c=n2, mean.c=m2, sd.c=sd2, data=tsiouris, sm="SMD", comb.fixed=FALSE, studlab=study,byvar=treatment)
##显示主要结果
>summary(submetares)
##绘制森林图
>forest(submetares)
```

数字结果如下

```
Number of studies combined: k = 12
                         SMD           95%-CI     z  p-value
Random effects model -2.3099 [-3.3060; -1.3139] -4.55 < 0.0001
Quantifying heterogeneity:
tau^2 = 1.8610; H = 1.84 [1.37; 2.47]; I^2 = 70.4% [46.6%; 83.6%]
```

```
Test of heterogeneity:
    Q d.f.  p-value
 37.17   11   0.0001
Results for subgroups （random effects model）:
k     SMD           95%-CI    Q    tau^2   I^2
treatment = kefir        3 -5.5231 [-9.2296; -1.8166] 8.10   7.477  75.3%
treatment = L.brevis      1 -4.5947 [-8.0641; -1.1254] 0.00       --    --
treatment = L.fermentum   4 -0.9578 [-2.1614;  0.2459] 5.85   0.7095 48.7%
treatment = L.plantarum   1 -3.0502 [-5.9706; -0.1298] 0.00       --    --
treatment = L.reuteri     1 -2.6732 [-3.4679; -1.8784] 0.00       --    --
treatment = S.boulardii   2 -1.3087 [-2.4532; -0.1641] 0.38   0       0.0%
Test for subgroup differences （random effects model）:
                 Q d.f.  p-value
Between groups   12.96    5   0.0238
Details on meta-analytical method:
- Inverse variance method
- DerSimonian-Laird estimator for tau^2
- Hedges´ g （bias corrected standardised mean difference）
```

请注意，因于本数据亚组比较多，运用表中命令绘制的亚组分析森林图显示不完整，需要运用bmp（）、jpeg（）等函数设定图片宽度和长度来调整绘制图片大小，如：

```
>bmp（"picture.bmp",height=800,width=800）
>forest（submetares）
>dev.off（）
```

森林图输出为一个bmp格式的文件储存（在工作空间里，默认在“我在文档”），益生菌数据用上述命令得到的亚组分析森林图如图5-46所示。

结果解读：数字化结果上半部分报告的是总的合并效应量、异质性检验结果，下半部分分别报告每个亚组的合并效应量、异质性检验结果。请注意，有的亚组只有一个研究，所以$Q$统计量、$I^2$、tau$^2$等异质性检验结果缺如。从数字化结果和森林图可以发现除了L. fermentum亚组外，其他亚组益生菌较对照干预差异均有统计学意义。

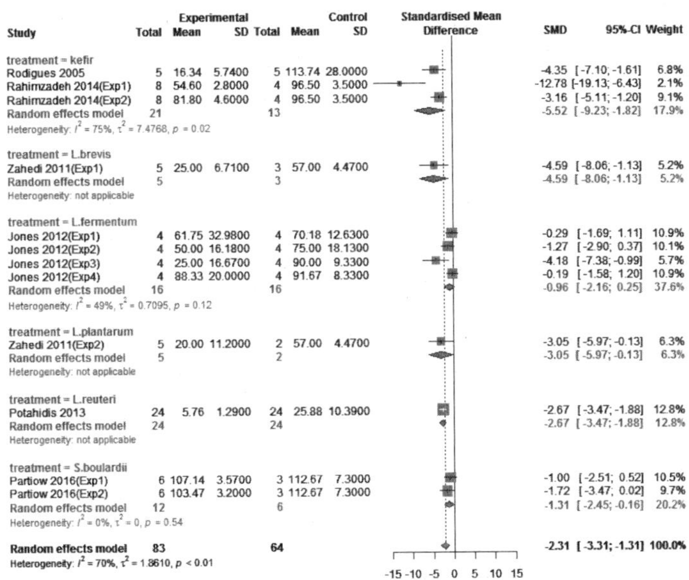

图5-46 亚组分析森林图

请注意，亚组分析从临床异质性和方法学异质性的角度探讨异质性的来源，分组因素需要从专业角度及统计学角度确定，比如可以按不同设计方案、研究质量、参加人群特征、治疗时间的长短、发表年代等进行亚组分析。尽管分组因素多样，但亚组分析每次只能按一个变量进行分析，并且对每个亚组都要进行效应量的合并；若要对两个以上的变量进行分析，则需要采用Meta回归的方法。

## 七、Meta回归

在系统评价/Meta分析制作过程中，Meta回归分析常用来探索研究间异质性的来源及大小，并进一步阐释异质性对Meta分析中合并效应的影响，其实质是一种观察性研究。它采用回归分析的方法，探讨某些试验或病例特征（协变量）对Meta分析中合并效应的影响，以试图明确各研究之间异质性的来源，探讨协变量对合并效应的影响。Meta回归分析中的协变量可以是试验干预的剂量、给药途径、疗程、患者的性别、年龄、研究的样本量等各种在研究水平上的一些特征，也可以是单个研究内所包含病例的综合特征，如患者的平均年龄、平均身高等；此外，Meta回归可以对亚组合并效应量进行相互比较，特别是适用于两个以上亚组的Meta分析数据。

R软件中，metafor程序包采用混合效应模型来探索分析异质性，rma.uni（）和ram.mv（）等函数将可能引起异质性的协变量纳入即可进行Meta回归分析；meta包的metareg（）函数可用于Meta回归，但它要引用metafor包的rma.uni（）函数。

仍以本节益生菌数据为例，以选择不同益生菌（干预措施，treatment变量）为协变量，分别采用meta包的metareg（）函数和metafor包的rma.uni（）函数进行Meta回归分析，具体代码及简要解释如表5-14所示。

表5-14　meta包和metafor包进行Meta回归分析

| 包 | 代码及简要解释 |
| --- | --- |
| meta | ##加载包<br>> library(meta)<br>> library(xlsx)<br>##导入数据<br>> tsiouris <-read.xlsx("c:/tsiouris.xlsx",1)<br>##拟合随机效应模型<br>> metares <- metacont(n.e=n1, mean.e=m1, sd.e=sd1, n.c=n2, mean.c=m2, sd.c=sd2, data=tsiouris, sm="SMD", comb.fixed=FALSE,studlab=study)<br>##进行Meta回归分析<br>> metaresnew<- update(metares, byvar = treatment,tau.common = TRUE, comb.fixed = FALSE)<br>> metaregres<-metareg(metaresnew, treatment, method.tau = "DL")<br>##显示主要结果<br>>summary(metaregres) |
| metafor | ##加载包<br>> library(metafor)<br>> library(xlsx)<br>##导入数据<br>> tsiouris <-read.xlsx("c:/tsiouris.xlsx",1)<br>##计算单个研究的效应量及相应方差<br>> metafordat <- escalc(measure="SMD", m1i=m1, sd1i=sd1, n1i=n1, m2i=m2, sd2i=sd2, n2i=n2, data=tsiouris)<br>##设定因子顺序，以“kefir”亚组为参照<br>> metafordat $treatment <- factor(metafordat $treatment, levels=c("kefir", "L.brevis", "L.plantarum","L.fermentum","L.reuteri","S.boulardii"))<br>##进行Meta回归分析<br>> rma(yi, vi, mods = ~ factor(treatment), data=metafordat, method="DL") |

如表中所示，函数参数中mods=~ type_study+year为指定回归分析所纳入的变量，注意“~”不能遗漏。当纳入的协变量包含无序定性变量时，若有*K*个类别，需要设置*K*-1个亚变量，每个亚变量都是一个二分类变量，每个亚变量均有一个估计系数。对于亚变量可由factor（）自动生成。本例中treatment即为无序定性协变量，采用factor（）产生亚变量。

meta包metareg（）函数拟合Meta回归模型结果如下：

```
Mixed-Effects Model  (k = 12; tau^2 estimator: DL)
logLik  deviance     AIC      BIC      AICc
-22.1668  20.6117  58.3336  61.7279  86.3336
tau^2 (estimated amount of residual heterogeneity):    1.3279 (SE = 1.4043)
tau (square root of estimated tau^2 value):          1.1524
I^2 (residual heterogeneity / unaccounted variability): 58.13%
H^2 (unaccounted variability / sampling variability):  2.39
R^2 (amount of heterogeneity accounted for):          28.64%
Test for Residual Heterogeneity:
QE (df = 6)  = 14.3297, p-val = 0.0262
Test of Moderators  (coefficient (s)  2:6):
QM (df = 5)  = 9.4541, p-val = 0.0923
Model Results:
estimate     se    zval   pval   ci.lb   ci.ub
intrcpt            -4.5925  1.1048  -4.1568  <.0001  -6.7579  -2.4271  ***
treatmentL.brevis     -0.0022  2.3837  -0.0009  0.9993  -4.6741   4.6697
treatmentL.fermentum    3.5360  1.3288   2.6610  0.0078   0.9316   6.1404  **
treatmentL.plantarum    1.5423  2.1838   0.7063  0.4800  -2.7378   5.8224
treatmentL.reuteri     1.9193  1.6471   1.1653  0.2439  -1.3090   5.1476
treatmentS.boulardii    3.2505  1.4933   2.1766  0.0295   0.3235   6.1774   *
Signif. codes: 0 '***' 0.001 '**' 0.01 '*' 0.05 '.' 0.1 ' ' 1
```

结果解读：将treatment变量纳入模型后，研究间异质性方差分量由1.86降为1.32，可以解释（1.86-1.32）/1.86=29%的异质性来源；拟合模型结果显示，益生菌“kefir”较其他益生菌治疗后创面占治疗前百分比有减少趋势，但只与“L. fermentum”和“S. boulardii”的差异有统计学意义，也说明不同益生菌之间的作用有差异，提示不同干预可能是异质性来源之一；metafor包提供了综合检验（Omnibus test），在默认的情况下对所有的模型系数进行检验（不包含截距项），结果显示，其他益生菌所对应的系数检验发现 $P = 0.09$，说明这5种不同益生菌差异没有统计学意义。请注意，还以选择相应的系数进行检验，例如只对第2个和第6个系数进行检验，采用btt=c（2,6）参数即可实现。

metafor包ram.uni（）函数拟合回归模型结果如下：

Mixed-Effects Model （k = 12; tau^2 estimator: DL）

tau^2 （estimated amount of residual heterogeneity）： 2.0323 （SE = 1.7594）

tau （square root of estimated tau^2 value）： 1.4256

I^2 （residual heterogeneity / unaccounted variability）：71.14%

H^2 （unaccounted variability / sampling variability）： 3.46

R^2 （amount of heterogeneity accounted for）： 8.72%

Test for Residual Heterogeneity:

QE（df = 6） = 20.7890, p-val = 0.0020

Test of Moderators （coefficient（s） 2:6）：

QM（df = 5） = 9.1726, p-val = 0.1024

Model Results:

estimate se zval pval ci.lb ci.ub

intrcpt -4.9977 1.1478 -4.3540 <.0001 -7.2474 -2.7479 ***

factor（treatment）L.brevis 0.4079 2.2803 0.1789 0.8580 -4.0614 4.8772

factor （treatment） L.plantarum 1.9524 2.1708 0.8994 0.3684 - 2.3022 6.2071

factor （treatment） L.fermentum 3.7351 1.4177 2.6346 0.0084 0.9565 6.5138 **

factor（treatment）L.reuteri 2.3245 1.8729 1.2412 0.2145 -1.3462 5.9953

factor（treatment）S.boulardii 3.6467 1.6242 2.2452 0.0248 0.4633 6.8301 *

Signif. codes: 0 ‘***’ 0.001 ‘**’ 0.01 ‘*’ 0.05 ‘.’ 0.1 ‘ ’ 1

结果解读同上，两者基本一致。

做Meta回归时，应注意的事项：确保有足够的研究纳入回归分析，至少对每个协变量模型要保证10个观察结果；预先设定研究过程中所要分析的协变量；选择少量的协变量；探索每个协变量必须符合科学原理；Meta回归分析不可能充分解释所有的异质性。

R是属于GNU系统的一个自由、免费、源代码开放的软件，是一套完整的数据处理、计算和绘图软件系统，众多统计学家为它提供了许多优秀的可以用于Meta分析的扩展包，本节只介绍了经典Meta分析中最核心的meta和metafor两个包，限于篇幅，也未能详尽、完全地展现这两个包其他强大的功能，有兴趣的读者可以阅读其自带帮助文件，也可以根据自己的研究需要学习其他Meta分析包的使用方法。

（张天嵩）

## 参考文献


1. 曾宪涛, 任学群. 应用STATA做Meta分析[M]. 2版. 北京: 中国协和医科大学出版社, 2017.

2. 田金徽, 李伦. 网状Meta分析方法与实践[M]. 北京: 中国医药科技出版社, 2017.

3. Chen J J, Duan T, Single R, et al. Hardy-Weinberg testing of a single homozygous genotype[J]. Genetics, 2005, 170（3）: 1439-1442.

4. Waples R S. Testing for Hardy-Weinberg proportions: have we lost the plot? [J] J Hered, 2015, 106（1）: 1-19.

5. Graffelman J, Moreno V. The mid p-value in exact tests for Hardy-Weinberg equilibrium[J]. Stat Appl Genet Mol Biol, 2013, 12（4）: 433-448.

6. Wang J, Shete S. Testing departure from Hardy- Weinberg proportions[J]. Methods Mol Biol, 2012, 850: 77-102.

7. Engels W R. Exact tests for Hardy-Weinberg proportions[J]. Genetics, 2009, 183（4）: 1431-1441.

8. Venables W N, Smith D M. An Introduction to R[EB/OL]. http://cran.r-project.org/.

9. Development Core Team. R Installation and Administration[EB/OL]. http://cran.r-project.org/.

10. Development Core Team. R Data Import/Export[EB/OL].http://cran.r-project.org/

11. 张天嵩, 钟文昭, 李博. 实用循证医学方法学[M]. 2版, 长沙: 中南大学出版社, 2014.

12. Tsiouris C G, Kelesi M, Vasilopoulos G, et al. The efficacy of probiotics as pharmacological treatment of cutaneous wounds: Meta-analysis of animal studies[J]. Eur J Pharm Sci, 2017, 15, 104: 230-239.

13. Higgins J P T, Green S. Cochrane Handbook for Systematic Reviews of Interventions[M]. Version 5.1.0, The Cochrane Collaboration, 2011.

14. Schwarzer G. The meta Package[EB/OL]. http://cran.r- project.org/web/packages/meta/meta.pdf.

15. Viechtbauer W. Package "metafor"[EB/OL]. http://cran.r- project.org/web/packages/metafor/metafor.pdf.

16. 张天嵩, 董圣杰, 周支瑞. 高级 Meta 分析方法——基于 Stata 实现[M]. 上海: 复旦大学出版社, 2015.

17. 张天嵩, 熊茜, 袁婷. 附加轮廓线漏斗图的绘制在 R 软件中的实现[J]. 循证医学, 2013, 13 (10): 307-309; 313.

18. 张天嵩, 张苏贤. 如何实现 Meta 分析中不同亚组合并效应量的比较[J]. 中国循证医学杂志, 2017, 17 (12) : 1465-1470.

# 第六章　系统评价/Meta分析在基础医学领域中的发展

近年来在全球范围内对基础科学研究的重视度均呈现逐年上升的态势，各国纷纷投入大量的科研基金用于卫生保健和医学基础研究，其主要目的是期望通过从整体水平、器官水平、细胞水平、亚细胞水平和分子水平等不同层次的相关研究，探索生命活动的基本规律，揭示疾病发生、发展和转归的一般规律，为产出有效的防病治病、卫生保健、益寿延年和提高生活质量等方面措施提供基础理论依据，最终为人类的健康服务。

## 第一节　基础研究简介

### 一、基础研究的定义

联合国教科文组织将基础研究定义为“为了取得根本原理的新知识而开展的实验工作或理论工作，不考虑其有何特别的或具体的应用”，基础研究是以探索未知、认识自然现象、揭示客观规律和发展科学理论为主要目的的科学活动。但由于基础研究与实际应用的关系愈来愈密切，以有无直接应用目的来划分研究的性质在现代已愈来愈困难。因此，自然科学的基础研究又分为自然科学技术基础研究（纯基础研究）和应用科学技术基础研究（应用基础研究），在我国通常将联合国教科文组织定义的基础研究称为纯基础研究，把有一定应用背景的定向性基础研究称为应用基础研究。

医学类科研项目大多都属于应用基础研究，为防病治病、优生优育、人类健康服务。它是以认识和探索与医学相关的自然现象，获取新知识、新原理、新方法为主要目标的实验性和理论性工作；运用实验仪器、设备和工具等手段，在人为控制条件下通过实验的方法认识和掌握、研究机体的结构组成、功能代谢、疾病发生发展过程以及药物与机体相互作用规律等有关知识。

## 二、基础医学研究的发展和趋势

临床医学的理论和实践与基础研究密切相关。基础理论的发展促进了临床医学的发展。反之，临床医学实践遇到的问题也不断地向基础理论提出新的要求，进而促进医学基础理论的发展，两者相互依赖、相辅相成。自古以来，无论中国医学经典著作《内经》、欧洲医学经典著作《医经》、阿拉伯医学经典著作《医典》，均有人体器官形态与功能的描述。

随着16世纪欧洲的文艺复兴，自然科学蓬勃发展，医学亦在传统的经验医学基础上开展了生物领域的实验，开创了医学基础研究的新历史时期。例如：比利时医生安德烈·维萨列斯（Andreeas Vesalius）1543年出版了《人体构造论》，成为现代解剖学的奠基人。英国医生威廉·哈维（William Harvey）1628年发表了《心脏运动论》，采用动物进行实验研究证明循环系统是一个密闭的系统。意大利病理解剖学家乔瓦尼·巴蒂什·莫尔加尼（Giovanne Battista Morgagni）1761年发表《论疾病的位置和原因》，证明了症状与体内病变的关系。19世纪中叶，病理生理学创始人法国的克劳代·伯纳德（Claude Bernard），首先倡导在动物身上复制人类疾病的模型，用实验的方法来研究疾病发生的原因和条件以及疾病过程中机能、代谢的动态变化。德国病理学家鲁道夫·菲尔绍（Rudolf Virchow）1858年出版《细胞病理学》，将疾病研究深入到细胞层次。德国诺道夫·布克海姆（Rudolf Buchheim）建立了第一个药理实验室，使药理学成为一门独立的学科。法国的路易·巴斯德（Louis Pasteur）和德国的罗伯特·柯霍（Robert Koch）发现细菌以及发明疫苗开创了实验微生物学。德国的雅各布·施莱登（Jacob Schleiden）和索多·施旺（Theodor Schwann）创立了细胞学说。弗兰西斯·克里克（Francis Crick）和詹姆士·华生（James Watson）于1953年建立了DNA双螺旋结构模型，标志着分子生物学的产生。这些学者的实验研究都为医学基础研究做出了里程碑式的贡献。

科学技术的发展为医学基础研究提供了全新的研究策略和手段：显微镜、组织化学、同位素技术、细胞分离和培养技术的发明与应用将医学基础研究从整体、器官水平推向细胞水平；电子显微镜的发明又将形态学的研究深入到亚细胞结构水平；现代分子生物学技术的发展又把人们的研究水平引入到基因领域。经典的机能实验常用切除某个器官的方法来研究有关器官的功能，现在已可用“分子外科手术”从动物基因组中敲除某个基因的方法，研究机体发育、机能代谢、行为的遗传改变及某些疾病的发病机制。当前医学基础研究可以从整体水平、器官水平、细胞水平、亚细胞水平和分子水平等不同层次着手进行对机体结构、机能、代谢等方面的研究。

## 三、基础医学研究与临床医学研究的差异

### （一）研究性质和目的不同

基础医学研究在本质上属于理论科学，为纯基础研究或应用基础研究，而临床医学研究在本质上属于应用研究。应用研究是指有明确的应用目的，为了进一步发展某门技术、提高生产率、拓宽应用领域、开辟新的生产力和生产方向所进行的研究活动。

基础医学研究的目标是探索和认识生命的本质和规律，探索疾病病因、发病机制及自然史，探索健康与疾病的机制与规律，为产出有效的防治疾病、保健、益寿延年和提高生活质量对策措施提供理论依据，以指导医学的实践活动。

临床医学研究主要是以解决临床上诊断和治疗的问题为目的，通过研究对疾病进行科学准确的诊断和及时有效的治疗，从而恢复人的健康，改善人的生命质量。诊断试剂、诊断方法、诊断或治疗仪器的研究以及药物、药剂和保健品的临床研究大都归于这一类。

基础医学研究是临床发展的动力，临床应用是基础医学研究的目的。

### （二）研究对象不同

基础医学研究的研究对象广泛，可以是人、动物或微生物，也可以是取自人或动物体的器官、组织或细胞等。实验动物包括小鼠、大鼠、蛙、兔、豚鼠、猫、猪、犬、猴等多种种属，除动物种属区别外，还需根据研究目的的不同选择不同的动物品系、遗传背景、微生物背景、年龄、性别和体重等。实验环境和饲养条件也可能对基础研究的实验动物产生影响。

与临床研究相比，选择动物、微生物或其他离体组织/器官作为研究对象的基础研究具有许多独特的优点：

1. 可以更严格地控制实验条件；

2. 可以对实验对象进行有害或可能有害的因素研究；

3. 可以直接获取反映实验效应的样本资料，如可把一些重要器官取出进行测定等；

4. 多数实验动物传代比人类快得多，可以培育基因型明确的品系或有各种遗传缺陷的特殊品系动物（如裸鼠、高癌率鼠等），为遗传、免疫、肿瘤研究提供极大便利。

由于实验动物与人的种属差异，当以人体反应为衡量标准将动物实验结果与临床研究结果相比较时，可能遇到真阳性、真阴性、假阳性和假阴性四种不同结果。以药物毒性研究为例，前两者表示在动物实验中获得的药物毒性作用与人体研究结果基本相同，表现出药物反应的种属相似性，但这只是反映在定性上相同，而在定量上肯定存在差异；后两种情况表示研究结果的种属差异性。所以说以动物实验得到的疗效结果与人体的反应并不完全一致，因此不可将其结果完全外延至人体。

（三）评价指标选择侧重点不同

医学研究的目的是寻求维护人类健康和防治疾病的最佳途径和方法，以达到增进人类健康、延长寿命和提高劳动能力的目的。因此，各类研究都需选择评价指标以判断研究的效果。

临床研究选择的评价指标多为已被大量证据证实的能反映疾病变化的各类临床相关指标，包括疾病临床终点指标（如死亡、残疾、功能丧失）、影响疾病进程的重要临床事件（如心肌梗死、骨折的发生），也可以是评价社会参与能力（残障）、生活能力（残疾）、临床症状和/或体征、心理状态等内容的相关量表或其他形式的定量、半定量或定性的指标；也可以是通过一些仪器和实验室检查等手段获得的一些客观数据或检查结果，主要包括病理生化等指标，如病理检查结果、细菌培养、血脂、血压等；还可以是根据流行病学、治疗学、病理生理学或其他科学的证据，能够合理预测临床受益或者对临床终点指标存在疗效的替代终点指标。

基础医学研究由于其要扩展已知的规律，进入未知的领域，因此具有较大程度的探索性和不确定性，研究结果通常不能被精确地预见。而且，基础研究的成功在很大程度上取决于研究者（个人和群体）敢于破除迷信，在观测和分析新现象中提出新的假说和理论，并在实验中验证。因此，基础医学研究所选择的评价指标除上述临床相关指标外，还包括一些实验室指标、仪器检测或影像学结果。这些指标可以只是一些中间指标，也可以是一些与疾病最终结局无关的功能或症状测量指标，可以不具备直接影响发病率和死亡率的作用，甚至可以是没有证据支持的动物实验或其他基础研究的推论假设指标。

（四）研究方案设计不一致

从20世纪70年代后期开始，临床流行病学得到了迅速发展和完善，并由此建立了一整套先进的临床科研方法学，其中特别强调临床科研设计、测量和评价的科学性，并在此基础上总结出一系列严格评价资料的方法和标准。

基础医学研究属于探索性研究，其研究领域涉及人体解剖学、人体组织学、人体胚胎学、人体生理学、医学生物化学、医学生物物理学、医学分子生物学、人体免疫学、医学微生物学、医学寄生虫学、人体病理学、病理生理学、医学遗传学和药理学等多门学科，研究对象、研究方法及实验技术可选择项目众多，对研究设计方案很难形成一套统一的标准。

## 第二节　基础医学研究面临的挑战

基础医学研究对阐明单因素疾病（如单基因病、某些传染性疾病等）的病因并对其进行准确诊断和有效防治发挥了巨大作用。然而，随着人类疾病谱的明显改变，以肿瘤、心血管疾病、遗传和代谢性疾病等为代表的多因素疾病的危险性正在急剧上升，基础医学研究越来越感到无能为力和束手无策。以肿瘤为例，在20世纪60年代美国政府曾推出了两项雄心勃勃的科学计划：一项是人类登月计划；另一项是征服癌症计划。不到10年时间，人类成功地登上了月球。但到目前为止，半个世纪过去了，仅美国用于肿瘤的研究经费就多达2000亿美元，全球合计高达4000亿美元，但却连癌症的发病机理都没有研究清楚，更不用说征服癌症了，仅仅“收获”了156万篇相关的研究性论文。

此外，大量的基础医学研究成果结论不一致的现象较为普遍。2011年《Nature Reviews》刊登了一项全球性调查，结果显示衡量药品疗效的二期临床试验成功率在5年间由28%降至18%，其中前期结果可重复性欠缺是导致二期试验成功率下降的一个重要因素。同年《Science》也曾用较大篇幅对科研成果的可重复性问题进行了深入探讨，结果显示：即便在许多高端权威期刊中发表的研究结果，同样存在研究结论不一致或难以重复的问题。为此，很多学者也提出多种理由来解释为何重现实验结果如此之难。例如，实验中使用的技术方法日益烦琐导致实验复杂性的增加，不同实验室使用的设备或材料可能存在不同导致结果出现差异等。实验中的变量越多，意外发生小错误（小偏差）的可能性就越大，这些小错误（小偏差）会累积起来最终对试验结果构成某种影响。加上，基础研究中很少采用“盲法”实验，导致研究者更“青睐”能证明实验成功的数据。

目前的基础研究在一定程度上可以说秉承了西方医学方法学的“精髓”，即机械还原论。机械还原论认为各种生命现象都可以被还原成基本的单元，个体可以分解为不同器官，进而不同组织、不同细胞直至不同基因或分子，依次层层递进。在研究思路上将生命的运动形式归结为机械运动形式，将疾病的病理基础和发病机理还原分解为单个生物分子的改变，用低级机械运动形式的规律代替高级生命运动形式的规律。因此，这种思维方式指导下的基础研究是片面的、孤立的。摸得越认真、越细致、越深入，离掌握“整体”的全貌也就越来越远。尽管伴随系统生物学及生物信息学在医学研究中的应用，这种零敲碎打的研究方式得到一定程度的纠正，但大多数成果是建立在细胞系水平或模式生物水平（小鼠、大鼠、果蝇和线虫），这些成果是否能真正反映人体内的情况依然不得而知。尽管基础研究在各个领域的研究越来越深入，但基础研究获得的成果向临床的转化率很低，临床科学问题解决速度远远落后于基础研究的步伐，分子水平的探索似乎使我们陷入了“不识庐山真面目，只缘身在此山中”的尴尬境地。

科技成果转移转化是卫生与健康科技创新的重要内容，是加强科技创新和卫生与健康事业发展紧密结合的关键环节，科技成果转移转化的迫切需求促使医学学科模式由传统的相对独立划分领域的研究模式向强调互动交融、着眼于解决实际问题的研究模式转型，在这种背景下转化医学理念应运而生。转化医学是致力于克服基础研究与临床和公共卫生应用严重失衡的医学新模式，是有效沟通基础研究和临床诊疗的桥梁，其核心在于针对临床出现的问题，深入开展基础研究，将医学生物学基础研究成果迅速有效地转化为可在临床实际应用的理论、技术、方法和药物，使患者和民众健康直接地、更快地受益于科技发展，同时临床上出现的问题又能及时反馈到实验室，进行更深入的研究，推动医学全面可持续发展。这是促进医学基础研究成果迅速有效地转化为可在临床实际应用的理论、方法技术和药物的重要战略，同时也对医学基础研究提出了新的挑战。

## 第三节　基础医学领域开展系统评价/Meta分析的必要性

### 一、基础医学研究的现状及存在的问题

动物实验和细胞实验是基础医学研究的两种主要手段。以动物实验为例，一些新型诊疗技术和创新手段的研究和发展，均需要通过以动物实验为代表的

基础研究加以确证和改进。同时，医学科研往往涉及临床、医技和基础等多学科，动物实验作为贯穿多学科的研究内容，是医学课题研究到科技成果应用中的重点环节，也是保证科研成果独立完整和提高科研项目成熟度的重要方面。

尽管目前随机分配、分配隐藏和盲法已被认为是降低一个临床试验的内在偏倚风险，确保其研究质量的基石。而且，已有很多研究显示：如果一个临床随机对照试验未实施分配隐藏、盲法，其结果仍会分别夸大30%和17%左右。在动物实验方面亦是如此，越来越多的研究也显示：随机分配、分配隐藏和盲法同样是降低一个干预性动物实验内在偏倚风险的重要措施。对各种偏倚风险的严苛控制，将有助于降低动物实验结果向临床转化的风险。但在方法设计方面普遍存在的一些问题大大降低了临床前动物实验的真实性和可靠性，令人遗憾的是，迄今为止动物实验方法质量普遍并不高。印度学者Umme Aiman等人对发表在印度期刊上的干预性动物实验进行回顾性分析后发现：在纳入的298个动物实验中，仅37.4%的动物实验研究进行了随机分组，而且无任何一个动物实验研究说明其具体的随机方法。仅9.9%的动物实验研究实施了“盲法”，且无任何一个动物实验研究报告其样本计算依据。此外，牛津大学的Jennifer A. Hirst等学者的研究亦显示：仅29%和15%干预性动物实验进行了“随机分配”和实施了“隐蔽分组”，仅35%的动物实验研究实施了“盲法”，未实施“随机化”和“盲法”的动物实验更容易得出阳性结果。国内有学者对国内外已发表的1999篇动物实验的现状及方法质量进行回顾和对比分析后发现：虽然发表在国外期刊上的动物实验在“随机分组方法（29.08% vs 22.71%）、隐蔽分组的实施（1.39% vs 0.94）、动物随机安置（5.78% vs 0.13%）、盲法的实施[针对动物饲养者/研究者（5.58% vs 2.34%）、结果测量者（9.36% vs 6.01%）]以及随机性结果评估（48.01% vs 46.56%）”方面的实施比例均高于中文期刊上发表的动物实验，但其实际的实施比例依然较低。除随机性结果评估方面的实施比例接近50%外，其余重要的影响干预性动物实验方法质量的环节，如随机分组方法实施比例低于30%，隐蔽分组、盲法和动物随机安置等方面的实施比例甚至低于10%。

高质量的研究不仅需要严谨、科学的设计方法，更需要对研究结果进行规范化的报告。Kilkenny等人对来自英国和美国公共基金资助的动物实验的报告质量进行回顾性分析后发现（纳入271个动物实验）：仅59%的动物实验阐述了该实验的假设和目的、动物的实验数量和所用实验动物的基本特征，30%的实验未描述其统计学方法以及未采用正确的统计指标描述统计结果。此外，我们通过检索国内4个主要医学数据库（中国生物医学文献数据库、中国期刊全文数据库、中国科技期刊全文数据库和万方数据），对发表在国内期刊的动物实验的方法质量进行回顾性分析后发现（纳入4632个动物实验）：仅35.29%的研究在背景部分解释所用动物种类和模型的选择依据，或阐述科学目的、适用范围以及该研究与人体生物学的关联程度，仅23.68%和20.23%的研究报告了动物饲养场所和条件，绝大部分研究（99.98%）未报告样本量计算及其依据，0.37%的研究报告了该研究方法或研究发现对于替代、优化或减少动物使用（3R原则）的意义，仅6.20%的研究报告是否或如何使本研究成果转化到其他物种或系统，包括与人体生物学相关的研究。

## 二、基础医学领域开展系统评价/Meta分析的目的和意义

综上所述，目前已发表的基础研究领域下相关研究，无论是在实验设计和实施阶段，还是在报告阶段，均存在较多问题。以动物实验为例：1.国内外已发表的动物实验在设计和实施阶段不重视“随机、分配隐藏和盲法”等措施的有效实施，导致其结果向临床转化时的风险增高，甚至有可能误导后续临床试验的立项与开展，同时造成对实验动物和有限的卫生资源的巨大浪费；2.国内外已发表的干预性动物实验研究报告存在较为严重的不充分和不完整现象，使得证据使用者难以从其研究报告中获知充分信息，难以了解其实验实施的全过程，严重阻碍了其结果的科学性和实用价值，最终导致其结果的转化率和利用率低下。因此，有必要对动物实验进行系统评价（Systematic Review，SRs）和/或Meta分析（Meta-analysis，MA），为今后临床研究的开展提供可靠证据。

目前，开展动物实验的系统评价/Meta分析已被认为是探索提升动物实验对临床研究指导价值的有效途径。Pound等组成的RATS小组（Reviewing Animal Trials Systematically Group）认为开展动物实验系统评价/Meta分析的目的有两个：一是后效评估动物实验，回顾性比较动物模型是否使用得当；二是降低将动物实验所获结果引入临床的风险。动物实验研究的系统评价可在即将开展的临床试验中计算效能时增加估计疗效的精度，降低假阴性结果的风险，可用于决定动物实验结果何时可被临床接受，以终止不必要的临床试验，更好地促进动物实验向临床研究转化。

# 第四节　基础医学领域系统评价/Meta分析的研究现状

## 一、动物实验系统评价/Meta分析的研究现状

### （一）动物实验系统评价/Meta分析发表情况

唐晓宇、马彬等人以“（animal experimentation[Tiab] OR animal experiments[Tiab] OR animal experiment[Tiab] OR animal study[Tiab] OR animal studies[Tiab] OR animal research[Tiab]）AND（Mice[Tiab] OR Mus[Tiab] OR Mouse[Tiab] OR Murine[Tiab] OR Rats[Tiab] OR Rat[Tiab] OR Murinae[Mesh] OR Pigs[Tiab] OR Pig[Tiab] OR Swine[Tiab] OR Swines[Tiab] OR Guinea Pigs[Mesh] OR Rabbits[Tiab] OR Rabbit[Tiab] OR Dogs[Tiab] OR Dog[Tiab] OR Dogs [Mesh] OR Canine[Tiab] OR Canines[Tiab] OR Canis[Tiab] OR Sheep[Tiab] OR Sheeps[Tiab] OR Goats[Tiab] OR Goat[Tiab] OR Monkey[Tiab] OR Monkeys[Tiab]）AND（Meta analysis[Tiab] OR Meta analyses[Tiab] OR systematic review[Tiab] OR Meta-analysis[Publication Type] OR Meta- analysis as Topic[Mesh]）”为检索式，检索PubMed、Embase、Cochrane Library以及BIOSIS Previews数据库；以“（动物OR鼠OR兔OR猴OR猪OR狗OR羊OR猿OR猩猩OR蛙OR蟾蜍）AND（系统评价OR统综述ORMeta分析OR荟萃分析）”为检索式，检索中国生物医学文献数据库（CBM）、中国知网（CNKI）、万方数据资源和重庆维普（VIP），时间截至2015年12月。共检索到610篇动物实验系统评价/Meta分析研究，其中在国外期刊发表537篇，在中文期刊发表73篇。自第一篇动物实验系统评价/Meta分析于1979年发表，呈现不断增长趋势（图6-1）。从分布国家来看，排在前5位的分别是美国（36.6%，223/610）、英国（24.8%，151/610）、中国（13.0%，79/610）、德国（4.9%，30/610）和荷兰（4.6%，28/610）（图6-2）。从发表期刊来看，国外期刊排前5位的分别为《PLoS One》（4.8%，29/610）、《Stroke》（1.1%，7/610）、《International Journal of Pharmacology》（1.1%，7/610）、《Resuscitation》（1.0%，6/610）、《The International Journal of Oral & Maxillofacial Implants》（0.8%，5/610）、《Scientific Reports》（0.8%，5/610），中文期刊排前5位分别为：《中国组织工程研究与临床康复》（1.5%，9/610）、《中国循证医学杂志》（1.3%，8/610）、《中华中医药杂志》（0.5%，3/610）、《现代预防医学》（0.3%，2/610）、《中国神经再生研究（英文版）》（0.3%，2/610）、《中华危重病急救医学》（0.3%，2/610）（表6-1）。

表6-1 发表动物实验系统评价/Meta分析的期刊一览表(中英文期刊排名前5位)

| 杂志名称(英文) | 数量 | 杂志名称(中文) | 数量 |
|---|---|---|---|
| PLoS One | 29 | 中国组织工程研究与临床康复 | 9 |
| Stroke | 7 | 中国循证医学杂志 | 8 |
| International Journal of Pharmacology | 7 | 中华中医药杂志 | 3 |
| Resuscitation | 6 | 中华危重病急救医学 | 2 |
| The International journal of oral & maxillofacial implants | 5 | 中国神经再生研究(英文版) | 2 |
| Scientific Reports | 5 | 现代预防医学 | 2 |

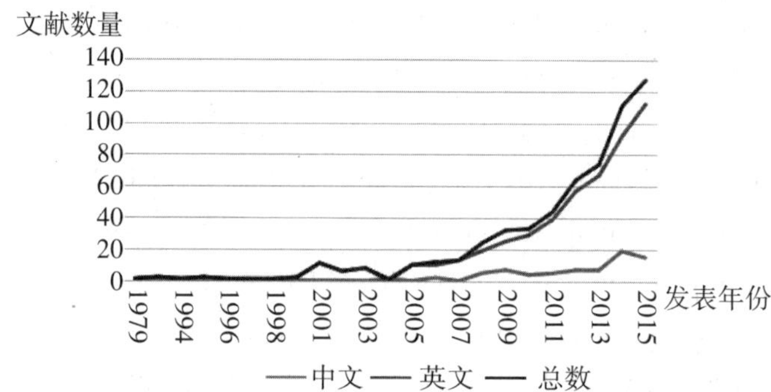


图6-1 动物实验系统评价/Meta分析发表数量随时间变化趋势

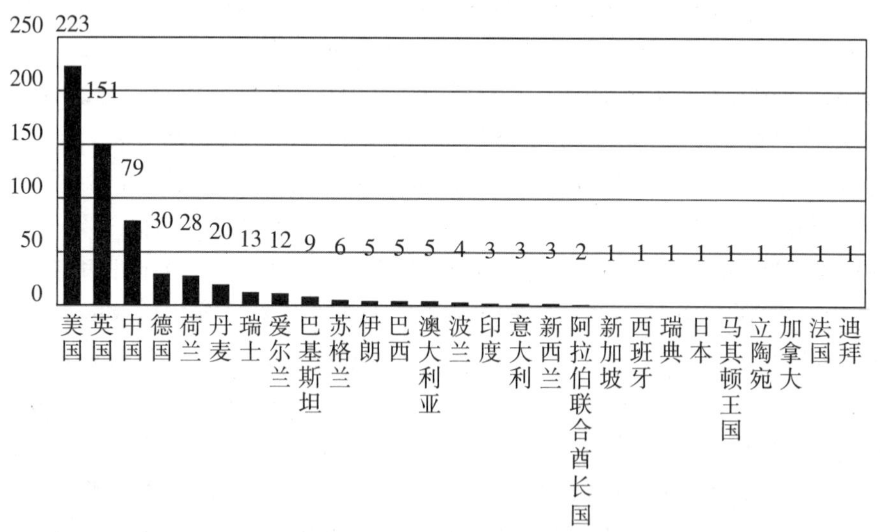


图6-2 发表动物实验系统评价/Meta分析研究的国家

（二）动物实验系统评价/Meta分析基本特征

已发表的610篇动物实验系统评价/Meta分析研究中，纳入研究数量的中位数为19（四分位间距：10～45），纳入动物数量的中位数为436（四分位间距：197.5～880.5）。就动物种属而言，排在前5位的分别为鼠（81.5%，497/610）、兔（24.1%，147/610）、犬（21.3%，130/610）、猪（14.1%，86/610）、灵长类（11.8%，72/610）（图6-3），干预类型排前三位的分别为药物-化学物质（50.8%，310/610）、外科干预（20.3%，124/610）、行为-饮食（9.7%59/610）。

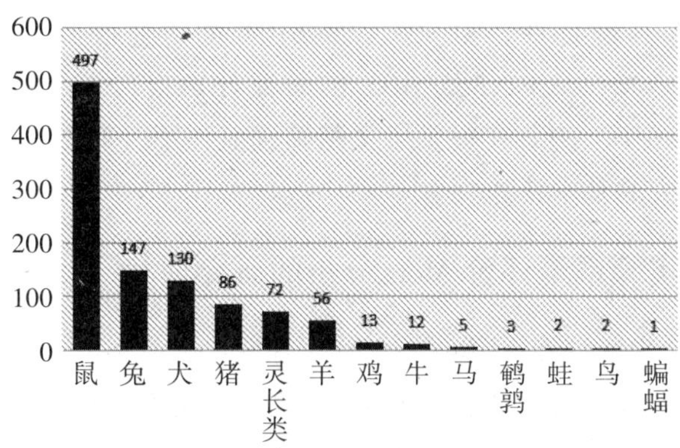


**图6-3　已发表的动物实验系统评价/Meta分析研究中涉及的动物种属情况**

（三）动物实验系统评价/Meta分析方法特征

1.动物实验系统评价/Meta分析的检索特征

已发表的610篇动物实验系统评价/Meta分析研究中，其检索数据库的中位数为3（四分位间距2～4），其中22.8%（139/610）的研究仅检索一个数据库，22.5%（137/610）的研究仅检索两个数据库。常检索的英文数据库依次为PubMed（62.6%，382/610）、Medline（27.4%，167/610）、Embase（38.5%，235/610）、Cochrane Library（20.0%，122/610）、Web of Science（12.3%，75/610），常检索的中文数据库依次为CNKI（11.6%，71/610）、VIP（7.5%，46/610）、WanFang Data（7.4%，45/610）、CBM（6.1%，37/610）。就补充检索而言，仅一半左右的研究（51.1%，312/610）进行了补充检索，其中具体途径依次为纳入研究的参考文献列表（44.9%，274/610）、手工检索重要期刊（11.5%，70/610）、谷歌等搜索引擎（5.6%，34/610）、灰色文献或未发表数据（1.6%，10/610）、联系相关作者（1.6%，10/610）、相关会议摘要（0.7%，4/610）。

2.动物实验系统评价/Meta分析研究的偏倚风险评估

已发表的610篇动物实验系统评价/Meta分析研究中，仅41.6%（254/610）的研究对纳入研究的偏倚风险进行评估，其中使用SYRCLE动物实验偏倚风险评估工具和CAMARADES清单的比例仅分别为4.7%（12/254）和16.3%（40/245）。

（四）动物实验系统评价/Meta分析报告特征

已发表的610篇动物实验系统评价/Meta分析研究中，72.0%（439/610）的研究报告了纳入/排除标准，41.8%（255/610）的研究报告了文献筛选方法，32.0%（195/610）和59.8%（365/610）的研究分别报告了资料提取方法和内容，50.7%（309/610）的研究提供了文献筛选流程图，41.1%（251/610）的研究提供了纳入研究的基本特征。

## 二、细胞实验系统评价/Meta分析的研究现状

（一）细胞实验系统评价/Meta分析发表情况

赵璐璐、马彬等人以“（细胞实验 OR 临床前实验 OR 原始实验 OR 原始研究）AND（系统评价 OR Meta分析 OR 荟萃分析）”为检索式检索CBM、CNKI、万方和VIP数据库；以“（pre-clinical study OR pre-clinical studies OR cell experiments OR cell experiment OR cell test OR vitro experimental OR In-vitro studies OR in vitro experiment OR in vitro experiments OR in vitro experiment OR invitro experiments）AND（Meta analysis OR Meta analyses OR systematic review OR Meta-analysis[Publication Type] OR Meta-analysis as Topic[Mesh]）”为检索式检索PubMed数据库，时间截至2017年10月。共检索到82篇细胞实验系统评价/Meta分析研究，其中发表在国外期刊79篇、发表在中文期刊3篇。第一篇细胞实验系统评价/Meta分析研究于1999年发表于《Journal of Cancer Research and Clinical Oncology》以来，其数量呈现逐年递增趋势（图6-4）。从分布国家来看，排在前10位的分别为中国、美国、荷兰、英国、意大利、巴西、加拿大、印度、德国、伊朗（图6-5）。

（二）细胞实验系统评价/Meta分析基本特点

目前已发表的82篇细胞实验系统评价/Meta分析中，大部分研究只使用（60.98%，50/82）肿瘤细胞。在实验组细胞数量种类方面，75.61%（62/82）的研究使用多种细胞（2种以上），其中10.98%（9/82）的细胞来源相同。不足1/2的研究（48.15%，39/81）设置了对照组，其中36.59%（30/82）为空白对照，

1.22%（1/82）为PBS对照，9.76%（8/82）为蒸馏水对照（表6-2）。

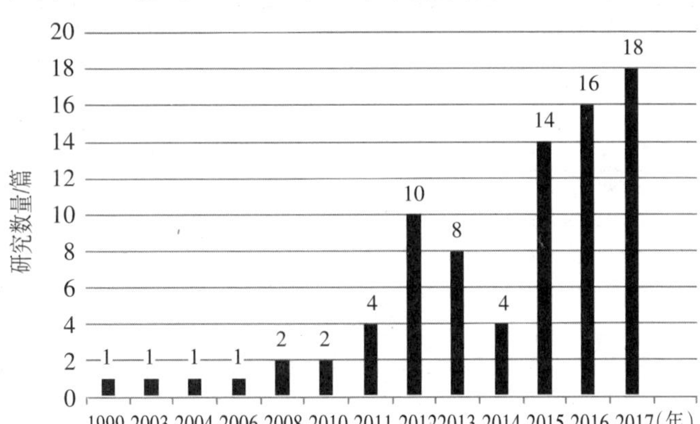


图6-4　　细胞实验系统评价/Meta分析发表数量随时间变化趋势

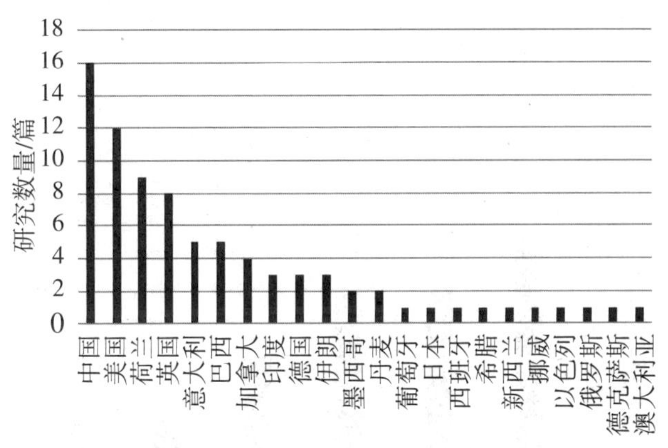


图6-5　　发表细胞实验系统评价/Meta分析研究的国家

已发表的82篇细胞实验系统评价/Meta分析研究中，结局指标检测方法的数量的中位数为2，四分位间距为2～3，结局指标的检测方法排前三位的分别是：蛋白表达（53.66%，44/82）、基因表达（43.90%，36/82）和增殖活性检测（43.90%，36/82）（图6-6）。

表6-2 细胞实验系统评价/Meta分析基本特征

| 特征分类 | 频数（$N$=82） | 比例（%） |
|---|---|---|
| 细胞类型 | | |
| 肿瘤细胞 | 50 | 60.98 |
| 正常细胞 | 28 | 34.15 |
| 两者兼有 | 4 | 4.88 |
| 实验组细胞数量 | | |
| 1种 | 15 | 18.29 |
| 2种及2种以上 | 62 | 75.61 |
| 细胞来源相同（实验组细胞数量≥2种） | 9 | 10.98 |
| 设立对照组 | | |
| 空白对照 | 30 | 36.59 |
| PBS对照 | 1 | 1.22 |
| 蒸馏水对照 | 8 | 9.76 |

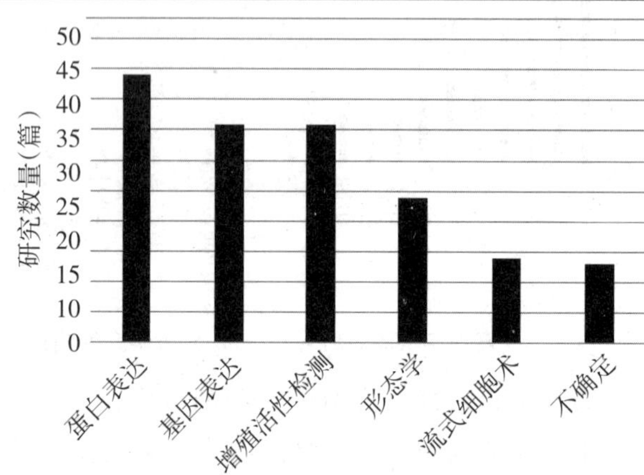


图6-6 细胞实验系统评价/Meta分析结局指标检测情况

（三）细胞实验系统评价/Meta分析方法和报告特征

1.细胞实验系统评价/Meta分析的检索特征

（1）检索来源特征

已发表的82篇细胞系统评价/Meta分析研究中，其检索数据库的中位数为3

（四分位间距为2～5），其中有84.14%（69/82）的研究检索了不超过5个数据库，且6.10%（5/82）的研究未提及检索数据库的情况（表6-3）。

**表6-3　细胞实验系统评价/Meta分析研究的数据库检索数量**

| 检索数据库数目 | 频数($N$=82) | 比例(%) |
| --- | --- | --- |
| 1 | 15 | 18.29 |
| 2 | 14 | 17.07 |
| 3 | 18 | 21.95 |
| 4 | 11 | 13.41 |
| 5 | 11 | 13.41 |
| 6 | 2 | 2.44 |
| 7 | 3 | 3.66 |
| 8 | 2 | 2.44 |
| 11 | 1 | 1.22 |
| 未提及 | 5 | 6.10 |

常检索的英文数据库前三位依次为PubMed（75.61%，62/82）、EMbase（43.90%，36/82）、MEDLINE（43.90%，36/82）；常检索的中文数据库前三位依次为CNKI（8.54%，7/82）、WanFang Data（4.88%，4/82）、VIP（3.66%，3/82）和CBM（3.66%，3/82）（图6-7）。

（2）检索策略特征

已发表的82篇细胞实验系统评价/Meta分析研究中，有96.34%（79/82）的细胞实验系统评价/Meta分析报告了相关检索词，其中涉及“P（疾病）”的研究为72篇（82.80%，72/82），涉及“I（干预措施）”的研究为65篇（79.27%，65/82）；涉及“S（研究类型）”的研究有3篇（3.66%，3/82）；在检索方式方面，PI为最常见的组合方式（70.73%，58/82），其次为组合PS和IS（3.66%，3/82）（图6-8）。

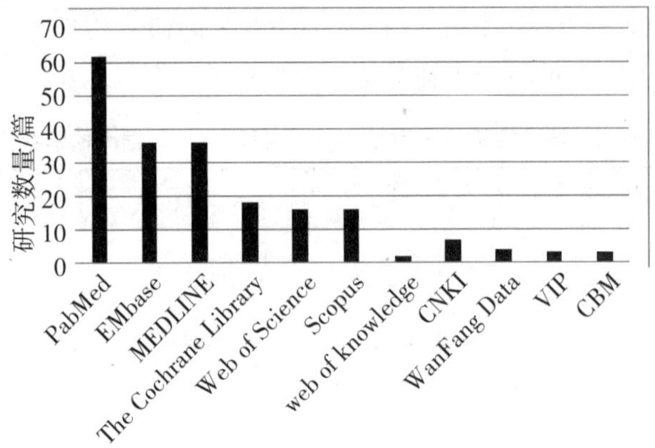


图6-7　细胞实验系统评价/Meta分析数据库检索情况

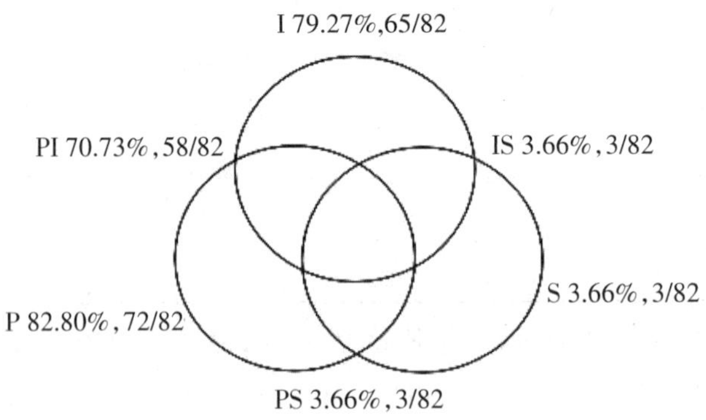


图6-8　细胞实验系统评价/Meta分析检索组合情况

在纳入的82篇细胞实验系统评价/Meta分析研究中，有64.63%（53/82）以流程图的形式呈现其检索结果，仅6.10%（5/82）的研究报告了检索人员的资质。

2.细胞实验系统评价/Meta分析研究的偏倚风险评估

已发表的82篇细胞实验系统评价/Meta分析研究中，仅有31.71%（26/82）对纳入研究的偏倚风险进行了评估。

3.细胞实验系统评价/Meta分析的数据合并及异质性检验

已发表的82篇细胞实验系统评价/Meta分析研究中，仅32.93%（27/82）的研究进行了Meta分析。27篇进行Meta分析的研究中，低于50%（12/27）的研究进行了异质性检验，其中7篇（25.93%，7/27）异质性>50%的研究中，不到1/3（22.22%，6/27）的研究报告了对异质性的处理。

## 三、基因多态性与疾病关系的系统评价/Meta分析的研究现状

### （一）基因多态性与疾病关系的系统评价/Meta分析的发表情况

许家科、拜争刚等人以“（systematic review[Title/Abstract]） OR Meta-Analysis[Title/Abstract] OR Meta- analysis[Publication Type] OR Meta- analysis as Topic[Mesh]） AND （"Polymorphism, Genetic"[Mesh] OR "Polymorphism, Single Nucleotide"[Mesh] OR polymorphism[Title/Abstract]OR SNP[Title/Abstract] OR variation[Title/Abstract]）”“（位点 OR 基因 OR 多态性）AND（meta-分析 OR 系统评价）”为检索式，分别检索PubMed和CNKI数据库，时间截至2017年9月。共检索到7643篇基因多态性与疾病关系的系统评价/Meta分析研究，其中发表在中文期刊1595篇、发表在国外期刊6048篇。自1996年第一篇基因多态性与疾病关系的系统评价/Meta分析研究发表以来，其数量基本呈现逐年递增趋势，但在2016年有明显下降趋势（2017年数据并非全年数据）（图6-9）。

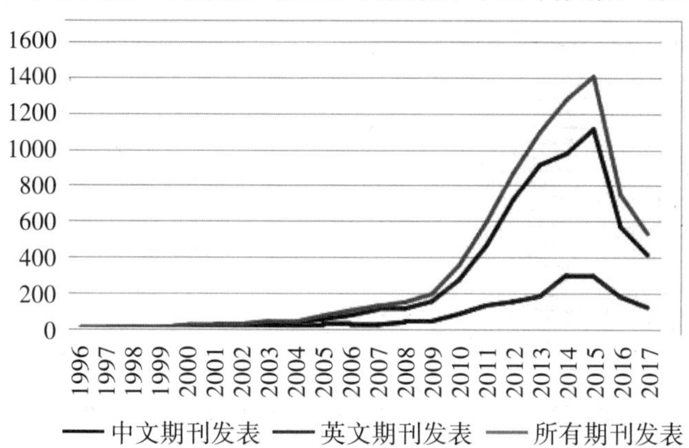


**图6-9　基因多态性与疾病关系的系统评价/Meta分析发表数量随时间变化趋势**

从分布国家来看，排在前10位的分别为中国、美国、英国、韩国、印度、西班牙、意大利、希腊、日本、荷兰（图6-10）。

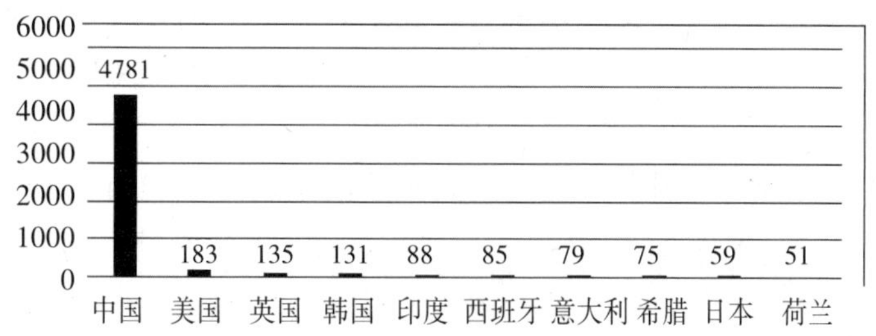


**图6-10　发表基因多态性与疾病关系系统评价/Meta分析研究的国家**

从发表期刊分布来看，英文期刊排在前5位的分别为《PLoS One》《Tumour Biol》《Mol Biol Rep》《Asian Pac J Cancer Prev》《Genet Mol Res：GMR》（图6-11）。中文期刊排在前5位的分别为《中国循证医学杂志》《中国全科医学》《现代预防医学》《中华肿瘤防治杂志》和《世界华人消化杂志》（图6-12）。

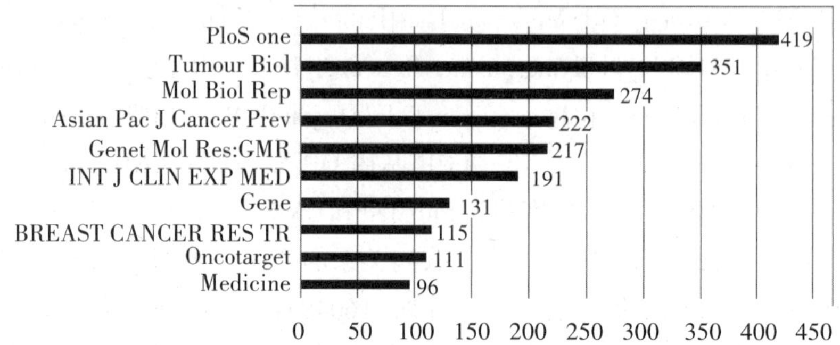


图6-11　发表基因多态性与疾病关系的系统评价/Meta分析研究英文期刊（前十位）

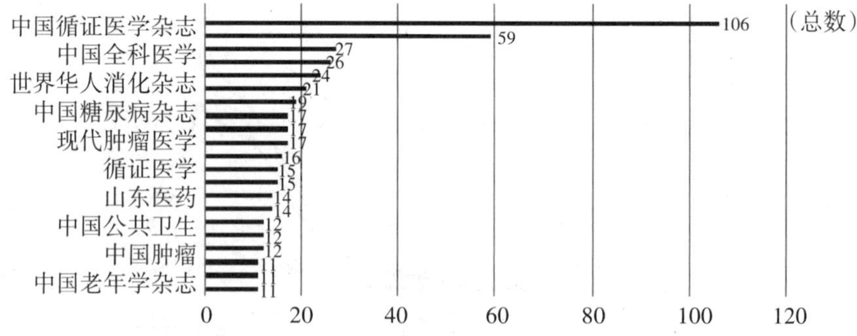


图6-12　发表基因多态性与疾病关系的系统评价/Meta分析研究中文期刊（前十位）

（二）基因多态性与疾病关系的系统评价/Meta分析基本特点

已发表的基因多态性与疾病关系的系统评价/Meta分析研究中，近一半研究（46.9%）的被引次数低于5，第一作者大部分为临床医生（61.3%），大部分英文研究（80.9%）发表在SCI收录期刊，但不到一半中文研究（47.8%）发表在CSCD收录期刊。涉及疾病范围排前三位的分别是肿瘤（34.19%）、循环系统（11.17%）、血液及免疫相关疾病（7.04%）。

此外，已发表的基因多态性与疾病关系的系统评价/Meta分析研究中，仅54.81%的研究在纳入标准中限定了哈迪-温伯格平衡（Hardy-Weinberg Equilibrium，HWE），30.76%的研究阐述了遗传模型选择的方法。

（三）基因多态性与疾病关系的系统评价/Meta分析方法特征

1.基因多态性与疾病关系的系统评价/Meta分析的检索特征

绝大部分已发表的研究报告了具体的检索数据库（98.28%）和相关采用的检索词（97.25%），但仅一半左右的研究（52.41%）进行了补充检索。此外，仅30.12%的研究未提供检索结果流程图。

2.基因多态性与疾病关系的系统评价/Meta分析的偏倚风险评估

已发表的基因多态性与疾病关系的系统评价/Meta分析研究中，近一半的研究（48.97%）未对纳入研究的偏倚风险进行评估。对纳入研究进行了偏倚风险评估的研究中，仅65.32%的研究采用的是NOS（Newcastle-Ottawa Scale）量表。此外，还有7.41%的研究并未对其具体标准进行说明。

## 四、功能蛋白表达的系统评价/Meta分析的研究现状

（一）功能蛋白表达的系统评价/Meta分析的发表情况

许家科、拜争刚等人以“（蛋白OR 表达 OR 激素水平）AND（Meta分析OR 系统评价）”为检索式，检索中国期刊全文数据库，时间截至2017年10月。国内期刊共发表440篇功能蛋白表达的系统评价/Meta分析研究，其中第一篇于2001年发表（图6-13）。

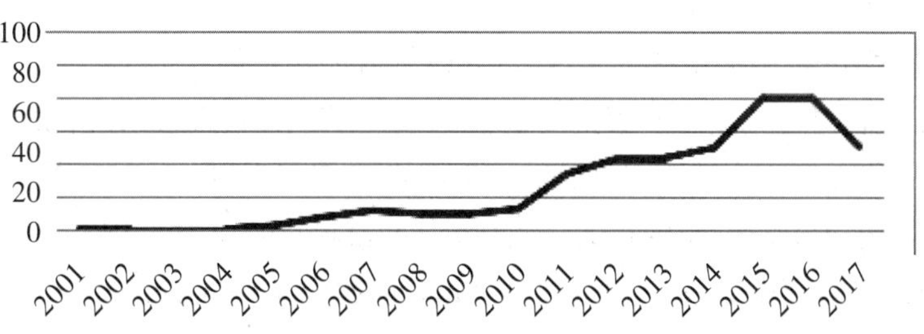


**图6-13　功能蛋白表达系统评价/Meta分析发表数量随时间变化趋势**

从发表期刊来看，排在前5位的期刊分别为《中国循证医学杂志》《中华肿瘤防治杂志》《现代肿瘤医学》《循证医学》《世界华人消化杂志》(图6-14)。

（二）功能蛋白表达的系统评价/Meta分析基本特点

目前，中文期刊上已发表的功能蛋白表达系统评价/Meta分析研究中，一半左右的研究（50.2%，221/440）以临床医生为第一作者。虽然超过一半（52.7%，232/440）研究发表在中文核心期刊，但绝大部分研究（91.6%，403/440）的被引次数≤5。涉及的疾病范围以肿瘤为主（66.36%，292/440），其余可见消化系统疾病（29/440，6.59%）、循环系统疾病（6.14%，27/440）、呼吸

系统疾病（5.23%，23/440）和泌尿生殖系统疾病（4.55%，20/440）等。

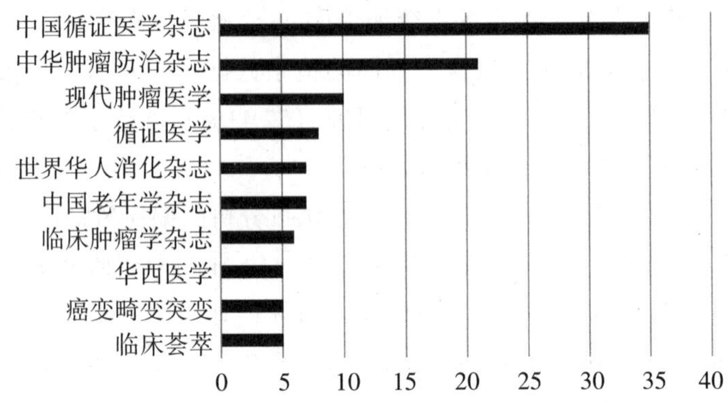


**图6-14 发表功能蛋白表达的系统评价/Meta分析中文期刊（前十位）**

（三）功能蛋白表达的系统评价/Meta分析方法特征

1.功能蛋白表达的系统评价/Meta分析检索特征

目前，中文期刊上已发表的功能蛋白表达系统评价/Meta分析研究中，绝大部分研究（99.77%，439/440）报告了具体的检索数据库和采用的检索词（98.41%，433/440）。但低于50%的研究进行了补充检索（41.82%，184/440）和提供了检索结果流程图（40.68%，179/440）。此外，仅1.82%（8/440）的研究报告了检索人员资质。

2.功能蛋白表达的系统评价/Meta分析偏倚风险评估

目前，中文期刊上已发表的功能蛋白表达系统评价/Meta分析研究中，大部分研究（72.50%，319/440）对纳入研究的偏倚风险进行了评估，仅36.68%（117/440）的研究采用NOS量表、3.45%（11/440）的研究采用Cochrane随机对照试验偏倚风险评价工具，2.51%（8/440）的研究采用Jadad量表。

3.功能蛋白表达的系统评价/Meta分析报告特征

目前，中文期刊上已发表的功能蛋白表达系统评价/Meta分析研究中，99.55%（438/440）研究报告了纳入/排除标准，64.77%（285/440）的研究报告了文献筛选方法，83.41%（367/440）和66.14%（291/440）的研究分别报告了资料提取方法和内容，40.68%（179/440）的研究提供了文献筛选流程图，93.86%（413/440）的研究提供了纳入研究的基本特征。

（黄玉珊　马彬　拜争刚）

## 参考文献


1. 章扬熙. 医学科研设计与卫生统计:现代高级医学科研、发明方法学[M]. 郑州: 郑州大学出版社, 2005.

2. 王建华. 实用医学科研方法[M]. 北京: 人民卫生出版社,2003.

3. 朱宗涵. 关于医学科学中系统复杂性研究的探讨[J]. 中国科学基金, 2005, 19（4）: 226–230.

4. 邵立勤, 刘佩华. 基础研究——科学发展的前沿[M]. 北京: 科学技术文献出版社, 1994. 7.

5. 中国医学百科全书编辑委员会. 中国医学百科全书·基础医学[M]. 上海: 上海科学技术出版社, 1998, 3.

6. 刘利兵. 实验基础医学[M]. 西安: 第四军医大学出版社, 2009.

7. Arrowsmith J. Trial watch: Phase Ⅱ failures: 2008–2010[J]. Nature Reviews Drug Discovery, 2011, 10（5）: 328–329.

8. Prinz F, Schlange T, Asadullah K. Believe it or not: how much can we rely on published data on potential drug targets? [J] Nature Reviews Drug Discovery, 2011, 10（9）:712–713.

9. Enserink M. Infectious disease: controversial studies give a deadly flu virus wings[J]. Science, 2011, 334（9）: 1192–1193.

10. Lehmann C U, Altuwaijri M M, Li Y C, et al. Translational research in medical informatics or from theory to practice[J]. Methods Inf Med, 2008, 47（1）: 1–3.

11. Kilkenny C, Parsons N, Kadyszewski E, et al. Survey of the Quality of Experimental Design, Statistical Analysis and Reporting of Research Using Animals[J]. PLoS ONE, 2009, 4（11）: e7824.

12. 郭新峰, 朱泉, 赖世隆. 替代指标和中间指标及其在中医药疗效评价研究中应用价值的思考[J]. 中国中西医结合杂志, 2005, 25（7）: 585–590.

13. 来茂德. 转化医学:从理论到实践[J]. 浙江大学学报（医学版）, 2008, 37（5）: 429–431.

14. 焦飞, 王娟, 谢书阳, 等. 转化医学——医学基础研究与临床应用间的桥梁[J]. 医学与哲学（临床决策论坛版）, 2010, 31（09）: 1–2, 38.

# 下　篇

## 基础医学领域
## 系统评价/Meta分析方法与实践

# 第七章　动物实验系统评价/Meta分析

## 第一节　动物实验概述

### 一、概念

动物实验是指在实验室内，为了获得有关生物学、医学等方面的新知识或解决具体问题，利用动物开展的科学研究，与临床研究一起成为现代医学研究的两个重要领域。动物实验在基础研究中起重要作用，是连接基础研究和临床试验的重要桥梁，其结果直接影响着许多领域研究课题成果确立和水平高低。生命科学领域许多里程碑式的研究成果最早都来自动物实验，美国政府资助的所有生命科学领域研究项目中70%左右的课题涉及动物实验。

### 二、作用和目的

作为医学基础性研究的主要方式，一些新型诊疗技术和创新手段的研究和发展，均需要通过以动物实验为代表的基础研究加以确证和改进。同时，医学科研往往涉及临床、医技和基础等多学科，动物实验作为贯穿多学科的研究内容，是医学课题研究到科技成果应用中的重点环节，也是保证科研成果独立完整和提高科研项目成熟度的重要方面。

国家投入大量的科研基金用于卫生保健领域基础研究，特别是动物实验，其主要目的是期望通过对动物的研究，把研究结果推广到人类，以探索人类的生命奥秘，了解人类的疾病和衰老，最终为人类的健康服务。

### 三、动物实验的研究现状及存在的问题

动物实验最基本的目的是初步验证干预措施的安全性和有效性，为新干预

措施是否可以进入临床研究阶段提供科学证据，以保护Ⅰ期临床试验的志愿者。但在方法学方面普遍存在的一些问题大大降低了临床前动物实验的真实性和可靠性，如原始实验设计不需要专门委员会批准，非随机的研究、对照设立欠佳，动物质量未标准化，观察指标单一，结果报告不完整、可重复性差等。

尽管相对于临床研究，“随机化”和“盲法”等原则在理论上更容易在动物实验中实施，但令人遗憾的是，迄今为止动物实验方法质量普遍不高。国外的研究显示：在纳入的389个动物实验（急诊医学领域）中，未设立对照的研究占到1/3（$n$=99）；在设立对照的290个研究中，仅33%（$n$=94）的研究进行了“随机分组”，10%的研究（$n$=28）实施了“盲法”；未实施“随机化”和“盲法”的实验更容易得出阳性结果。国内有学者对1999篇国内外发表的动物实验进行评价后发现：1999个被纳入的动物实验中，报告了随机序列产生方法的研究不到25%，仅1%的研究说明实施了隐蔽分组。此外，对于降低和避免动物实验在实施和测量过程中可能出现的实施偏倚、测量偏倚等的一些重要措施，如盲法的实施、动物随机安置等，其实施的比例亦低于10%。因此，在方法学设计上存在偏倚的动物实验，其有误甚至是错误的结论不仅会误导后续临床试验和研究的立项与开展，更是对实验动物和有限的卫生资源的巨大浪费，而最终导致的更是对人类健康的巨大伤害。

## 四、开展动物实验系统评价/Meta分析的必要性

科研论文是连接证据生产者和证据使用者的主要桥梁之一，只有高质量的科学研究才能提供尽可能接近科学真实的证据。英国国际实验动物3Rs中心（The National Centre for the Replacement, Refinement and Reduction of Animals in Research，NC3Rs）回顾性分析其所资助的动物实验后发现：许多被资助的动物实验都缺乏对实验设计、实施和分析等一些重要信息的报告；41%的论文未说明该实验的假设和目的、动物的实验数量和所用实验动物的基本特征；30%的实验未描述其统计学方法及未采用正确的统计指标描述统计结果。分别有87%和86%的实验未实施“随机分配”和“盲法”；更严重的是在33个实施了“随机化”原则的动物实验中，仅9%（3/33）的实验在其研究报告论文中阐述了具体的随机化方法，最终使得这些由3Rs中心资助的动物实验研究成果的利用率和转化率低下，导致3Rs中心科研基金的投入产出不成正比。国家自然科学基金作为中国最大的资助基础医学研究的机构，随着对医学各学科领域资助额度的逐年增加，其产出的科技论文包括动物实验研究的数量亦得到大量发表。但

国内相关研究显示：中医药领域中，得到国家自然科学基金资助的971篇发表在国内期刊的动物实验研究（发表在2011年—2016年间），其资助类型和学科中所占比例最高的分别为面上项目（57.0%，553/971）和中医学领域H27（32%，316/971），但其中50.8%的研究被引用的次数为零。仅32.3%研究报告了具体的随机方法，几乎没有研究报告隐蔽分组（0.5%）和盲法（0.3%）。总体而言，这些得到国家自然科学基金资助的发表在国内期刊的动物实验研究的质量较低。目前国内外已发表的动物实验研究报告均存在较为严重的不充分和不完整现象，报告质量的低下严重阻碍了动物实验的科学和实用价值利用。此外，动物实验结果理应对下一步设计和实施临床研究有重要参考价值，但因部分临床前动物实验所获结论常未经严格评估就作为开展临床研究的支持证据，其远期效果不佳，导致临床研究和药品上市后撤出的代价极大。因此，有必要对动物实验进行系统评价（Systematic Review，SRs）和/或Meta分析（Meta-analysis，MA），为今后临床研究的开展提供可靠证据。

开展动物实验的系统评价/Meta分析被认为是探索提升动物实验对临床研究指导价值的有效途径。2004年Pound等组成的RATS小组（Reviewing Animal Trials Systematically Group）认为开展动物实验系统评价/Meta分析的目的有2个：（1）后效评估动物实验，回顾性比较动物模型是否使用得当；（2）降低将动物实验所获结果引入临床的风险。因动物实验系统评价可在即将开展的临床试验中计算效能时增加估计疗效的精度，降低假阴性结果的风险，可用于决定动物实验结果何时可被临床接受，以终止不必要的临床试验，更好地促进动物实验向临床研究转化。

## 五、动物实验系统评价/Meta分析和临床试验系统评价/Meta分析的区别

临床试验系统评价/Meta分析研究的目的多是评估干预的总效应量和副作用的程度，以帮助临床决策或优化治疗方案。动物实验系统评价/Meta分析研究往往更具探索性，其结果常用于启发研究者建立新的假说，同时指导后续临床试验的设计。动物实验系统评价/Meta分析研究的主要目的是汇总/合并干预的效果，汇总/合并单组研究参数，建立不同变量之间的联系或评估研究间的异质性。由于动物实验在评估干预措施的毒性或研究疾病病理和机制方面，比临床试验涉及更为广阔的范围。因此，动物实验系统评价/Meta分析在探索可能的异质性来源方面比临床试验系统评价/Meta分析具有更大的潜力。

此外，动物实验系统评价/Meta分析大部分步骤，与基于临床研究的系统评

价/Meta分析相似，但在有些方面仍然存在不同。例如：动物实验中可能同时包括安慰剂组和假干预措施组，动物实验样本量通常较少而且异质性较大，纳入研究的偏倚风险较高等。

## 第二节　动物实验设计方法及常见偏倚

动物实验是临床前试验的重要组成部分，因此两者在许多方面存在一定的相似性，实验设计类型类似于临床试验的各种设计类型，仅是前者的实验对象为动物而已。对偏倚风险来源而言，亦类似于临床试验，但又同时存在一定的特殊性差异。

临床试验中，要保证其结果的真实性和科学性，最有效的方法是进行严格的科研设计，尽可能控制和减少偏倚和机遇对研究结果的影响。随机对照试验已被公认为是干预性研究设计的金标准方案。按照偏倚的来源，临床随机对照试验常见的偏倚包括：选择性偏倚、实施偏倚、减员偏倚、测量性偏倚、选择性报告偏倚和其他偏倚6类偏倚。

以动物干预性研究为例，其偏倚风险来源类型亦主要包括上述的6类偏倚，只是在一些具体实施方面略有一些差异。

1.选择性偏倚

选择性偏倚主要发生在实验动物的入组和分组阶段，其中随机序列产生方法、是否实施隐蔽分组、基线特征（包括实验组和对照组基线特征）均衡或不均衡者基线特征调整以及对诱导疾病的时间安排等方面均会导致选择性偏倚的产生，并影响其程度大小。

2.实施偏倚

实施偏倚主要发生在干预措施的实施阶段，其中是否对研究者或动物饲养者实施盲法、是否对动物进行随机化安置等方面均会导致实施偏倚的产生，并影响其程度大小。

3.测量偏倚

测量偏倚主要发生在结果的测量阶段，其中是否对结果评价者实施盲法、是否对测量指标进行随机性结果评估等方面均会导致测量偏倚的产生，并影响其程度大小。

4.失访偏倚

失访偏倚主要发生在数据缺失阶段，其中是否所有动物都纳入最后的分析者或者是否缺失数据对研究结果真实性产生影响或者是否对缺失数据采用恰当的方法进行估算等方面均会导致失访偏倚的产生，并影响其程度大小。

5.选择性报告偏倚

选择性报告偏倚主要发生在实验结果的报告阶段，是否按照预定计划报告了所有测量指标是导致报告偏倚产生并影响其程度大小的主要原因。

6.其他偏倚

其他偏倚指的是除上述偏倚之外的影响因素，包括该实验是否无污染、资助者是否存在利益冲突、是否有分析单位的错误等方面（详见表7-1）。

**表7-1　动物干预性研究的主要偏倚类型来源及产生原因**

| 偏倚类型 | 产生原因 |
|---|---|
| 选择性偏倚 | 随机序列产生方法;基线特征(均衡或调整;诱导疾病的时间安排);随机序列的不可预测性 |
| 实施偏倚 | 动物的随机安置;盲法(动物饲养者和研究者) |
| 测量性偏倚 | 盲法(结果评价者);随机性结果评估 |
| 失访偏倚 | 不完整数据报告 |
| 选择性报告偏倚 | 选择性结果报告 |
| 其他偏倚 | 其他偏倚来源(污染、分析单位错误、利益冲突等) |

## 第三节　动物实验系统评价/Meta分析的制作流程

Cochrane协作组要求在开展Cochrane系统评价之前，制定一个完善的研究方案/计划书，促进研究人员前瞻性地反思该系统评价的研究方法，防止其方法学上的缺陷。预先制定研究方案/计划书，有利于证据使用者对系统评价/Meta分析结果的客观评估，也是提高其质量的重要措施之一。因此，对动物实验系统评价/Meta分析研究亦不例外。

## 一、计划书的制定、注册与发布

在动物实验领域，虽然CAMARADES（Collaborative Approach to Meta-Analysis and Review of Animal Data from Experimental Studies）已发布了部分动物实验系统评价计划书，但这些计划书在类型和信息的数量方面尚存在一些差异。2015年，荷兰Radboud大学医学院动物实验系统评价研究中心（the SYstematic Review Centre for Laboratory animal Experimentation，SYRCLE）研发、制定和发布了SYRCLE动物实验系统评价研究方案（Systematic Review Protocol for Animal Intervention Studies），即标准化的动物实验系统评价计划书，以促进形成完整和高质量的研究方案/计划书。本节主要介绍该研究方案的相关内容。

（一）使用范围

该研究方案适合于动物干预类研究，即探究其干预手段有效性和安全性的动物实验系统评价，也可作为其他类型的动物实验系统评价的参考（如，二次研究或综述，提供关于疾病模型的使用或机制研究的描述性概述），但有些方面可能不适用或需要修改。

（二）内容构成

该研究方案由3个方面的内容（一般信息、目的、方法）、8个方面的子内容（背景、研究问题、检索和纳入研究的确定、文献选择、研究特征信息提取、偏倚风险评估、结果数据收集及数据分析/合成）和50个条目组成。第一部分涉及该系统评价的一般信息，包括题目、作者、资金来源/资助方、注册时间和地点等；第二部分涉及系统评价的主要目的和次要目的；第三部分涉及实现这些目的的方法。此外，8个方面的子内容对应于系统评价的不同步骤，分别为：

1.研究背景：涉及条目10；

2.研究问题：涉及条目11～16；

3.检索和纳入研究的确定：涉及条目17～20；

4.文献选择：条目21～30；

5.研究特征信息提取：涉及条目31～36；

6.偏倚风险评估：涉及条目37～38；

7.结果数据收集：涉及条目39～41；

8.数据分析/合成：涉及条目42～50。详见表7-2。

表7-2　SYRCLE动物实验系统评价研究方案(2.0版本)

| 序号 | 内容/条目 | 描述 |
| --- | --- | --- |
| | A. 一般信息 | |
| 1 | 系统评价题目 | |
| 2 | 作者信息(名字,单位,贡献) | |
| 3 | 其他参与者(名字,单位,贡献) | |
| 4 | 通讯作者+E-mail地址 | |
| 5 | 资金来源/资助方 | |
| 6 | 利益冲突 | |
| 7 | 计划书注册时间和地点 | |
| 8 | 注册号(如何可获得) | |
| 9 | 注册时系统评价进行的状态 | |
| | B. 目的 | |
| | 背景 | |
| 10 | 对该疾病/模型/干预已知哪些信息? 制作该系统评价的意义和重要性? | |
| | 研究问题 | |
| 11 | 感兴趣的特定疾病/健康问题 | |
| 12 | 明确的人群/物种研究 | |
| 13 | 明确的干预/暴露 | |
| 14 | 明确的对照人群/物种 | |
| 15 | 明确的结局测量指标 | |
| 16 | 阐明研究问题(依据条目11～15) | |
| | C. 方法 | |
| | 检索和纳入研究的确定 | |
| 17. | 确定检索数据库(如 PubMed, Embase, Web of science) | □ MEDLINE(基于 PubMed);□ Web of Science;□ SCOPUS;□ Embase;□ 其他,名称:　;□专业杂志,名称: |
| 18. | 制定电子数据库的检索策略 | 作为补充文件插入 |

续表 7-2

| 序号 | 内容/条目 | 描述 |
| --- | --- | --- |
| 19. | 确定其他补充信息来源 | □纳入研究的参考文献列表;□书籍;□相关综述的参考文献列表;□会议摘要,名称: ;□联系通讯作者/机构,名称: ;□其他,名称: |
| 20. | 制定其他补充信息来源的检索策略 | |
| | 文献选择 | |
| 21. | 定义文献筛选阶段和依据(如:基于题目/摘要,全文,或两者兼是) | |
| 22. | 明确两个问题:a. 文献筛选人员的数量;b. 不同人员之间差异的解决方案 | |
| | 基于以下各方面定义该系统评价的纳入和排除标准: | |
| 23. | 研究设计类型 | 纳入标准:<br>排除标准: |
| 24. | 动物/人群的类型(如年龄、性别、疾病模型) | |
| 25. | 干预措施(剂量、疗程、频率) | |
| 26. | 结局测量指标 | |
| 27. | 语种限制 | |
| 28. | 发表时间限制 | |
| 29. | 其他 | |
| 30. | 在每个筛选阶段,制定排除标准的优先顺序 | 筛选阶段:1...;2...;等 |
| | 研究特征信息提取(为外部有效性的评估,报告质量提供信息) | |
| 31. | 研究编号(如:作者、发表时间) | |
| 32. | 研究设计特征(如:实验分组和动物数量) | |
| 33. | 动物模型特征(如:物种、性别、疾病诱导) | |
| 34. | 干预措施特征(如:干预措施、干预时点、干预持续时间) | |
| 35. | 结局测量 | |
| 36. | 其他(如:退出) | |
| | 偏倚风险评估(内在真实性)或研究质量 | |

续表7-2

| 序号 | 内容/条目 | 描述 |
|---|---|---|
| 37. | 明确两个问题：a.对纳入研究内在偏倚风险进行评估的研究者数量；b.不同意见的结局方案 | |
| 38. | 定义以下标准：a.纳入研究偏倚风险的评估方法（如：动物纳入，干预措施实施，结局测量和失访/退出等方面的偏倚）；b.纳入研究其他质量评估（如：报告质量，检验效能） | □SYRCLE风险评估工具<br>□CAMARADES条目<br>□其他标准，名称： |
| 偏倚风险评估（内在真实性）或研究质量 | | |
| 结果数据收集 | | |
| 39. | 对每个结局指标，定义其被提取的数据类型（例如连续性数据/二分类数据、测量单位） | |
| 40. | 数据提取/收集的方法（如：首先使用digital screen ruler从图形中获得数据，然后联系作者确定） | |
| 41. | 明确两个问题：a.数据提取人员的数量；b.不同人员之间差异的解决方案 | |
| | 数据分析/合成 | |
| 42. | 详细说明每个结局指标的数据合并/比较的方法（如：描述性评价，Meta分析） | |
| 43. | 详细说明每个结局指标如何确定，是否需要实施Meta分析 | |
| | 如果Meta分析可行/合理，需详细说明以下问题（对每个结局指标而言）： | |
| 44. | 效应量的选择（如：Mean Difference，标准差，*RR*值，*OR*值） | |
| 45. | 统计分析模型（如：随机效应模型或固定效应模型） | |
| 46. | 异质性评估方法（如：$I^2$, $Q$） | |
| 47. | 导致异质性的来源（亚组分析） | |
| 48. | 敏感性分析 | |
| 49. | 其他Meta分析细节（如：多重检验校正） | |
| 50. | 评估发表偏倚的方法 | |
| 最终批准（姓名，单位）：　　　　时间： | | |

(三) 注册与发布

该研究方案目前已经得到动物实验系统评价研究领域两个最大的网络/中心的支持，即CAMARADES和SYRCLE。此外，PROSPERO（The International Prospective Register of Systematic Review Protocols for Clinical Studies）的咨询小组已批准扩展其注册范围，纳入对临床前系统评价的计划书的注册。而且，还可以通过CAMARADES网站（www.dcn.ed.ac.uk/camarades/research.html#protocols）或SYRCLE网站（www.radboudumc.nl/Research/Organisationofresearch/Departments/cdl/SYRCLE/Pages/Protocols.aspx）公开发布/发表研究方案/计划书。

## 二、动物实验系统评价/Meta分析的实施步骤

总体而言，动物实验系统评价/Meta分析的制作流程共包括8个步骤，包括：

1.提出并明确研究问题；

2.制定纳入/排除标准；

3.证据来源与检索；

4.文献筛选；

5.对纳入研究的偏倚评估；

6.资料收集和提取；

7.分析和比较每项研究的结果，并在可能的情况下进行Meta分析；

8.呈现数据结果并给予相应的解释。

具体参见图7-1。

因此，本节将针对如图7-1所示的动物实验系统评价/Meta分析实施步骤进行详细阐述。

(一) 提出并明确研究问题

系统评价/Meta分析的目的是为医疗保健措施的管理和应用提供决策依据，同临床试验系统评价/Meta分析一样，动物实验系统评价/Meta分析同样可用于解决基础研究中遇到的危险/病因因素、干预措施等问题。而且，动物实验系统评价/Meta分析在纳入动物的同时，也可以同时纳入基于人体标本的研究。此外，提出的问题是否恰当、清晰、明确，关系到一个动物实验系统评价/Meta分析是否具有重要的临床意义，是否具有可行性，并影响整个研究方案的设计和制订。

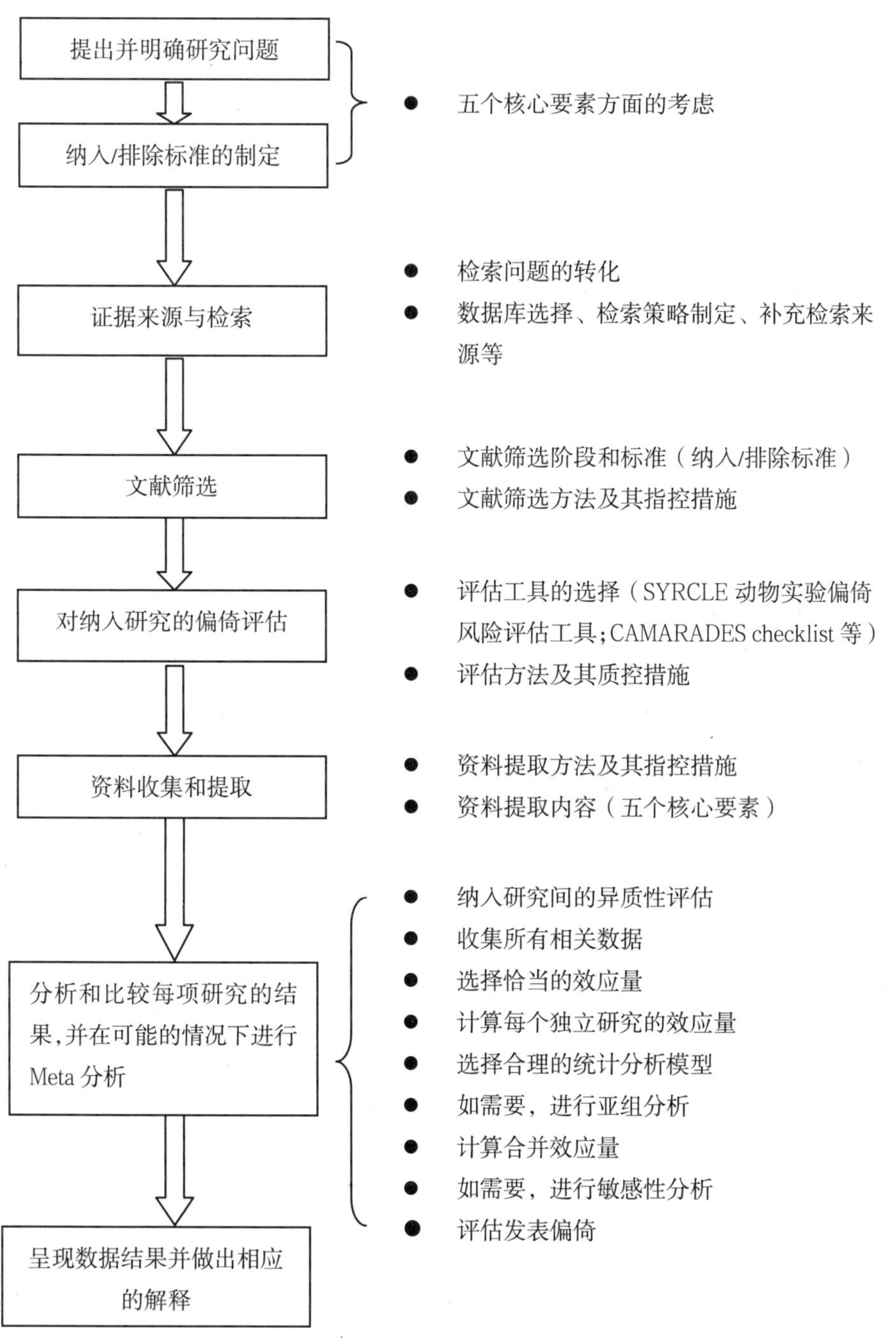


**图7-1　动物实验系统评价/Meta分析实施步骤**

类似于基于临床试验的系统评价/Meta分析需用PICO（Participants, Intervention, Comparisons, Outcomes）4要素来结构化研究问题，一个明确的动物实验系统评价/Meta分析研究问题需包含以下5个方面的核心要素：

1.感兴趣的疾病/健康问题（Disease of Interest/Health Problem）；

2.动物/种属/菌株（Population/Species/Strain）；

3.干预措施/暴露因素（Intervention/Exposure）；

4.对照措施（Comparisons）；

5.结局测量指标（Outcome Measures）。

例如预探讨干细胞对慢性颞叶癫痫的治疗效果如何，针对这一临床问题，按以上原则对问题进行结构化：

1.感兴趣的疾病/健康问题：慢性颞叶癫痫；

2.动物及其种属：不限制动物种属；

3.干预措施：干细胞治疗，不限制其干细胞类型；

4.对照措施：空白对照；

5.结局测量指标：主要结局指标如癫痫发作频率、持续时间和幅度；记忆和学习结果；次要结局指标如细胞迁移、细胞融合和细胞分化等。

（二）制定纳入/排除标准

纳入标准和排除标准的关系为：用纳入标准定义研究的主体，用排除标准定义研究主体中具有影响结果因素的个体。同基于临床试验的系统评价/Meta分析一样，动物实验系统评价/Meta分析的纳入/排除标准，也应体现结构化问题中所涉及的5个方面的核心要素。我们以“van der Worp H B, Sena E S, Donnan G A, et al. Hypothermia in animal models of acute ischaemic stroke: a systematic review and meta-analysis. Brain, 2007, 130（Pt 12）:3063-3074.（下文中用HIA代指该研究）”为例，来具体说明如何制定动物实验系统评价/Meta分析的纳入/排除标准。

1.动物物种及其种属（包括感兴趣的疾病/健康问题）

纳入的主体可以是健康动物或患有不同疾病的动物模型等。此外，还需考虑是否限定动物种属、亚种等，及对实验动物的质量控制和模型标准化等方面限制。例如：在“HIA”研究中，纳入所有急性缺血性卒中的动物模型，不限动物物种与种属。

2.干预/对照措施

研究主体包括实验组和对照组的治疗方案，也可对两组治疗方案的各种比较组合都进行详细的规定。如果在采用规定的治疗药物和对照药物之外，给动物采用其他药物或治疗措施，则可因混杂因素影响研究结果，这样的个体需排除。此外，还需考虑是否限定药物剂量及给药方式等。例如：在“HIA”研究中，干预组为低温干预，对照组为空白对照。此外，该研究还对具体的干预措施“低温”进行了严格的定义。

3.结果测量指标

在动物实验系统评价/Meta分析中，结局指标可来自活体动物上所测得的结果，也可以来自组织/细胞层面的结果。与临床试验系统评价/Meta分析相似，最好也可以将所有指标按照主要指标、次要指标和重要的毒副作用等相关指标进行区分。例如：在“HIA”研究中，结局指标包括大脑梗死面积所占百分比、神经系统评分等，但作者并未明确指出哪些为主要指标，哪些为次要指标。

4.研究类型

动物实验是临床前试验的重要组成部分。因此，两者在许多方面存在一定的相似性，其实验设计类型亦是如此，类似于临床试验的各种设计类型，仅是前者的实验对象为动物而已。如确定纳入主体为随机对照试验，然后需要考虑是否对隐蔽分组、盲法等进行限制。例如：在“HIA”研究中，要求纳入对照研究，但并不限制动物分组的具体方法。

（三）证据来源与检索

总体而言，动物实验系统评价/Meta分析检索方法和策略的实施过程分为图7-2所示的5个步骤：

1.确定/凝练研究问题

检索词的选择和确定主要基于一个目标明确且科学构建的研究问题。因此，确定/凝练研究问题是制定系统评价/Meta分析最佳检索策略的先决条件。具体问题的构建请参见上述动物实验系统评价/Meta分析实施步骤的第一步，“提出并明确研究问题”部分内容的阐述。

2.确定数据库和其他检索资源

（1）数据库的选择

《Cochrane Handbook》要求一个临床试验系统评价/Meta分析应至少检索Medline、Embase、Cochrane中心对照试验注册库（CENTRAL）。此外，还应选择性检索系统评价/Meta分析研究者所在国家或地区的数据库。但对于动物实验系统评价/Meta分析，目前尚无针对动物实验系统评价/Meta分析检索数据库数量的公认最低要求。国外有学者推荐应至少检索2个书目型数据库，但并无具体数据库的说明，而作为常用的综合生物医学数据库，Medline和Embase可以利用标准化学科术语分配的标准主题词进行检索，同样被广泛应用于动物实验的检索。Web of Science可通过检索已知的相关源文献和核查引用源文献的每一篇文献来为系统评价/Meta分析检索文献，这使它成为数据库检索一个重要辅助。另外，BIOSIS Previews是目前最大的生命科学与生物医学数据库，收集了与生命科学与生物医学有关的文献，例如生物学、医学、药学等。Ramos-Remus等人比较Medline、Embase、BIOSIS Previews检索结果的差异发现：每个数据库仅能获得纳入研究的9%～70%。Maria等人研究表明Medline与Embase的重复程度仅为30%，单独检索其中一个数据库会导致超过25%相关研究丢失。因此，我们建议至少检索Medline、Embase数据库，若条件允许，还应检索BIOSIS Previews数据库和Web of Science数据库。

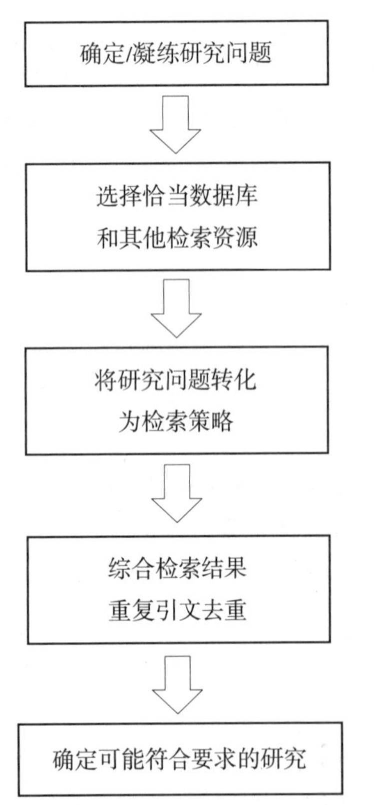


- 需包含以下核心要素：感兴趣的疾病/健康问题；干预措施/暴露因素；动物/种属/菌株；结局测量指标

- 确定生物医学综合数据库和专业数据库
- 选择所有相关数据库
- 其他补充资源检索，例如参考文献目录查询

- 制定并运行针对每个数据库的检索策略
- 邀请信息检索专家协助检索
- 将引文（标题/摘要）保存在参考文献管理程序
- 记录/保存已使用的检索策略

- 将每个数据库的检索结果套到指定的参考文献管理软件（如Endnote，reference manager等）
- 各数据库重复引文的去重，并记录每个数据库初检结果和去重结果

- 制定不同筛选阶段（题目/摘要筛选、全文筛选）方案

**图7-2　动物实验系统评价/Meta分析研究检索步骤**

此外，和临床试验系统评价/Meta分析一样，动物实验系统评价/Meta分析也应根据其主题选择性检索国家、地区和特定专题的数据库。如国内的研究人

员需要至少检索中国生物医学文献数据库（CBM），如毒理学研究领域可选择增加检索TOXNET等。

（2）其他补充检索资源

对于动物实验系统评价/Meta分析，并无统一推荐的补充检索的标准和方法。我们可以参考《Cochrane Handbook》中对临床试验系统评价/Meta分析补充检索的推荐意见：

①手工补充检索重要专业期刊；

②对相关系统评价/Meta分析或纳入研究的参考文献目录进行检索；

③检索专利数据库、制药企业网站、未公开发表的报告文摘和研究简报等。

3.检索策略的制定和实施

总体而言，制定全面的检索策略需要熟悉与研究课题相关的主要概念，以及了解各个数据库检索平台的特性，建议在检索过程中邀请有文献检索技巧的检索协调员或医疗卫生图书馆员的参与。

（1）确定检索词

动物实验系统评价/Meta分析课题检索词的选择和确定，主要基于其构建的研究问题中所包括5个方面的核心要素，即

①感兴趣的疾病/健康问题；

②动物/种属/菌株；

③干预措施/暴露因素；

④对照措施；

⑤结局测量指标。

其中，涉及“①感兴趣疾病/健康问题”和“③干预措施/暴露因素”方面的检索词为必选的检索词，涉及“②动物/种属/菌株”和“④对照措施”方面的检索词则需根据课题的具体情况和要求进行取舍，如是否限定特定的动物及其种属，是否限定对照措施范围等。一般而言，检索词中并不涉及“⑤测量指标”方面的检索词，例如一个研究可能会探讨某个结局指标，但结局指标在一篇文章的标题或摘要中难以得到较好的描述，将其作为检索词会增加不相关文献。此外，有些部分则需要描述更精确，例如在检索中使用“Mice, 129 Strain”而不是“Mice”，将其作为检索词可以减少人工筛检的工作量。

（2）确定检索内容各部分检索式

首先，需要确定检索内容的各部分，这主要由研究问题所涉及的范围确定，如上述“探讨干细胞对慢性颞叶癫痫的治疗效果如何?”的实例中，根据研

究问题所涉及的范围，其检索词主要包括以下两个方面：

①感兴趣的疾病/健康问题：慢性颞叶癫痫；

②干预措施：干细胞治疗。

即检索内容包括“颞叶癫痫（temporal lobe epilepsy）”和“干细胞（stem cells）”两个部分。然后，需要确定检索内容各部分的检索式。检索内容各部分的检索式的制定步骤如下：

第一步：确定检索内容各部分的主题词（针对有主题检索功能的数据库）。方法如下：

①可直接利用字顺表和树状结构表来寻找符合概念的主题词，或使用自由词作为款目词查询相关主题词。

②阅读主题词词条的详细注释，并观察树形结构图中上下位词，最终确定检索内容各部分对应的主题词。

但需要注意，有些检索词可能没有对应的主题词，而且不同数据库对应的主题词也会有所差异。如上述实例中（PubMed为例），“颞叶癫痫”的主题词为“Epilepsy, Temporal Lobe”；“干细胞”的主题词为“stem cells”。

第二步：确定检索内容各部分的自由词。可通过多种途径寻找检索内容各部分涉及的检索词的同义词、近义词、相关词、不同拼写方法、商品名、缩写等。此外，可适当使用“截词”和“通配符”功能简化自由词，也可在自由词后加上不同字段来限制其检索范围，如[tiab]（检索词限定在题目和摘要中进行检索）、[pt]（检索词限定在文献类型中进行检索）等，但需要注意不同数据库中对限定字段检索的规则存在一定差异。如上述实例中，“颞叶癫痫”的自由词包括“temporal lobe epilepsy, temporal epilepsy, temporal lobe epileptic, temporal epileptic, temporal lobe epilepsies, temporal epilepsies, medial temporal lobe epilepsy”等；“干细胞”的自由词包括“stem cell, dry cell, derived stem cell”等。

第三步：确定检索内容各部分的检索式。制定原则是检索内容各部分同一概念下的主题词和自由词使用布氏运算符“OR”连接。如上述实例中（PubMed为例），涉及“颞叶癫痫”的检索式为“（temporal lobe epilepsy OR temporal epilepsy OR temporal lobe epileptic OR temporal epileptic OR temporal lobe epilepsies OR temporal epilepsies OR medial temporal lobe epilepsy） OR "Epilepsy, Temporal Lobe"[Mesh]”；涉及“干细胞”的检索式为“（stem cell OR dry cell OR derived stem cell） OR "Stem Cells"[Mesh]”。

需要注意的是，在无主题词检索功能的数据库中，如Web of Science，

Scopus等，只需要将检索内容各部分所涉及的所有自由词以“OR”连接即可。

（3）确定课题最终的检索式，评估检索结果

在制定检索内容各部分检索式后，将各部分检索式组合在一起，即可得到最终检索式。具体方法为，以布氏运算符“AND”连接各部分检索式。如上述实例中（PubMed为例），最终的检索式为“temporal lobe epilepsy OR temporal epilepsy OR temporal lobe epileptic OR temporal epileptic OR temporal lobe epilepsies OR temporal epilepsies OR medial temporal lobe epilepsy OR "Epilepsy, Temporal Lobe"[Mesh]） AND （stem cell OR dry cell OR derived stem cell） OR "Stem Cells"[Mesh]”。在完成最终检索后，应保存检索式，留以将来更新检索结果以及报告检索过程。

检索策略的制定是一个反复修改、不断磨合的迭代过程，对检索结果进行评估能够有效反映出检索策略中出现的问题。系统评价/Meta分析的检索目标是尽可能宽泛全面，以确保尽可能多的相关研究被纳入。但在实际操作中，高敏感性的检索策略会伴随精确性的下降，导致大量无关文献的检出。若能对检索结果的相关度和数量进行评估，根据结果来调整检索策略，便能让检索策略的敏感性和精确性能够同时保持在可以接受的范围内。

（4）检索过滤器

为提高“动物实验”的检索效率，Hooijmans等人与De Vries等人分别开发出在PubMed数据库与Embase数据库中，对于动物实验的检索过滤器，该过滤器在PubMed数据库与Embase数据库中，至少能够增加7%和11%的检索量，过滤器的详细策略请具体参见框7-1和框7-2。检索过滤器的使用十分便捷，只需将检索过滤器拷贝至检索框中检索，再在历史记录中与最终确定的检索式的检索结果以布氏运算符“AND”连接即可。

**框7-1 PubMed数据库检索过滤器**

("animal experimentation"[MeSH Terms] OR "models, animal"[MeSH Terms] OR "invertebrates"[MeSH Terms] OR "Animals"[Mesh:noexp] OR "animal population groups"[MeSH Terms] OR "chordata"[MeSHTerms:noexp] OR "chordata, nonvertebrate"[MeSH Terms] OR "vertebrates"[MeSHTerms:noexp] OR "amphibians"[MeSH Terms] OR "birds"[MeSH Terms] OR "fishes"[MeSH Terms] OR "reptiles"[MeSH Terms] OR "mammals"[MeSHTerms:noexp] OR "primates"[MeSHTerms:noexp] OR"artiodactyla"[MeSH Terms] OR "carnivora"[MeSH Terms] OR "cetacea"[MeSH Terms] OR "chiroptera"[MeSH Terms] OR "elephants"[MeSH Terms] OR "hyraxes"[MeSH Terms] OR "insectivora"[MeSH Terms] OR "lagomorpha"[MeSH Terms] OR "marsupialia"[MeSH

续框7-1

Terms] OR "monotremata"[MeSH Terms] OR "perissodactyla"[MeSH Terms] OR "rodentia"[MeSH Terms] OR "scandentia"[MeSH Terms] OR "sirenia"[MeSH Terms] OR "xenarthra"[MeSH Terms] OR "haplorhini"[MeSHTerms:noexp] OR "strepsirhini"[MeSH Terms] OR "platyrrhini"[MeSH Terms] OR "tarsii"[MeSH Terms] OR "catarrhini"[MeSHTerms:noexp] OR "cercopithecidae"[MeSH Terms] OR "hylobatidae"[MeSH Terms] OR "hominidae"[MeSHTerms:noexp] OR "gorilla gorilla" [MeSH Terms] OR "pan paniscus"[MeSH Terms] OR "pan troglodytes"[MeSH Terms] OR "pongo pygmaeus"[MeSH Terms]) OR ((animals[tiab] OR animal[tiab] OR mice[Tiab] OR mus[Tiab] OR mouse[Tiab] OR murine[Tiab] OR woodmouse[tiab] OR rats[Tiab] OR rat[Tiab] OR murinae[Tiab] OR muridae[Tiab] OR cottonrat[tiab] OR cottonrats[tiab] OR hamster[tiab] OR hamsters[tiab] OR cricetinae[tiab] OR rodentia[Tiab] OR rodent[Tiab] OR rodents[Tiab] OR pigs[Tiab] OR pig[Tiab] OR swine[tiab] OR swines[tiab] OR piglets[tiab] OR piglet[tiab] OR boar[tiab] OR boars[tiab] OR "susscrofa"[tiab] OR ferrets[tiab] OR ferret[tiab] OR polecat[tiab] OR polecats[tiab] OR "mustelaputorius"[tiab] OR "guinea pigs"[Tiab] OR "guinea pig"[Tiab] OR cavia[Tiab] OR callithrix [Tiab] OR marmoset[Tiab] OR marmosets[Tiab] OR cebuella[Tiab] OR hapale[Tiab] OR octodon [Tiab] OR chinchilla[Tiab] OR chinchillas[Tiab] OR gerbillinae[Tiab] OR gerbil[Tiab] OR gerbils [Tiab] OR jird[Tiab] OR jirds[Tiab] OR merione[Tiab] OR meriones[Tiab] OR rabbits[Tiab] OR rabbit[Tiab] OR hares[Tiab] OR hare[Tiab] OR diptera[Tiab] OR flies[Tiab] OR fly[Tiab] OR dipteral [Tiab] OR drosphila[Tiab] OR drosophilidae[Tiab] OR cats[Tiab] OR cat[Tiab] OR carus[Tiab] OR felis[Tiab] OR nematoda[Tiab] OR nematode[Tiab] OR nematoda[Tiab] OR nematode[Tiab] OR nematodes[Tiab] OR sipunculida[Tiab] OR dogs[Tiab] OR dog[Tiab] OR canine[Tiab] OR canines [Tiab] OR canis[Tiab] OR sheep[Tiab] OR sheeps[Tiab] OR mouflon[Tiab] OR mouflons[Tiab] OR ovis[Tiab] OR goats[Tiab] OR goat[Tiab] OR capra[Tiab] OR capras[Tiab] OR rupicapra[Tiab] OR chamois[Tiab] OR haplorhini[Tiab] OR monkey[Tiab] OR monkeys[Tiab] OR anthropoidea[Tiab] OR anthropoids[Tiab] OR saguinus[Tiab] OR tamarin[Tiab] OR tamarins[Tiab] OR leontopithecus [Tiab] OR hominidae[Tiab] OR ape[Tiab] OR apes[Tiab] OR pan[Tiab] OR paniscus[Tiab] OR "pan paniscus"[Tiab] OR bonobo[Tiab] OR bonobos[Tiab] OR troglodytes[Tiab] OR "pan troglodytes" [Tiab] OR gibbon[Tiab] OR gibbons[Tiab] OR siamang[Tiab] OR siamangs[Tiab] OR nomascus [Tiab] OR symphalangus[Tiab] OR chimpanzee[Tiab] OR chimpanzees[Tiab] OR prosimians[Tiab] OR "bush baby"[Tiab] OR prosimian[Tiab] OR bush babies[Tiab] OR galagos[Tiab] OR galago [Tiab] OR pongidae[Tiab] OR gorilla[Tiab] OR gorillas[Tiab] OR pongo[Tiab] OR pygmaeus [Tiab] OR "pongo pygmaeus"[Tiab] OR orangutans[Tiab] OR pygmaeus[Tiab] OR lemur[Tiab] OR lemurs [Tiab] OR lemuridae[Tiab] OR horse[Tiab] OR horses[Tiab] OR pongo[Tiab] OR equus[Tiab] OR cow[Tiab] OR calf[Tiab] OR bull[Tiab] OR chicken[Tiab] OR chickens[Tiab] OR gallus[Tiab] OR quail[Tiab] OR bird[Tiab] OR birds[Tiab] OR quails[Tiab] OR poultry[Tiab] OR poultries[Tiab] OR

续框 7-1

fowl[Tiab] OR fowls[Tiab] OR reptile[Tiab] OR reptilia[Tiab] OR reptiles[Tiab] OR snakes[Tiab] OR snake[Tiab] OR lizard[Tiab] OR lizards[Tiab] OR alligator[Tiab] OR alligators[Tiab] OR crocodile [Tiab] OR crocodiles[Tiab] OR turtle[Tiab] OR turtles[Tiab] OR amphibian[Tiab] OR amphibians [Tiab] OR amphibia[Tiab] OR frog[Tiab] OR frogs[Tiab] OR bombina[Tiab] OR salientia[Tiab] OR toad[Tiab] OR toads[Tiab] OR "epidaleacalamita"[Tiab] OR salamander[Tiab] OR salamanders [Tiab] OR eel[Tiab] OR eels[Tiab] OR fish[Tiab] OR fishes[Tiab] OR pisces[Tiab] OR catfish[Tiab] OR catfishes[Tiab] OR siluriformes[Tiab] OR arius[Tiab] OR heteropneustes[Tiab] OR sheatfish [Tiab] OR perch[Tiab] OR perches[Tiab] OR percidae[Tiab] OR perca[Tiab] OR trout[Tiab] OR trouts[Tiab] OR char[Tiab] OR chars[Tiab] OR salvelinus[Tiab] OR "fathead minnow"[Tiab] OR minnow[Tiab] OR cyprinidae[Tiab] OR carps[Tiab] OR carp[Tiab] OR zebrafish[Tiab] OR zebrafishes[Tiab] OR goldfish[Tiab] OR goldfishes[Tiab] OR guppy[Tiab] OR guppies[Tiab] OR chub [Tiab] OR chubs[Tiab] OR tinca[Tiab] OR barbels[Tiab] OR barbus[Tiab] OR pimephales[Tiab] OR promelas[Tiab] OR "poeciliareticulata"[Tiab] OR mullet[Tiab] OR mullets[Tiab] OR seahorse[Tiab] OR seahorses[Tiab] OR mugilcurema[Tiab] OR atlantic cod[Tiab] OR shark[Tiab] OR sharks[Tiab] OR catshark[Tiab] OR anguilla[Tiab] OR salmonid[Tiab] OR salmonids[Tiab] OR whitefish[Tiab] OR whitefishes[Tiab] OR salmon[Tiab] OR salmons[Tiab] OR sole[Tiab] OR solea[Tiab] OR "sea lamprey"[Tiab] OR lamprey[Tiab] OR lampreys[Tiab] OR pumpkinseed[Tiab] OR sunfish[Tiab] OR sunfishes[Tiab] OR tilapia[Tiab] OR tilapias[Tiab] OR turbot[Tiab] OR turbots[Tiab] OR flatfish [Tiab] OR flatfishes[Tiab] OR sciuridae[Tiab] OR squirrel[Tiab] OR squirrels[Tiab] OR chipmunk [Tiab] OR chipmunks[Tiab] OR suslik[Tiab] OR susliks[Tiab] OR vole[Tiab] OR voles[Tiab] OR lemming[Tiab] OR lemmings[Tiab] OR muskrat[Tiab] OR muskrats[Tiab] OR lemmus[Tiab] OR otter [Tiab] OR otters [Tiab] OR marten[Tiab] OR martens[Tiab] OR martes[Tiab] OR weasel[Tiab] OR badger[Tiab] OR badgers[Tiab] OR ermine[Tiab] OR mink[Tiab] OR minks[Tiab] OR sable[Tiab] OR sables[Tiab] OR gulo[Tiab] OR gulos[Tiab] OR wolverine[Tiab] OR wolverines[Tiab] OR minks [Tiab] OR mustela[Tiab] OR llama[Tiab] OR llamas[Tiab] OR alpaca[Tiab] OR alpacas[Tiab] OR camelid[Tiab] OR camelids[Tiab] OR guanaco[Tiab] OR guanacos[Tiab] OR chiroptera[Tiab] OR chiropteras[Tiab] OR bat[Tiab] OR bats[Tiab] OR fox[Tiab] OR foxes[Tiab] OR iguana[Tiab] OR iguanas[Tiab] OR xenopuslaevis[Tiab] OR parakeet[Tiab] OR parakeets[Tiab] OR parrot[Tiab] OR parrots[Tiab] OR donkey[Tiab] OR donkeys[Tiab] OR mule[Tiab] OR mules[Tiab] OR zebra[Tiab] OR zebras[Tiab] OR shrew[Tiab] OR shrews[Tiab] OR bison[Tiab] OR bisons[Tiab] OR buffalo [Tiab] OR buffaloes[Tiab] OR deer[Tiab] OR deers[Tiab] OR bear[Tiab] OR bears[Tiab] OR panda [Tiab] OR pandas[Tiab] OR "wild hog"[Tiab] OR "wild boar"[Tiab] OR fitchew[Tiab] beaver[Tiab] OR beavers[Tiab] OR jerboa[Tiab] OR jerboas[Tiab] OR capybara[Tiab] OR capybaras[Tiab]) NOT medline[subset])

框7-2 Ovid-Embase数据库检索过滤器(2013版)

exp animal experiment/ OR exp animal model/ OR exp experimental animal/ OR exp transgenic animal/ OR exp male animal/ OR exp female animal/ OR exp juvenile animal/ OR animal/ OR chordata/ OR vertebrate/ OR tetrapod/ OR exp fish/ OR amniote/ OR expamphibia/ OR mammal/ OR exp reptile/ OR expsauropsid/ OR therian/OR expmonotremate/ OR placental mammals/ OR exp marsupial/ OR Euarchontoglires/ OR expAfrotheria/ OR expBoreoeutheria/ OR expLaurasiatheria/ OR expXenarthra/ OR primate/ OR expDermoptera/ OR expGlires/ OR expScandentia/ OR Haplorhini/ OR exp prosimian/ OR simian/ OR exptarsiiform/ OR Catarrhini/ OR expPlatyrrhini/ OR ape/ OR expCercopithecidae/ OR hominid/ OR exphylobatidae/ OR exp chimpanzee/ OR exp gorilla/ OR exp orang utan/ OR (animal OR animals OR pisces OR fish OR fishes OR catfish OR catfishes OR sheatfish OR silurus OR arius OR heteropneustes OR clarias OR gariepinus OR fathead minnow OR fathead minnows OR pimephales OR promelas OR cichlidae OR trout OR trouts OR char OR chars OR salvelinus OR salmo OR oncorhynchus OR guppy OR guppies OR millionfish OR poecilia OR goldfish OR goldfishes OR carassius OR auratus OR mullet OR mullets OR mugil OR curema OR shark OR sharks OR cod OR cods OR gadus OR morhua OR carp OR carps OR cyprinus OR carpio OR killifish OR eel OR eels OR anguilla OR zander OR sander OR lucioperca OR stizostedion OR turbot OR turbots OR psetta OR flatfish OR flatfishes OR plaice OR pleuronectes OR platessa OR tilapia OR tilapias OR oreochromis OR sarotherodon OR common sole OR dover sole OR solea OR zebrafish OR zebrafishes OR danio OR rerio OR seabass OR dicentrarchus OR labrax OR morone OR lamprey OR lampreys OR petromyzon OR pumpkinseed OR pumpkinseeds OR lepomis OR gibbosus OR herring OR clupea OR harengus OR amphibia OR amphibian OR amphibians OR anura OR salientia OR frog OR frogs OR rana OR toad OR toads OR bufo OR xenopus OR laevis OR bombina OR epidalea OR calamita OR salamander OR salamanders OR newt OR newts OR triturus OR reptilia OR reptile OR reptiles OR bearded dragon OR pogona OR vitticeps OR iguana OR iguanas OR lizard OR lizards OR anguisfragilis OR turtle OR turtles OR snakes OR snake OR aves OR bird OR birds OR quail OR quails OR coturnix OR bobwhite OR colinus OR virginianus OR poultry OR poultries OR fowl OR fowls OR chicken OR chickens OR gallus OR zebra finch OR taeniopygia OR guttata OR canary OR canaries OR serinus OR canaria OR parakeet OR parakeets OR grasskeet OR parrot OR parrots OR psittacine OR psittacines OR shelduck OR tadorna OR goose OR geese OR branta OR leucopsis OR woodlark OR lullula OR flycatcher OR ficedula OR hypoleuca OR dove OR doves OR geopelia OR cuneata OR duck OR ducks OR greylag OR graylag OR anser OR harrier OR circus pygargus OR red knot OR great knot OR calidris OR canutus OR godwit OR limosa OR lapponica OR meleagris OR gallopavo OR jackdaw OR corvus OR monedula OR ruff OR philomachus OR pugnax OR lapwing OR peewit OR plover OR vanellus OR swan OR cygnus OR columbianus OR bewickii OR gull OR chroicocephalus OR ridibundus OR albifrons OR great tit OR parus OR aythya OR fuligula OR streptopelia OR risoria OR spoonbill OR platalea OR leucorodia OR blackbird OR turdus OR merula OR blue tit OR cyanistes OR pigeon OR pigeons OR columba OR pintail OR anas OR starling

续框 7-2

OR sturnus OR owl OR athenenoctua OR pochard OR ferina OR cockatiel OR nymphicus OR hollandicus OR skylark OR alauda OR tern OR sterna OR teal OR crecca OR oystercatcher OR haematopus OR ostralegus OR shrew OR shrews OR sorex OR araneus OR crocidura OR russula OR european mole OR talpa OR chiroptera OR bat OR bats OR eptesicus OR serotinus OR myotis OR dasycneme OR daubentonii OR pipistrelle OR pipistrellus OR cat OR cats OR felis OR catus OR feline OR dog OR dogs OR canis OR canine OR canines OR otter OR otters OR lutra OR badger OR badgers OR meles OR fitchew OR fitch OR foumart or foulmart OR ferrets OR ferret OR polecat OR polecats OR mustela OR putorius OR weasel OR weasels OR fox OR foxes OR vulpes OR common seal OR phoca OR vitulina OR grey seal OR halichoerus OR horse OR horses OR equus OR equine OR equidae OR donkey OR donkeys OR mule OR mules OR pig OR pigs OR swine OR swines OR hog OR hogs OR boar OR boars OR porcine OR piglet OR piglets OR sus OR scrofa OR llama OR llamas OR lama OR glama OR deer OR deers OR cervus OR elaphus OR cow OR cows OR bostaurus OR bosindicus OR bovine OR bull OR bulls OR cattle OR bison OR bisons OR sheep OR sheeps OR ovisaries OR ovine OR lamb OR lambs OR mouflon OR mouflons OR goat OR goats OR capra OR caprine OR chamois OR rupicapra OR leporidae OR lagomorpha OR lagomorph OR rabbit OR rabbits OR oryctolagus OR cuniculus OR laprine OR hares OR lepus OR rodentia OR rodent OR rodents OR murinae OR mouse OR mice OR mus OR musculus OR murine OR woodmouse OR apodemus OR rat OR rats OR rattus OR norvegicus OR guinea pig OR guinea pigs OR cavia OR porcellus OR hamster OR hamsters OR mesocricetus OR cricetulus OR cricetus OR gerbil OR gerbils OR jird OR jirds OR meriones OR unguiculatus OR jerboa OR jerboas OR jaculus OR chinchilla OR chinchillas OR beaver OR beavers OR castor fiber OR castor canadensis OR sciuridae OR squirrel OR squirrels OR sciurus OR chipmunk OR chipmunks OR marmot OR marmots OR marmota OR suslik OR susliks OR spermophilus OR cynomys OR cottonrat OR cottonrats OR sigmodon OR vole OR voles OR microtus OR myodes OR glareolus OR primate OR primates OR prosimian OR prosimians OR lemur OR lemurs OR lemuridae OR loris OR bush baby OR bush babies OR bushbaby OR bushbabies OR galago OR galagos OR anthropoidea OR anthropoids OR simian OR simians OR monkey OR monkeys OR marmoset OR marmosets OR callithrix OR cebuella OR tamarin OR tamarins OR saguinus OR leontopithecus OR squirrel monkey OR squirrel monkeys OR saimiri OR night monkey OR night monkeys OR owl monkey OR owl monkeys OR douroucoulis OR aotus OR spider monkey OR spider monkeys OR ateles OR baboon OR baboons OR papio OR rhesus monkey OR macaque OR macaca OR mulatta OR cynomolgus OR fascicularis OR green monkey OR green monkeys OR chlorocebus OR vervet OR vervets OR pygerythrus OR hominoidea OR ape OR apes OR hylobatidae OR gibbon OR gibbons OR siamang OR siamangs OR nomascus OR symphalangus OR hominidae OR orangutan OR orangutans OR pongo OR chimpanzee OR chimpanzees OR pan troglodytes OR bonobo OR bonobos OR pan paniscus OR gorilla OR gorillas OR troglodytes).ti,ab.

4.导出和保存检索结果

参考文献管理软件可以帮助系统评价/Meta分析研究者有效地管理大量文献，如EndNote、Reference Manager和NoteExpress等。根据所使用的参考文献的不同，不同数据库最终的检索结果需要以不同的格式导出并保存，以EndNote X7为例，PubMed数据库的检索结果为.text格式，Embase数据库的检索结果为.ris格式，Web of science数据库为.ciw格式。导出的引文应至少包括引用信息（收录号、文章识别码等）和摘要，以方便后续的文献筛选。

5.收集、整合并去重检索结果

每个数据库的检索结果均需导入参考文献管理软件中进行整合，并通过参考文献管理软件自动去重功能，辅以人工阅读引用信息，达到对不同数据库检索结果去重的目的。

（四）文献筛选

文献筛选主要包括文献筛选过程和文献筛选方法两个方面。

文献筛选的过程就是确定可能符合要求的研究的过程。总体而言，文献筛选过程基本分为两步：第一步为题目和摘要筛选，这一阶段主要依托参考文献管理软件，通过阅读纳入研究的题目与摘要，根据纳入/排除标准进行筛选，并记录排除原因及排除的数量；第二步为全文筛选，这一阶段主要针对在第一步骤中无法确定的文献，需要获取全文，并制定全文筛选标准和表格（可依托Excel表格等）进行筛选，同时记录排除原因及排除数量，以最终确定纳入研究。

文献筛选的方法可以借鉴《Cochrane Handbook》的推荐，至少由2位评价员根据纳入/排除标准，独立筛选文献并交叉核对，如遇分歧，则咨询第三方协助判断，缺乏的资料尽量联系作者予以补充。

（五）对纳入研究的偏倚风险评估

自国外第一个动物实验偏倚风险评估工具1993年发表以来，此后不同国家/地区的研究机构陆续发表了多个评估动物实验质量的条目/清单，国外已有学者对已发表的动物实验偏倚风险评估工具的研发基础、适用范围和目的进行全面的回顾性分析和评价，但这些条目/清单有些是专门针对毒理的，有些同时适用于内在真实性和外在真实性的评估，尚无统一标准。2008年，动物实验系统评价研究中心（The SYstematic Review Centre for Laboratory Animal Experimentation，SYRCLE）在荷兰Nijmegen成立（以前称为3R研究中心），旨在提高动物实验的方法质量及研究过程的透明化，并制定动物实验系统评价指南和相关教育培训材料。2012年，荷兰议会通过决议，要求政府有责任确保系统评价成为动物实验研究的必要环节。基于Cochrane协作网的制定和推荐的随机对照试验的ROB（Risk of Bias）偏倚风险评估工具，由来自SYRCLE中心的Hooijmans等多名学者研究、起草和制定的SYRCLE动物实验风险评估工具（SYRCLE's Risk of Bias Tool for Animal Studies），并于2014年发布。目前，SYRCLE动物实验偏倚风险评估工具是唯一一个专门适用于动物实验内在真实性评估的工具。

1.SYRCLE动物实验偏倚风险评估工具简介

SYRCLE动物实验偏倚风险评估工具是在Cochrane偏倚风险评估工具的基础上发展而来，其差异主要来自随机对照试验（RCTs）与动物实验在设计方面的不同。SYRCLE动物实验偏倚风险评估工具共包括10个条目，偏倚类型包括选择性偏倚、实施偏倚、测量偏倚、失访偏倚、报告偏倚和其他偏倚，与Cochrane偏倚风险评估工具一致，但涉及领域略有不同，其中条目2、4、5、6、7为在Cochrane偏倚风险评估工具的基础上修改或新增的条目。详见表7-3。

**表7-3　SYRCLE动物实验偏倚风险评估工具**

| 条目 | 偏倚类型 | 涉及领域 | 具体描述 | 结果判断 |
|---|---|---|---|---|
| 1 | 选择性偏倚 | 序列生产 | 描述分配序列产生的方法，以评价组间可比性 | 分配序列的产生或应用是否充分/正确？(*) |
| 2 | 选择性偏倚 | 基线特征 | 为保证实验开始时两组基线可比，需描述所有可能的预后因素或动物特征 | 各组基线是否相同或是否对混杂因素进行了调整？ |
| 3 | 选择性偏倚 | 分配隐藏 | 描述分配隐藏的方法，以判断动物入组前/或入组过程中干预分配可见 | 分配隐藏是否充分/正确？(*) |
| 4 | 实施偏倚 | 动物安置随机化 | 描述动物房中随机安置动物的方法 | 实验过程中动物是否被随机安置？ |
| 5 | 实施偏倚 | 盲法 | 描述对动物饲养者和研究者施盲，以避免其知晓动物接受何种干预措施的具体方法；提供所实施盲法的有效性的任何信息 | 实验中是否对动物饲养者和研究者施盲法以使其不知晓动物所接受的干预措施？ |
| 6 | 测量偏倚 | 随机性结果评估 | 描述是否随机选择动物以用于结果评估及选择动物的方法 | 结果评价中的动物是否经过随机选择？ |

续表 7-3

| 条目 | 偏倚类型 | 涉及领域 | 具体描述 | 结果判断 |
|---|---|---|---|---|
| 7 | 测量偏倚 | 盲法 | 描述对结果评价者施盲,以避免其知晓动物接受何种干预措施的具体方法;提供所实施盲法的有效性的任何信息 | 是否对结果评价者施盲? |
| 8 | 失访偏倚 | 不完整数据报告 | 描述每个主要结局数据的完整性,包括失访和在分析阶段排除的数据;说明这些数据是否被报告以及每个干预组下(与最初随机分组的总数相比)失访或排除及任何重新纳入分析的原因 | 不完整数据是否被充分/正确说明和解释?(*) |
| 9 | 报告偏倚 | 选择性结果报告 | 说明如何审查选择性报道结果的可能性及审查结果 | 研究报告是否与选择性结果报告无关?(*) |
| 10 | 其他偏倚 | 其他偏倚来源 | 说明不包括在上述偏倚中的其他一些重要偏倚 | 研究是否无其他会导致高偏倚风险的问题?(*) |

*与Cochrane偏倚风险评估工具中一致的条目。

2. SYRCLE偏倚风险评估结果详解

SYRCLE偏倚风险评估工具中10个条目的评估结果最终以“是”“否”和“不确定”表示，其中“是”代表低风险偏倚，“否”代表高风险偏倚，“不确定”代表不确定风险偏倚，其具体评价细则详见表7-4。

**表7-4　SYRCLE动物实验偏倚风险评估工具解读**

| ① 分配序列的产生或应用是否充分/正确? | |
|---|---|
| *研究人员是否描述了具体的随机方法?<br>□使用随机数字表;□使用计算机随机发生器 | 是/否/不确定 |
| 附加信息:<br>非随机方法的情况:<br>□根据判断或者调查者的偏好来分配;□根据实验室测试或者一系列测试结果来分配;□根据干预的有效性进行分配;□根据出生日期的奇偶数进行序列生成;□根据动物编号或者笼子编号规则进行序列生成 | |

续表 7-4

| ② 各组基线是否相同或是否对混杂因素进行了调整? | |
|---|---|
| *实验组和对照组基线特征的分配是否均衡? | 是/否/不确定 |
| *如果不是,研究者是否对未平均分配的基线特征进行调整? | 是/否/不确定 |
| *诱导疾病的时间安排是否充分/正确? | 是/否/不确定 |
| 附加信息:<br>基线特征的数目和类型取决于评价问题。在评估偏倚风险前,研究者需讨论哪些基线特征需用于两组之间的比较。<br>基线特征和/或混杂因素通常包含:<br>□性别、年龄、动物的体重;□实验中感兴趣结局指标的基线值<br>疾病诱导的时间安排:<br>□一些预防性研究,疾病的诱导发生在干预分配之后<br>正确的疾病诱导时间:<br>□在干预随机分配之前进行;□在干预随机分配之后进行,但疾病诱导时间是随机的,同时对实施干预措施的人员施盲,使其不知道动物接受了何种干预 | |
| ③ 分配隐藏是否充分/正确? | |
| *研究者是否运用以下方法或等效方法来实现随机序列的不可预测性?<br>□由第三方对实验组进行随机编码,然后编号不透明、密封的信封 | 是/否/不确定 |
| 附加信息:<br>不充分/不正确的分配隐藏方法:<br>□公开随机化表;□使用信封但未进行适当的安全保障;□交替或循环分配;□根据出生日期分配;□根据动物编号进行分配;□其他任何明确的非随机公开过程 | |
| ④ 实验过程中动物是否被随机安置? | |
| *研究者在动物房中是否随机安置笼子或动物?<br>□结果评价中的动物是否经过随机选择 | 是/否/不确定 |
| *结局或结局指标是否未受到非随机安置动物的影响?<br>□来自不同实验组的动物生活在一个笼子/牧场中(如饲养条件相同) | 是/否/不确定 |
| 附加信息:<br>研究者在安置笼子时未使用随机方法的情况:<br>□实验组在不同的场所进行研究 | |
| ⑤ 是否对动物饲养者和研究者施盲,以避免其知晓动物接受何种干预措施? | |

续表7-4

| | |
|---|---|
| *是否有措施保证对动物饲养者和研究者的施盲方法不被打破?<br>□每个动物的身份证和笼子/动物标签被编码相同的外观;□顺序编号的药物容器的外观是相同的;□两组动物在相同的环境下给予干预;□在整个实验过程中,动物饲养条件的安置是随机的 | 是/否/不确定 |
| 附加信息:<br>不恰当盲法的情况:<br>□给笼子标签涂色(A组红色标签,B组黄色标签);□对实验组和对照组可见的结果有预期差异;□在整个实验过程中,动物饲养条件的安置并非随机;□设计实验与实施实验、分析数据的是同一个人;□两组动物未在相同的环境下给予干预;□两组动物干预环境不同的情况:□给予安慰剂和药物的时间不同;□实验组和对照组中仪器的使用有差别 | |
| ⑥ 结果评价中的动物是否经过随机选择? | |
| *在结果评价过程中,研究者是否随机选取动物?<br>□使用随机数字表;□使用计算机随机发生器;□其他 | 是/否/不确定 |
| ⑦ 是否对结果评价者采用盲法? | |
| *是否有措施保证对结果评价者的施盲方法不被打破?<br>□对照组和实验组使用相同的结果评价方法;□在对结果进行评价的过程中,研究者随机选取动物 | 是/否/不确定 |
| *对结果评价者未采用盲法,但通过评价可知未实施盲法并不影响其结局指标的测定 | 是/否/不确定 |
| ⑧ 不完整的数据是否被充分/正确报告? | |
| *是否所有动物都纳入最后的分析? | 是/否/不确定 |
| *是否报告缺失数据不会影响结果真实性的原因? | 是/否/不确定 |
| *缺失数据是否在各干预组内相当,且各组缺失原因相似? | 是/否/不确定 |
| *对缺失数据是否采用恰当的方法进行估算? | 是/否/不确定 |
| ⑨ 研究报告是否与选择性结果报告无关? | |
| *是否可获取研究计划书,所有的主要结局和次要结局是否均按计划书预先说明的方式报告? | 是/否/不确定 |
| *无法获取研究计划书,但已发表的文章中很清楚地报告了所有预期结果? | 是/否/不确定 |

续表 7-4

| | |
|---|---|
| 附加信息：<br>选择性结果报告的情况：<br>□并未报告计划书中确定的所有主要结局；□一个或多个主要结局采用的测量和分析方法并未在计划书中预先确定；□一个或多个主要结局并未在计划书中预先确定，除非一些不可预见的不良反应等；□文章未报告此研究应当包含的主要结局指标 | |
| ⑩ 是否不存在明显会产生高风险偏倚的其他问题？ | |
| *是否无污染(共用药品)？ | 是/否/不确定 |
| *是否没有来自资助者的不恰当影响？ | 是/否/不确定 |
| *是否没有分析单位错误？ | 是/否/不确定 |
| *是否不存在与实验设计相关的偏倚风险？ | 是/否/不确定 |
| *是否有新的动物加入到实验组和对照组以弥补从原始种群中退出的样本？ | 是/否/不确定 |
| 附加信息：<br>药品污染情况：<br>□除干预药物，在实验中动物额外接受了可能会对结果造成影响或偏倚的治疗或药物<br>分析单位错误情况：<br>□对实验动物身体局部进行干预；□给予干预时以一个笼的动物为一个单位，但分析时却以每个动物为一个实验单位<br>与实验设计相关的偏倚风险情况：<br>□不恰当的交叉设计；□存在携带效应风险的交叉设计；□仅能取得第一个时期数据的交叉设计；□由于持续时间引起大量样本退出所导致的实验动物并未接受二次或后续治疗的交叉设计；□所有动物均接受相同顺序干预的交叉设计；□相同对照的多组比较研究中并未报告所有的结局指标(选择性结果报告)；□多组对照比较的不同研究结果被整合(应分别报告每组的数据)；□群随机试验的统计分析未考虑聚类问题(分析单位错误)；□交叉设计中未考虑配对分析的结果 | |

(六) 资料收集和提取

与临床试验系统评价/Meta分析相似，动物实验系统评价/Meta分析的资料收集和提取依然包括两个方面，即资料收集和提取的内容、资料收集和提取的方法。

资料收集和提取内容应包括动物实验的来源、合格性、方法学、研究对象、干预措施、结果数据等方面的信息。就资料收集和提取的方法而言，首先需要确定资料收集途径、方法和合格人员的选择标准，可借鉴《Cochrane Handbook》的推荐，推荐至少由2位合格研究人员根据预先制定的资料提取表格，独立提取相关资料信息并交叉核对。此外，当原始文献中某些相关资料信息不全时，如出现数据报告不规范、方法细节报告不充分等问题，需要说明所采取的具体处理方法，包括是否联系作者获取相关信息，或当作者联系不到时，如何处理等。

（七）分析和比较每项研究的结果，并在可能的情况下进行Meta分析

Meta分析是对来自两个或多个独立研究结果的统计学合并，也是目前常使用的统计学方法之一，其潜在优势具有深远影响，包括增加检验效能、提高准确性、回答单个研究无法回答的问题和解决相互矛盾的观点引发的争论等。该方法在临床试验系统评价中的应用过程与动物实验系统评价中的应用基本相同，并无本质区别。基本实施步骤可包括如图7-1所示的8个步骤。但临床试验的对象为人，其代谢过程和疾病基本过程相近，遗传背景相近，个体差异可认为较小。但不同种属的动物之间差异很大，要将来源于不同种属动物实验的结果合并，可能面临很多问题。

纳入研究的异质性包括研究内异质性和研究间异质性两方面，动物实验的研究间异质性更明显。如：将不同种属动物的研究结果合并的生物统计学基础，不同种属动物研究结果是否具有可合并性？如何确定动物实验合并后代表的研究总体，是否产生了更大的不确定性？是否需要限定最低的样本同质性和代表性？结论赖以存在的基础数据是否具有代表性和可重复性？虽然采用多个不同种属的动物模型开展疗效研究有助于预测在人体是否会产生相似的干预效果，但系统评价/Meta分析中纳入基于不同种属动物模型的单个研究可能会引入纳入研究间异质性。因而，问题的焦点之一是动物模型是否标准化，包括实验动物的质量控制和模型标准化。故纳入各独立研究时需考察是否采用了公认而稳定的动物模型。

动物实验系统评价的本质是基于Meta分析方法整合多个研究结果，以合成证据，用于指导临床试验方案的制定或修正动物实验设计的缺陷。理想的情况是：待评估的干预措施进入临床试验阶段应建立在对所有证据的无偏倚评估后。这种评估应包括效果及相应的观察时间窗、剂量-效应关系、干预时相、动物种属和模型种类等。故采用定量Meta分析实现效应合并指导价值更大。但因

消除这种异质性很困难，故Meta分析中选择随机效应模型合并效应量比较稳妥，但会使效应合并值95%CI变宽。合并多个研究的结局变量时，离散型结局变量通常以*OR*表达，若为连续型结局变量，可采用标准化的结局变量或利用研究报告的资料将连续型变量转化为相对的*OR*值后计算效应值。当定量Meta分析不适合时亦可采用其他合成研究的方法，如Meta回归和贝叶斯Meta分析，后者可分析异质性来源。

（八）呈现数据结果并给予相应的解释

与基于临床试验的系统评价/Meta分析相似，动物实验系统评价/Meta分析研究，其结果的呈现应该包括动物实验检索和筛选结果、纳入动物实验基本特征、纳入动物实验偏倚风险评估结果、证据图和Meta分析结果等多个部分。此外，通过列表来展示每个研究的特点，采用图或表展示每个纳入研究偏倚风险评估的结果，Meta分析的结果通常可通过森林图来展示，漏斗图可以展示可能存在的发表偏倚，其各部分相应的解释亦与基于临床试验的系统评价/Meta分析相似，可参见第二章相关内容。

## 第四节　动物实验系统评价/Meta分析报告规范

2006年，来自英国莱斯特大学生物统计学和遗传流行病学中心的Peters等人，对103篇动物实验系统评价/Meta分析进行系统评价后发现，其报告质量普遍不高。同年，Peters等人借鉴QUOROM（Quality of Reporting of Meta-analyses）规范及MOOSE（Meta-analysis Of Observational Studies in Epidemiology）规范的条目，设计了动物实验的系统评价/Meta分析报告规范，包括题目、摘要、引言、方法、结果、讨论6大部分共17个条目（见表7-5）。

但需要注意的是，由于该报告规范并未交代其具体制作方法，目前仅加拿大3R中心网站刊载了该报告规范。此外，该报告规范可能还存在一定的局限性，如在方法学部分提到偏倚风险评估，但结果部分却无此相关内容；无利益冲突和基金资助来源的说明等。

**表7-5　动物实验系统评价/Meta分析报告标准**

| 一级标题 | 二级标题 | 内容描述 |
|---|---|---|
| 题目 | | 阐明研究是动物毒理实验的Meta分析(或系统评价) |
| 摘要 | | 使用结构化的格式 |
| | 目的 | 明确描述科学问题或假设 |
| | 数据来源 | 描述检索数据库和其他重要的信息来源 |
| | 评价方法 | 描述纳入标准(如种系、品系、干预/暴露、结局指标和研究设计),真实性评价和数据提取的方法、实验特征、数据定量合成的方法 |
| | 结果 | 描述纳入/排除的实验特点;定性和定量分析结果(如点估计值和置信区间或标准误),清楚剂量-效应曲线、半数致死量等;以及亚组分析 |
| | 结论 | 陈述主要结果及其影响 |
| 引言 | | 提出明确的科学问题,阐述干预/暴露的生物学合理性和评价的理由 |
| 方法 | 检索 | ①详细描述信息来源(如数据库、注册库、个人档案、专家信息、代理机构、手检),包括关键词、检索策略和限制(年份、发表状态、语种);②描述对纳入所有可获取文献所做的特别努力(如联系研究作者、检索灰色文献等)。 |
| | 筛选 | ①描述纳入和排除标准(阐述干预/暴露、主要结局指标和实验设计);②列出排除实验和排除理由 |
| | 偏倚风险评估 | 描述评价的标准和过程(如盲法的事实、偏倚风险评估的方法及评估结果) |
| | 资料提取 | ①描述数据提取的过程和方法(如两人独立提取),包括详细的可重复性、Kappa值的信息;②提取整合数据或者单个动物的数据 |
| | 研究特征 | 描述研究设计类型、动物特征(如种系、品系、年龄、性别),详细的干预/暴露措施(包括给药途径、剂量和持续时间)、结局定义 |
| | 定量数据整合 | 描述主要的效应指标,结果合并的方法(如固定效应模型和随机效应模型;Meta回归),缺失数据的处理,统计学异质性的评估,不同种系、品系资料的处理,可能的混杂变量的校正,敏感性分析和亚组分析,发表偏倚评估的方法,提供的细节可供重复 |
| 结果 | 流程图 | 提供Meta分析文献筛选流程图,说明Meta分析中实验的总数 |
| | 研究特征 | 定性描述每个纳入实验的特征(如种系、品系、年龄、样本量、干预/暴露措施、剂量、持续时间) |

续表7-5

| 一级标题 | 二级标题 | 内容描述 |
| --- | --- | --- |
| 结果 | 定量数据合成 | 报告实验筛选、内在真实性评价的一致性情况及科学问题/假设相关性；呈现简单的合并结果（如森林图）；提供计算效应大小和置信区间所需的数据；探索异质性来源以及纳入研究偏倚风险和发表偏倚的影响 |
| 讨论 |  | 总结主要发现；根据内外部真实性讨论科学/临床的推论和外推性；根据已有的各种证据解释结果，包括来自人群研究的数据；讨论根据动物实验数据推导人类健康结局的合理性；严格评价分析过程中潜在的偏倚（如发表偏倚）；对未来的研究提出启示和建议 |

# 第五节　动物实验系统评价/Meta分析实例分析

引用文献：Liu J, Zhong C, Tao W, Liu M. Systematic Review and Meta-Analysis of the Efficacy of Sphingosine- 1- Phosphate （S1P） Receptor Agonist FTY720 （Fingolimod） in Animal Models of Stroke. International Journal of Neuroscience, 2013，123（3）：163-169.

## 一、研究背景及问题转化

### （一）研究背景

FTY720（芬戈莫德）是1-磷酸-神经鞘氨醇（S1P）受体激动剂，其作用于S1P受体，通过发挥免疫调节作用，影响淋巴细胞的生成、转运及细胞凋亡，在动物卒中模型中有一定神经保护作用。FTY720的前体药物是鞘氨醇激酶异构体磷酸化而来，其主要存在于脑，部分存在于脑微血管中。FTY720的磷酸化的过程在S1P受体浓度较低时发生，且同时发挥神经保护作用。

FTY720应用于临床试验中是在肾移植之后，并且同时用于多发性硬化症的治疗。这些试验都说明FTY720具有神经保护作用。尤其要提出的是，在2008年进行的一项复发-缓解型多发性硬化症的三期临床试验中，总共纳入1300名左右的患者，应用FTY720治疗的患者，其复发率有所下降。目前有一些动物实验表明：FTY720可用于缺血性卒中动物，且大多数实验结果显示神经保护作用。然而，FTY720对缺血性卒中动物的神经保护作用的有效性及人体研究前景目前尚不清楚。因此，有必要对FTY720治疗缺血性卒中的动物实验进行系统评价。

（二）原始问题

1. FTY720是否具有干预动物缺血性脑卒中的作用？

2. 如有，其作用效果如何？

（三）问题转化和构建

依据“PICO”原则，对该研究问题进行转换：

P（Participants）：缺血性卒中动物模型；

I（Intervention）：FTY720组；

C（Comparator）：缺血对照组；

O（Outcome）：主要结局指标：脑梗死体积；神经功能评分；次要结局指标：不良反应。

## 二、研究方法

（一）文献检索

计算机检索PubMed数据库、Embase数据库、Medline数据库、CNKI数据库和CBM数据库。此外，人工检索《中华神经科杂志》等10种中文期刊，并对纳入研究的参考文献列表和部分会议摘要信息进行补充检索。所采用的检索式为：（FTY720 OR fingolimod） AND （stroke OR ischemia OR infarct OR cerebrovascular OR middle cerebral artery），检索范围限定为“animals”。

（二）文献筛选和数据提取

由2位评价员独立筛选文献、提取资料并交叉核对，如遇分歧，则咨询第三方协助判断，缺乏的资料尽量与作者联系予以补充。文献筛选时首先阅读主题和摘要，在排除明显不相关的文献后，进一步阅读全文，以确定最终是否纳入。资料提取内容主要包括：1.纳入研究的基本信息，包括作者、发表时间；2.研究对象的基线特征，包括干预措施，动物模型、卒中模型、使用药物、剂量和疗程；3.研究设计与偏倚风险评价；4.结局指标。对于不同时间脑梗死体积或神经功能评分的评估，仅纳入最后一次试验的结果。

（三）偏倚风险评价

采用STAIR（Stroke therapy academic industry round table）的推荐意见评价纳入研究的方法质量：

1.剂量-反应关系；

2.如何选择随机方法；

3.治疗时间窗；

4.是否监测生理指标（如体温、血糖或血压）；

5.研究结果盲法评价；

6.至少评价两种结局指标（脑梗死面积大小和神经功能测定）；

7.是否在急性期评价结局指标（第1天至第7天）；

8.是否在慢性期评价结局指标（超过7天）；

9.如何选择合适的动物模型（日龄、糖尿病、高血压）；

10.是否遵守实验动物福利法规；

11.是否声明潜在的利益冲突及研究资助。

如果满足8～11个条目，质量级别为Ⅰ类；如果满足0～3个条目，质量级别为Ⅱ类；如果满足4～7个条目，质量级别为Ⅲ类。

（四）统计分析方法

采用RevMan Manager 5.1软件进行Meta分析。所有结局指标使用加权均数差（SMD）并采用Der Simonian-Laird随机效应模型进行合并。统计学显著性水平为$P$=0.05。

## 三、研究结果及结论

（一）纳入研究的基本特征及质量评价结果

初检相关文献19篇，排除重复文献、会议摘要、体内试验、脑出血试验后，最终纳入9篇文献。纳入研究的基本特征见表7-6。其中，5个研究报告了剂量-反应关系；1个研究仅报告了神经功能评分，1个研究仅报告了脑梗死体积，其余研究均报告了脑梗死体积和神经功能评分。仅4个研究提到了"随机"，但是没有报告具体的随机方法；4个研究采用了"盲法"评价"神经功能评分"。

**表7-6　纳入研究的基本特征**

| 纳入研究 | 干预措施 | 动物模型（T/C） | 卒中模型 | 给药方法 | 结局指标 | 质量评分（分） |
|---|---|---|---|---|---|---|
| Hasegawa 2010 | FTY 720 | 雄性SD大鼠（18/30） | 短暂性大脑中动脉栓塞（2 h） | 再灌注后即刻给药，0.25或1 mg/kg，腹腔注射 | 脑梗死体积、神经功能评分 | Ⅰ（8） |

续表 7-6

| 纳入研究 | 干预措施 | 动物模型(T/C) | 卒中模型 | 给药方法 | 结局指标 | 质量评分(分) |
|---|---|---|---|---|---|---|
| Wacker 2009 | FTY 720 | 雄性S-W ND4小鼠(12/7) | 短暂性大脑中动脉栓塞(60 min) | 造模48 h前给药,0.24 或 1 mg/kg,腹腔注射 | 脑梗死体积、神经功能评分 | Ⅱ(6) |
| Czech 2009 | FTY 720 | 雄性 C57B1/6小鼠(11/10) | 短暂性大脑中动脉栓塞(90 min) | 脑缺血发作时给药,1 mg/kg,腹腔注射 | 脑梗死体积、神经功能评分 | Ⅱ(7) |
| Wei S 2011 | FTY 720 | 雄性 Wistar 大鼠(12/12) | 短暂性大脑中动脉栓塞(2 h) | 造模 10 min 后再灌注前给药,1 mg/kg,静脉注射 | 神经功能评分 | Ⅲ(2) |
| Pfeilschifter 2011 | FTY 720 | 雄性 C57B1/6小鼠(17/20) | 短暂性大脑中动脉栓塞(3 h) | 脑缺血发作2 h后时给药,1 mg/kg,腹腔注射 | 脑梗死体积、神经功能评分 | Ⅱ(5) |
| Wei Y 2010 | FTY 720 | 雄性 C57B1/6小鼠(7/10) | 短暂性大脑中动脉栓塞(90 min),永久性大脑中动脉栓塞 | 再灌注 30 min 后给药,0.5或1mg/kg,腹腔注射 | 脑梗死体积、神经功能评分 | Ⅰ(10) |
| Liesz 2011 | FTY 720 | 雄性 C57B1/6小鼠(12/12) | 永久性大脑中动脉栓塞 | 造模 48 h 前或缺血诱导 3 h 后给药,1 mg/kg,口服/静脉注射 | 脑梗死体积、神经功能评分 | Ⅱ(6) |
| Pfeilschifter 2011 | FTY 720 | 雄性 C57B1/6小鼠(9/7) | 短暂性大脑中动脉栓塞(2 h) | 短暂性大脑中动脉栓塞开始时给药,1mg/kg,腹腔注射 | 脑梗死体积、神经功能评分 | Ⅱ(7) |
| Shichita 2009 | FTY 720 | 雄性 C57B1/6小鼠(8/4) | 短暂性大脑中动脉栓塞(60 min) | 再灌注 5 min 前给药,1mg/kg,腹腔注射 | 脑梗死体积 | Ⅱ(4) |

（二）Meta-分析结果:

FTY720治疗组脑梗死体积较对照组缩小且有统计学差异[*SMD*=−1.31,95CI（−1.99，−0.63），*P*=0.0002]（图7-3）。FTY720治疗组神经功能较对照组有一定程度改善且有统计学差异[*SMD*=−1.61,95CI（−2.17，−1.05），*P*＜0.0001]（图7-4）。

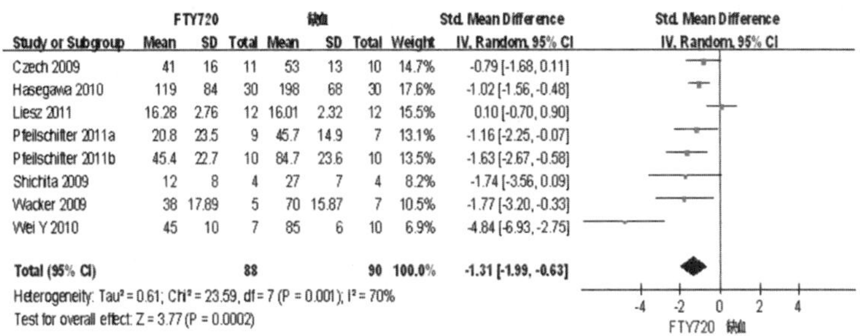

| Study or Subgroup | FTY720 Mean | FTY720 SD | FTY720 Total | 缺血 Mean | 缺血 SD | 缺血 Total | Weight | Std. Mean Difference IV, Random, 95% CI |
|---|---|---|---|---|---|---|---|---|
| Czech 2009 | 41 | 16 | 11 | 53 | 13 | 10 | 14.7% | -0.79 [-1.68, 0.11] |
| Hasegawa 2010 | 119 | 84 | 30 | 198 | 68 | 30 | 17.6% | -1.02 [-1.56, -0.48] |
| Liesz 2011 | 16.28 | 2.76 | 12 | 16.01 | 2.32 | 12 | 15.5% | 0.10 [-0.70, 0.90] |
| Pfeilschifter 2011a | 20.8 | 23.5 | 9 | 45.7 | 14.9 | 7 | 13.1% | -1.16 [-2.25, -0.07] |
| Pfeilschifter 2011b | 45.4 | 22.7 | 10 | 84.7 | 23.6 | 10 | 13.5% | -1.63 [-2.67, -0.58] |
| Shichita 2009 | 12 | 8 | 4 | 27 | 7 | 4 | 8.2% | -1.74 [-3.56, 0.09] |
| Wacker 2009 | 38 | 17.89 | 5 | 70 | 15.87 | 7 | 10.5% | -1.77 [-3.20, -0.33] |
| Wei Y 2010 | 45 | 10 | 7 | 85 | 6 | 10 | 6.9% | -4.84 [-6.93, -2.75] |
| **Total (95% CI)** | | | **88** | | | **90** | **100.0%** | **-1.31 [-1.99, -0.63]** |



图7-3　FTY20与缺血对照组比较对动物脑梗死体积影响的Meta分析

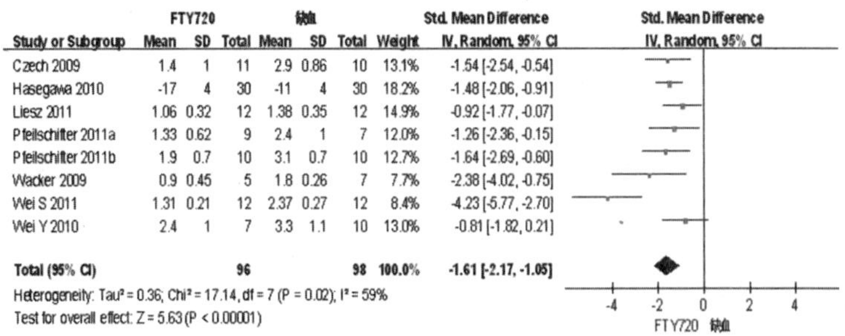

| Study or Subgroup | FTY720 Mean | FTY720 SD | FTY720 Total | 缺血 Mean | 缺血 SD | 缺血 Total | Weight | Std. Mean Difference IV, Random, 95% CI |
|---|---|---|---|---|---|---|---|---|
| Czech 2009 | 1.4 | 1 | 11 | 2.9 | 0.86 | 10 | 13.1% | -1.54 [-2.54, -0.54] |
| Hasegawa 2010 | -17 | 4 | 30 | -11 | 4 | 30 | 18.2% | -1.48 [-2.06, -0.91] |
| Liesz 2011 | 1.06 | 0.32 | 12 | 1.38 | 0.35 | 12 | 14.9% | -0.92 [-1.77, -0.07] |
| Pfeilschifter 2011a | 1.33 | 0.62 | 9 | 2.4 | 1 | 7 | 12.0% | -1.26 [-2.36, -0.15] |
| Pfeilschifter 2011b | 1.9 | 0.7 | 10 | 3.1 | 0.7 | 10 | 12.7% | -1.64 [-2.69, -0.60] |
| Wacker 2009 | 0.9 | 0.45 | 5 | 1.8 | 0.26 | 7 | 7.7% | -2.38 [-4.02, -0.75] |
| Wei S 2011 | 1.31 | 0.21 | 12 | 2.37 | 0.27 | 12 | 8.4% | -4.23 [-5.77, -2.70] |
| Wei Y 2010 | 2.4 | 1 | 7 | 3.3 | 1.1 | 10 | 13.0% | -0.81 [-1.82, 0.21] |
| **Total (95% CI)** | | | **96** | | | **98** | **100.0%** | **-1.61 [-2.17, -1.05]** |



图7-4　FTY20与缺血对照组比较对动物神经功能体积影响的Meta分析

## 四、案例解析

### （一）选题意义

FTY720（芬戈莫德）是1-磷酸-神经鞘氨醇（S1P）受体激动剂，有研究表明其在动物卒中模型中有一定的神经保护作用，但其对缺血性脑卒中动物的神经保护作用的有效性及人体研究前景目前尚不清楚。因此，采用系统评价的方法对FTY720治疗缺血性脑卒中的动物实验进行研究，对了解和明确FTY720对缺血性卒中动物的神经保护作用以及探寻其人体研究前景具有重要的意义。

### （二）报告质量

基于Peters等人的动物实验系统评价/Meta分析报告标准，总体而言，该研究在题目、摘要、结果及讨论部分的报告较为充分，但在方法学方面仍存在以下不足：

1. 没有报告明确的检索时限及检索流程图；

2. 未详细列出纳入/排除标准；

3. 对偏倚风险的评估并未采用目前较为公认的SYRCLE动物实验偏倚风险评估工具（当然与该研究发表时间较早有关）；

4.没有明确描述数据提取的过程和方法；

5.未报告对缺失数据的处理方法，统计学异质性的评估，不同种系、品系资料的处理，可能的混杂变量的校正，敏感性分析和亚组分析，以及对发表偏倚的评估。

（三）存在的不足和建议

该研究所采用的Meta分析方法和步骤基本正确，但在以下几个方面仍然存在一定的不足：

1.纳入/排除标准

未按照PICOS的原则，单独呈现并详细列出其纳入和排除标准，而是与“文献筛选和数据提取”部分一起说明，给读者阅读、学习和详细了解该部分内容带来一定的困难。

建议：在方法学部分，基于PICOS原则单独呈现并详细列出纳入/排除标准。

2.文献检索

（1）未报告部分数据库的检索平台以及每个数据库的初始检索时间。

（2）未提供各数据库详细的检索策略，仅提供检索式。

（3）检索策略制定中需要增加对“动物实验”过滤器的使用。

（4）混淆了PubMed数据库和Medline数据库，PubMed数据库包含了Medline数据库的所有内容。

（5）补充检索中对会议摘要的检索未说明其具体来源。

建议：规范文献检索报告，包括各数据库检索平台、检索范围等，推荐至少提供一个数据库的完整的检索策略。详细说明补充检索的途径和来源。此外，推荐增加对Web of Science数据库，或BIOSIS Previews（BP）数据库的检索。

3.偏倚风险评估

由于该研究于2013年发表，故其对纳入研究的偏倚风险评估并未采用目前较为公认的SYRCLE动物实验偏倚风险评估工具。

建议：今后的研究应基于SYRCLE动物实验偏倚风险评估工具，全面评估纳入研究的偏倚风险。

（马　彬　张菊霞）

## 参考文献

1. Gandolfi A J. Alternatives to Animal Use in Research, Testing, and Education, US Congress, Office of Technology Assessment[J]. Journal of Neuropathology & Experimental Neurology, 1986, 48（6）: 1-11.

2. Roberts I, Kwan I, Evans P, et al. Does animal experimentation inform human healthcare? Observations from a systematic review of international animal experiments on fluid resuscitation[J]. BMJ, 2002, 324（7335）: 474-476.

3. Bebarta V, Luyten D, Heard K. Emergency medicine animal research: does use of randomization and blinding affect the results?[J] Acad Emerg Med, 2003, 10（12）: 1410.

4. Knight A. Systematic reviews of animal experiments demonstrate poor contributions toward human healthcare[J]. Rev Recent Clin Trials, 2008, 3（2）: 89-96.

5. Knight A. Systematic reviews of animal experiments demonstrate poor human clinical and toxicological utility[J]. Altern Lab Anim, 2007, 35（6）: 641-659.

6. Young C, Horton R. Putting clinical trials into context[J]. Lancet, 2005, 366（9480）: 107-108.

7. Festing M F. The scope for improving the design of laboratory animal experiments[J]. Lab Anim, 1992, 26（4）: 256-268.

8. Festing M F. The design and statistical analysis of animal experiments[J]. ILAR J, 2002, 43（4）: 191-193.

9. Macleod M R, Ebrahim S, Roberts I. Surveying the literature from animal experiments: systematic review and meta-analysis are important contributions[J]. BMJ, 2005, 331（7508）: 110.

10. Macleod M R, O'Collins T, Horky L L, et al. Systematic review and meta analysis of the efficacy of FK506 in experimental stroke[J]. J Cereb Blood Flow Metab, 2005, 25（6）: 713-721.

11. Kilkenny C, Parsons N, Kadyszewski E, et al. Survey of the Quality of Experimental Design, Statistical Analysis and Reporting of Research Using Animals[J]. PLoS ONE, 2009, 4（11）: e7824.

12. Perel P, Roberts I, Sena E, et al. Comparison of treatment effects between

animal experiments and clinical trials: systematic review[J]. BMJ, 2007, 334（7586）: 197.

13. Hooijmans C R, IntHout J, Ritskes- Hoitinga M, et al. Meta- analyses of animal studies: an introduction of a valuable instrument to further improve healthcare [J]. ILAR J, 2014, 55（3）: 418–426.

14. Pound P, Ebrahim S, Sandercock P, et al. Reviewing Animal Trials Systematically （RATS） Group. Where is the evidence that animal research benefits humans?[J] BMJ, 2004, 328（7438）: 514–517.

15. 陈匡阳, 屈丽娜, 胡芳, 等. 动物实验系统评价/Meta分析检索策略报告情况调查[J]. 中国循证医学杂志, 2016, 16（3）:348–353.

16. Peters J L, Sutton A J, Jones D R, et al. A systematic review of systematic reviews and meta- analyses of animal experiments with guidelines for reporting[J]. J Environ Sci Health B, 2006, 41（7）: 1245–1258.

17. Moher D, Cook D J, Eastwood S, et al. Improving the quality of reports of meta–analyses of randomised controlled trials: the QUOROM statement. Quality of Reporting of Meta–analyses[J]. Lancet, 1999, 354（9193）: 1896–1900.

18. Stroup D F, Berlin J A, Morton S C, et al. Meta–analysis of observational studies in epidemiology: a proposal for reporting. Meta- analysis of Observational Studies in Epidemiology （MOOSE） group[J]. JAMA, 2000, 283 （15）: 2008–2012.

19. 陈匡阳, 王亚楠, 赵雅琴, 等. 国内动物实验系统评价/Meta分析研究的现状分析[J]. 中国循证医学杂志, 2015, 15（4）: 414–418.

20. Mac Callum C J. Reporting animal studies: good science and a duty of care[J]. PLoS Biol, 2010, 8（6）: e1000413.

21. Simera I, Moher D, Hoey J, et al. A catalogue of reporting guidelines for health research[J]. Eur J Clin Invest, 2010, 40（1）: 35–53.

22. Hooijmans C R, Ritskes–Hoitinga M. Progress in using systematic reviews of animal studies to improve translational research[J]. PLoS Med, 2013, 10 （7）: e1001482.

23. 陈匡阳, 马彬, 王亚楠, 等. SYRCLE动物实验偏倚风险评估工具简介[J]. 中国循证医学杂志, 2014, 14（10）:1281–1285.

24. De V R B M, Hooijmans C R, Alice T, et al. A search filter for increasing the retrieval of animal studies in Embase[J]. Laboratory Animals, 2011, 45（4）: 268–270.

25. Hooijmans C R, Tillema A, Leenaars M, et al. Enhancing search efficiency by means of a search filter for finding all studies on animal experimentation in PubMed[J]. Laboratory Animals, 2010, 44（3）:170.

26. Hooijmans C R, Rovers M M, de Vries R B, et al. SYRCLE´s risk of bias tool for animal studies[J]. BMC Med Res Methodol, 2014, 14: 43.

27. Vesterinen H M, Sena E S, Egan K J, et al. Meta-analysis of data from animal studies: A practical guide[J]. J Neurosci Methods, 2014, 221: 92-102.

# 第八章　细胞实验系统评价/Meta分析

## 第一节　细胞实验概述

### 一、概 念

细胞实验是基础医学领域中不可或缺的一类实验，也被称为体外实验（In vitro studies/experiments）或试管内实验，与体内实验（In vivo studies/experiments），即动物实验，统称为临床前实验、临床前研究或原始研究。目前对细胞实验并无严格的定义，狭义上讲，即实验对象为各种各样的细胞或细胞功能，包括正常人体细胞、肿瘤细胞或动物细胞，也可以是细胞内某个细胞器、编码基因，合成的蛋白等。广义地讲，所有在细胞上进行的一切实验研究，均可视为细胞实验。

### 二、研究现状

细胞实验在基础医学领域内应用广泛，与细胞功能相关的一切研究均可属于此范畴。例如可以研究细胞膜内外信号转导、细胞因子分泌、细胞内基因表达或蛋白表达等。由于目前国内外对细胞实验的具体实施没有严格的标准和限定，对某一细胞实验的设计与实施也无明确的质量判断标准。对研究同一课题的不同实验团队实施的细胞实验而言，可重复性差是目前面临的最大困难。即使具体实验步骤和实验方法相同，也可能得出不同，甚至完全相反的实验结果。例如2016年引起国内外广泛关注的“韩春雨”事件，因为实验结果的不可重复性，一直被质疑为“学术造假”，至今仍未有明确的结论。此外，对于实验阴性结果，大多数实验者选择不报告，这也会产生极大的选择性报告偏倚。

## 第二节　细胞实验设计方法及常见偏倚

### 一、设计方法

医学科研实验的设计方法同样适用于细胞实验，如完全随机设计/单因素设计、配对设计、配伍组设计等。根据研究目的，可将细胞实验分为以下3大类：

1.研究细胞或细胞器的生物学特性，如细胞的增殖、迁移、扩散和死亡等。

2.研究细胞的某种功能，如合成蛋白、基因表达、信号转导、跨膜转运等。

3.研究细胞形态或功能上的变化，如细胞分化、细胞凋亡、细胞自噬等。

细胞实验设计的整体思路为：设置阳性对照、阴性对照（空白细胞组/未处理组或安慰剂组）和实验组三组研究对象。阳性对照组细胞采用可产生显著效应的药物或干预方法进行处理，其他两组细胞采用相应的干预或暴露处理的实验方法（有些实验中无须设置阳性对照）。随后对此三组细胞采用同样的结果测量方法，如形态学观察（光学显微镜、荧光显微镜、透射/扫描电镜等）、蛋白印迹技术（Western Blot、Southern Blot、Northern Blot等）、基因表达检测（PCR、real-time PCR等）、细胞增殖活性检测（MTT、CCK8等）等。最后通过比较各组细胞检测结果之间的差异，定性或定量地研究干预措施对细胞的影响。由于细胞实验的设计方法目前尚无明确的标准，一般而言，需要根据实验目的选用合适的设计方法及相应具体的实验方法。

### 二、常见偏倚

细胞实验中，由于实验方法的多样性，偏倚的产生是不可避免的。因此，需要在细胞实验的设计阶段采用各种方法，以最大限度地降低其可能产生的偏倚。

细胞实验本质上属于干预性研究，和临床随机对照试验（Clinical randomized controlled trials，RCTs）相似。参照RCTs的主要偏倚类型，细胞实验的偏倚类型大致也可分为：选择性偏倚、实施偏倚、测量偏倚、失访偏倚、选择性报告偏倚和其他偏倚这6种类型，只是在一些细节的实施上存在一定的差异。

（一）选择性偏倚（Selective Bias）

RCTs的选择性偏倚主要发生在患者选择入组阶段，主要受到随机分组和隐蔽分组方法的影响。对细胞实验而言，基本原理相同，主要差别是研究对象为细胞。在细胞实验中，选择性偏倚主要发生在细胞的入组和分组阶段。

细胞实验中，一般选用处于对数生长期及生长状态好的细胞进行实验。但在细胞的培养阶段，由于个人实验操作中不可避免的误差，如细胞铺板手法、细胞传代培养技术等；或培养环境的差别，如由于细胞在培养瓶、培养箱中所处位置不同，所获取到的培养基营养、$CO_2$浓度也不同，造成单位面积内细胞生长状态和数量之间存在差异。因此，细胞实验过程中，在选择入组的细胞时就要尽量避免产生这些误差，如采用同时培养的同批细胞进行实验、弃用培养板周边孔中的细胞、严格进行细胞计数等。

除保证所有的细胞处于同样的培养环境外，实验细胞的分组也需要严格按照随机化的原则以减少产生偏倚，如采用随机数字表、计算机随机等方法。但是由于细胞实验的特殊性，对单个细胞进行随机分组较难实现，因此，可将单孔细胞培养板或单个细胞培养瓶中的细胞视为整个实验对象进行随机分组。此外，细胞实验中，实验设计及具体实施是否同一人也同样会影响到实验结果，尤其是对于药效研究的细胞实验。因此，隐蔽分组方法的实施对控制选择性偏倚亦是非常必要，例如对于不同药物浓度的具体配制和用药处理细胞的实验最好分成两人来进行操作，以避免由于知道具体用药剂量而产生偏倚。

（二）实施偏倚（Performance Bias）

RCTs的实施偏倚主要发生在干预措施的实施阶段，主要受到是否有必要实施盲法及具体施盲方法的影响。对细胞实验而言，干预措施的实施过程中，实验操作者也会因提前知晓具体的实验设计而产生偏倚。如进行某种药物的剂量-药效实验，不同剂量必然对细胞的影响不同，但若实验操作者提前知晓药物剂量的分配，加药的实验操作可能会产生误差。因此，有必要对具体实验操作者实施盲法，以避免可能产生的实施偏倚。

此外，实验干预过程中未能严格按照操作流程进行也是产生实施偏倚的主要来源之一。如实验操作者是否经过规范培训或有相关经验，实验试剂的来源是否正规和配制方法是否规范，实验中各组细胞不同的干预暴露等待时间是否对结果有影响，对各组细胞处理的速度、频率是否一致等，均可能影响实验的最终结果。因此，采用正规厂家生产的实验试剂或仪器，严格按照说明书或经典的实验操作手册如《分子克隆》等进行实验，尽量减少不同组细胞的实验等待时间，保证对各组细胞干预或暴露的时间、速度、频率一致等，可在很大程度上减少实施偏倚的产生。

（三）测量偏倚（Detection Bias）

RCTs的测量偏倚主要发生在结局指标的测量阶段，同样受到盲法及具体施盲方法的影响，细胞实验亦是如此。

1.盲法：实验实施及检测是否同一人操作

在细胞实验中，结局指标的获取要经过不同的检测方法。同实施偏倚一样，干预措施的实施和结局指标的测量工作最好由不同研究人员承担来实现盲法，避免产生测量偏倚。

2.其他

细胞实验结果的测量方法多种多样，在具体测量的过程中亦有不同的要求。无论是定性实验还是定量实验，与对照组的实验数据相比，均需要取得一定的差异结果才算是阳性结果。以下这些方面均会影响到实验结果的获取，产生一定的测量偏倚：

（1）实验测量者是否经过规范培训或有相关经验；

（2）检测阳性细胞方法（计数法为人工还是机器）；

（3）干预及检测时细胞的培育环境是否改变；

（4）是否报告试剂及检测仪器的规格、型号和出厂信息；

（5）检测方法是否遵循固定的操作规程或流程（说明书）；

（6）检测是否有时间限制且超过此限制是否对结果产生影响。

对于这些实验结果检测阶段可能产生偏倚的因素，大多实验者均未加以关注，在已发表的细胞实验文献中也未报告。例如第6条，对于实验检测操作，是否有最短时间控制的概念。以检测细胞增殖活性的MTT实验为例，按照实验流程，细胞加入MTT后，培养3～4 h后加入DMSO溶解甲臜后再进行检测。但若实验样本过多，实验组与对照组实际加入MTT的时间可能不同，也就是之前药物处理的时间就不同，随后加入DMSO的时间又可能出现偏差，溶解的甲臜含量自然又不同，最后的检测结果有可能出现较大的误差。这仅仅是最简单的MTT实验，在实际的细胞实验操作过程中，有的实验包括数十个步骤，历时最长可能达到3～5天。对于每一步实验操作，是否有最短时间控制的理念？在此时间段内，只要完成实验操作就不会对最终实验结果产生影响。因此，严格按照已经规范化的实验操作流程，如《分子克隆》等进行实验，可以避免实验误差的产生。但实际情况是，大多数实验结果均是实施者自己摸索不断改进实验方法所得到的结果，实验试剂、实验仪器等实验条件不同所造成的影响，也就是不可避免的。而且有些定性的实验结果，也无法获得精确的实验数据，因而对于同一种实验结果，不同实验团队可能做出不同的检测数据。但是把所有的实验操作控制在一定的时间范围内，尽量减少实验假阳性结果的产生，是减少实施偏倚的有效方法。实验实施者也应该在研究报告中说明做了何种防范措施来保障实验的真实性和可信性。

（四）失访偏倚（Lost-follow up Bias）

RCTs的失访偏倚产生于试验实施及数据处理阶段。而细胞实验的数据处理一般要求重复实验三次以上并获取相应的数据随后进行统计分析，在此过程中，也可能会产生失访偏倚。

1.细胞污染（有干预措施外的治疗或药物处理）

细胞实验最怕污染。细菌、真菌污染后细胞培养基发生改变，实验者自然会放弃这部分细胞。但若为支原体、衣原体污染等不易看出细胞已被污染，或是实验结束后才发现细胞已被污染，这部分细胞由于不可用而造成的实验数据缺失必然会造成失访偏倚。

2.结果数据丢失

由于保存不当等原因造成的实验结果数据丢失或实验未能重复三次并获取相关数据，均可造成失访偏倚。

（五）选择性报告偏倚（Selective Reporting Bias）

与RCTs中选择性报告偏倚一样，细胞实验中，为避免选择性报告偏倚，所有的主要结局和次要结局无论其结果为阳性还是阴性，均需按计划书进行充分报告。例如研究药物对某一信号转导通路的影响，一般从此通路中的分子表达方面着手。如从用药后某明星分子蛋白的基因表达、其上游蛋白或下游蛋白的表达、沉默此基因后其他蛋白的表达等方面探讨分子机制。实验设计参考相关的已经完成的文献报道，结局指标也基本类似。但是只报告阳性实验结果大概是所有原始实验研究需要面临的共同问题。甚至可以说，细胞实验若为阴性结果就算是不成功，更别提报告该阴性结果。与研究计划书不符，自然会产生选择性报告偏倚。例如药物诱导肿瘤细胞自噬的研究，参考文献中用了透射电镜观察自噬泡、MDC荧光染色自噬细胞、自噬相关蛋白Becline-1、P62和LC-3表达增高等检测方法，但若本研究中其他实验均做出了结果，唯有Becline-1和P62蛋白表达增高的结果未获得。实验者可能采用其他证明细胞自噬活性增高的实验如Real-time PCR的方法来验证，这与实验者当初的研究计划不符，产生了选择性报告偏倚。然而，此类定性实验的检测结果所产生的选择性报告偏倚影响不大，用三种检测方法还是四种检测方法证实细胞发生自噬均可以。但是对于某些定量实验，如药物有效剂量的筛选等，选择性报告偏倚的产生势必会影响研究的结论，需要尽可能避免。

（六）其他偏倚（Other Bias）

1.细胞来源

细胞来源也是影响一个细胞实验结果的重要因素之一，如用美国模式培养物集存库（American type culture collection，ATCC）来源的细胞和其他不知名公司购置的细胞株进行实验，其结果会有很大的不同。因此，细胞实验中，有必要具体报告细胞来源。

2.有无与实验设计相关的偏倚风险

例如某些肿瘤细胞本身缺失P53基因表达，若实验设计为用此类细胞去检测P53基因表达的相关信号通路，必然会得到阴性实验结果，产生较大的偏倚。

3.研究资助者的利益冲突

此外，由于细胞实验的广泛性和特殊性，可能未详尽列出，应具体问题具体分析，找出所有可能产生偏倚的因素。

## 第三节　细胞实验系统评价/Meta分析制作流程

### 一、选题

（一）选题方法

细胞实验系统评价/Meta分析的选题与原始细胞实验的选题并无较大差别，可以为探讨分子机制的研究，如“基于××分子表达探讨××药对××细胞××作用（如抗肿瘤/抑制/增强等）的系统评价/Meta分析”；也可以为探讨细胞功能的研究，如“××药对××细胞分泌/增殖/信号转导功能影响的系统评价/Meta分析”。此外，也可以对两种不同的细胞处理方式进行比较，如“比较A处理和B处理对××细胞××功能不同影响的系统评价/Meta分析”。好的选题可以说是成功的一半。初步确定选题的方向后，需要进一步判断该选题是否可以继续深入。

（二）题目的格式

Cochrance协作网对于干预性系统评价的题目设定给出了4种格式：

1.[Intervention] for [health problem]

2.[Intervention A] Versus [Intervention B] for [health problem]

3.[Intervention] for [health problem] in [participant group/location]

4.[Use if title does not fit any of the formats above]

由于细胞实验也属于干预性研究，因而题目设置依然遵循以上这4种格式。如："机械负荷对颞下颌关节细胞的代谢活动影响的系统评价"（Effect of mechanical loading on the metabolic activity of cells in the temporomandibular joint: a systematic review）和"他汀类药物对头面部肿瘤体外抗肿瘤实验的系统评价"（In vitro Anti-Tumor Effects of Statins on Head and Neck Squamous Cell Carcinoma: A Systematic Review）。

（三）PICOS原则

一个明确的细胞实验系统评价/Meta分析研究问题需包含以下5个方面的核心要素：1.细胞实验的研究对象（Participants，P）；2.具体的干预措施（Intervention，I）；3.进行的对照处理措施（Comparisons，C）；4.结局测量指标（Outcomes，O）；5.实验设计类型（Study design，S）。

例如欲探讨"灰树花多糖诱导肿瘤细胞凋亡作用如何?"，针对这一问题，按以上原则进行结构化问题如下：

1."P"为肿瘤细胞；

2."I"为灰树花多糖处理；

3."C"无严格限定，即灰树花多糖以外的处理方法，包括不处理；

4."O"为检测细胞凋亡的结果指标，如TUNEL染色法、DNA Ladder实验、流式细胞术检测凋亡率、凋亡相关蛋白表达等凡是能检测细胞凋亡的检测方法；

5."S"为细胞实验。

## 二、纳入/排除标准的制订

纳入标准和排除标准的关系为：用纳入标准定义研究的主体，用排除标准定义研究主体中具有影响结果因素的个体。细胞实验系统评价/Meta分析的纳入和排除标准的制订依旧可遵从"PICOS"原则。本节以"赵霏，马虎山，席思凡，杨克虎.灰树花多糖诱导肿瘤细胞凋亡作用的Meta分析.兰州大学学报（医学版）.2016,42(5)：14-20."为例，来具体说明如何制订细胞实验系统评价/Meta分析的纳入/排除标准。

（一）研究对象（Participants，P）

细胞实验中的研究对象为各种各样的细胞，如正常人体细胞或肿瘤细胞、动物细胞等，或细胞的某一功能，如分泌、迁移、蛋白表达等。由于多种细胞株均来源于同一种组织，如来源于人的肝癌细胞包括HepG2、SMMC-7721、Hep3B等多种细胞株。若为肝癌细胞方面的研究，则需将以上细胞株全部纳入。但需要注意的是，应排除某些经过基因改造，不具备要研究的某一细胞功能的细胞株。如神经胶质瘤M059K细胞可表达依赖DNA的蛋白激酶的正常水平，而经过基因改造的M059J细胞，虽也属于神经胶质瘤细胞，但由于其缺乏蛋白质激酶活性，无法具有DNA损伤识别和修复功能。若要研究正常神经胶质瘤细胞抗辐射外的其他方面的功能，就需要排除M059J细胞的研究。此外，HepG2.2.15细胞是经过基因改造，可稳定表达乙型肝炎病毒（HBV）DNA的肝癌细胞株，若要研究肝癌细胞的分化和迁移功能，也该排除此细胞的实验研究。

在上述实例中，针对研究对象，纳入/排除标准为：研究抑制各种人源或鼠源肿瘤细胞株增殖的实验研究，排除某些经过基因改造丧失肿瘤细胞正常增殖和凋亡功能的细胞株。

（二）干预处理方式（Intervention，I）

干预处理方式即为对细胞进行的各种各样的处理，如药物处理、X线照射等及其具体干预方案等。

在上述实例中，干预处理方式为采用灰树花多糖处理细胞，灰树花多糖为从灰树花中提取出来的多糖及以其为基础合成的化合物，灰树花种属不限，提取部位及具体提取方法均不限，排除采用多糖和其他药物同时进行干预的实验研究。

（三）对照处理方式（Comparisons，C）

细胞实验在实施过程中可分为实验组和对照组，对照组细胞可以不做任何处理（空白对照）或安慰剂（如生理盐水、PBS等）处理，也可为另一种不同的干预措施。此处应包括对照组细胞给予的具体干预方案。若选题的目的仅为探讨干预措施的影响，也可以不限定对照干预措施；若为多种干预方案的比较，均应进行详细的规定及描述。

在上述实例中，不限制具体的对照处理方式，可包括细胞不用灰树花多糖处理，即空白对照；或是采用安慰剂，如PBS、正常培养基、蒸馏水等处理；也可采用非灰树花多糖的另一种药物处理。

（四）结局测量指标（Outcome，O）

结局测量指标即需检测的实验结果指标，取决于实验研究的目的，多为某一细胞特定功能，如分泌细胞因子的水平，凋亡水平或自噬活性等，也可为某一分子的基因或蛋白表达水平。原始实验研究的具体实验方法千差万别，但检测的结局指标可以根据目的进行归类，如荧光染色显微镜观察、透射电镜观察、免疫组化后阳性细胞观察等均属于形态学观察；PCR、Real-time PCR等均属于基因表达检测，免疫蛋白印迹（Western blotting，WB）等均属于蛋白表达检测。需要强调的是，此处并非对某一特定的实验方法进行规定，而是对检测的结果进行规定。

在上述实例中，结局测量指标为细胞凋亡，其具体检测手段可包括流式细胞术检测到的细胞凋亡率、TUNEL染色法观察到的凋亡细胞数等，排除未报告凋亡和无法获取凋亡细胞数据的研究。

（五）实验设计类型（Study design，S）

体外实验，即从始至终在体外或细胞上进行的研究。若为临床研究的延续，如首先对临床上某一疾病的患者进行病例采集，对病人的生存率或治疗的有效率进行分析，随后对患者的血液、脑脊液或是肿瘤标本进行基因表达或是细胞因子分泌水平等检测，虽然实验对象也为组织细胞，但其本质仍属于临床研究，不属于严格意义的细胞实验，在此应该排除。

在上述实例中，针对实验设计类型，纳入体外实验。

## 三、文献检索与筛选

（一）文献检索

细胞实验系统评价/Meta分析的文献检索与临床试验系统评价/Meta分析的方法大致相同，要尽量查全查准，避免漏查、误查。

1.检索数据库

应包括中文文献数据库英文文献数据库，如PubMed、Embase、Cochrance Library、Web of Science、中国期刊全文数据库、万方数据知识服务平台、中国生物医学文献数据库（CBM）、维普数据库等，其具体检索请参见第三章相关内容。

2.补充检索

多种途径进行补充检索，例如检索Google scholar、某些相关领域的专业数据库，纳入研究的参考文献列表等。

3.检索式的制定

检索词的确定同样可从“PICOS”原则方面着手，总体检索策略为：“P”（细胞或细胞功能）AND“I”（干预措施）AND“C”（对照组处理方法，若为空白对照则不用检索）AND“O”（结局指标）AND“S”（体外实验）。

在临床试验系统评价/Meta分析的检索中，必须检索“P”“I”“S”这三个组面，“C”根据研究选题而确定是否需要检索，“O”一般不检索。在细胞实验系统评价/Meta分析的检索中，由于多数选题中对结局指标已经明确，如对细胞某项功能改变的影响，“O”这一检索组面必须检索，即多采用“P” AND “I” AND “O” AND “S”的检索策略。

首先从不同的组面如“P”“I”“O”“S”分别进行检索，同时采用主题检索和自由检索两种方法。检索词的选择应包括含义相同或与选题相关的所有词语。如“P”为细胞的免疫调节功能，则检索词为：immune regulation、immunological regulation、immune function、immunity、immunological function、immunize、immunoregulation、immunomodulation、免疫调节、免疫力、免疫调控、免疫功能、细胞免疫、体液免疫等，不同检索词间用“OR/或”连接。其次将不同组面的检索结果用“AND/与”连接起来进行二次检索。

需要注意的是，目前尚没有针对研究类型，也就是“体外实验”的检索过滤器。我们参考国内外文献中对“体外实验”概念的定义，提出CNKI和PubMed数据库的检索过滤器，但需要注意该过滤器的制定并经过严格的方法验证，仅供今后细胞实验系统评价/Meta分析制作者参考（框8-1和框8-2）。

**框8-1　“体外实验”检索过滤器(CNKI)**

#1 细胞实验（主题）
#2 临床前实验（主题）
#3 临床前研究（主题）
#4 原始实验（主题）
#5 原始研究（主题）
#6 试管内研究（主题）
#7 #1 OR #2 OR #3 OR #4 OR #5 OR #6

框8-2 “体外实验”检索过滤器(PubMed)

#1 in vitro[Mesh]
#2 in vitro[Title/Abstract]
#3 pre-clinical study[Title/Abstract]
#4 pre-clinical studies [Title/Abstract]
#1 in vitro[Mesh]
#2 in vitro[Title/Abstract]
#3 pre-clinical study[Title/Abstract]
#4 pre-clinical studies [Title/Abstract]
#5 cell experiment[Title/Abstract]
#6 cell experiments [Title/ Abstract]
#7 cell test[Title/Abstract]
#8 cell tests[Title/Abstract]
#9 in vitro experimental[Title/Abstract]
#10 in-vitro study [Title/ Abstract]
#11 in-vitro studies [Title/Abstract]
#12 in vitro experiment[Title/Abstract]
#13 in vitro experiments [Title/Abstract]
#14 in vitro experiment[Title/Abstract]
#15 in vitro experiments [Title/Abstract]
#16 in vitro test[Title/Abstract]
#17 in vitro tests[Title/Abstract]
#18 #1 OR #2 OR #3 OR #4 OR #5 OR #6 OR #7 OR #8 OR #9 OR #10 OR #11 OR #12 OR #13 OR #14 OR #15 OR #16 OR #17

以上述实例为例，首先，分别采用自由词检索和主题词检索途径分别对“Grifola frondosa/Maitake”“cancer”和“apoptosis”三个组面的自由词和主题词进行检索，每个组面的自由词检索结果和主题词检索结果之间用用布尔逻辑“OR”连接。然后，将三个组面的最终检索结果用布尔逻辑“AND”连接，检索结果为20篇。最后，将该结果与“体外实验”的检索结果用布尔逻辑“AND”连接，最终检索结果为7篇（PubMed检索过程见图8-1）。

| Search | Add to builder | Query | Items found |
| --- | --- | --- | --- |
| #6 | Add | Search #1 AND #2 AND #3 | 20 |
| #5 | Add | Search #1 AND #2 AND #3 AND #4 | 7 |
| #4 | Add | Search pre-clinical study[Title/Abstract] OR pre-clinical studies [Title/Abstract] OR cell experiments[Title/Abstract] OR cell experiment [Title/ Abstract] OR cell test[Title/Abstract] OR vitro experimental[Title/Abstract] OR in vitro[Title/Abstract] OR In-vitro studies[Title/Abstract] OR In-vitro study [Title/Abstract] OR in vitro experiment[Title/Abstract] OR in vitro experiments [Title/Abstract] OR invitro experiment[Title/Abstract] OR invitro experiments [Title/Abstract] | 1073061 |
| #3 | Add | Search (apoptosis[Title/Abstract] OR apoptotic[Title/Abstract]) OR "Apoptosis"[Mesh] | 372145 |
| #2 | Add | Search (cancer[Title/Abstract] OR cancers[Title/Abstract] OR tumor[Title/Abstract] OR tumors[Title/Abstract] OR Neoplasm[Title/Abstract] OR Neoplasms[Title/Abstract] OR carcinoma[Title/Abstract] OR carcinomas[Title/Abstract]) OR Neoplasms[Mesh] | 3639317 |
| #1 | Add | Search (Grifolas[Title/Abstract] OR Grifola frondosa[Title/Abstract]) OR Grifola frondosas[Title/Abstract] OR Maitake[Title/Abstract] OR Maitakes[Title/Abstract] OR Grifolan[Title/Abstract]) OR "Grifola"[Mesh] | 370 |

图8-1　PubMed检索结果截图

### （二）文献筛选

与临床试验系统评价/Meta分析类似，细胞实验系统评价/Meta分析研究的文献筛选过程也需要至少2名评价员独立进行，最好是本专业评价员和非本专业评价员同时进行评价，如出现意见分歧可进一步讨论，或由第三名评论员参与协商确定。

文献筛选过程基本分为两个阶段：第一阶段通过题目和摘要进行初步筛选，主要依托参考文献管理软件（如EndNote、Note Express等）来完成，首先阅读检索到的研究的题目与摘要，根据制订好的纳入/排除标准进行筛选，并同时记录排除的原因及排除的数量；第二阶段为阅读全文进行二次筛选，这一阶段主要对在第一阶段中无法确定是否需纳入的文献获取全文，并通过制定全文筛选标准和表格（可依托Excel表格等）进行筛选，同时记录排除原因及排除数量，并最终确定纳入的研究。

## 四、偏倚风险评估

目前，对于细胞实验内在偏倚风险的评估，尚无公认的标准和工具。我们对目前已发表的82篇细胞实验系统评价/Meta分析研究进行分析后发现：仅31.71%（26/82）的研究对纳入原始细胞实验的偏倚风险进行了评估。而且，这26篇细胞实验系统评价/Meta分析所采用的偏倚风险评估工具均不同，大多为研究者根据对细胞实验的理解和具体的课题方向和特点所确定。

我们借鉴《Cochrane Handbook》推荐的随机对照实验偏倚风险工具（Cochrane Risk of Bias，ROB），参考已发表的细胞实验系统评价/Meta分析所采用的偏倚风险评估方法，并结合原始细胞实验的特性，提出了如表8-1所示的原始细胞实验偏倚风险评估条目，包含6类偏倚类型共21个条目。其中偏倚类型与Cochrane ROB一致，每个条目的评估结果最终以“是”“否”“不确定”表示，其中“是”代表低风险偏倚，“否”代表高风险偏倚，“不确定”代表不确定风险偏倚。但需要注意的是，该评估条目的拟定并未经过严格的方法验证，仅在此为今后细胞实验系统评价/Meta分析制作提供参考。

**表8-1　细胞实验偏倚风险评估条目**

| 偏倚类型 | 编号 | 涉及领域 | 具体描述 | 结果判断 |
|---|---|---|---|---|
| 选择性偏倚 | 1 | 细胞培养条件 | 描述细胞入组前的培养条件及生长状态 | 实验组细胞和对照组细胞入组前是否处于同样的培养条件？ |
| | 2 | 细胞计数方法 | 描述实验过程中细胞计数的方法 | 实验分组前细胞计数是否采用同样的操作？ |
| | 3 | 随机化序列的产生 | 描述实验组细胞和对照组细胞分配序列产生的方法，以评价组间可比性 | 分配序列的产生或应用是否充分/正确？ |
| | 4 | 隐蔽分组 | 描述隐藏分组的方法，以判断细胞入组前或入组过程中干预分配是否可见 | 隐藏分组是否充分/正确？ |
| 实施偏倚 | 5 | 盲法 | 描述对实验操作者施盲，以避免其知晓细胞接受何种干预措施的具体方法；提供所实施盲法的有效性的任何信息 | 是否对实验操作者施盲，以使其不知晓细胞所接受的干预措施？ |
| | 6 | 实验实施操作过程 | 提供实验操作者的操作过程/规范相关的信息 | 实验操作者是否经过专业培训，或按照预定操作手册规范进行，以保证实验操作过程的科学性？ |
| | 7 | 干预暴露等待时间 | 描述暴露处理等待时间；提供暴露处理等待时间对结果的影响的相关信息 | 实验操作者是否在合理的时间控制内完成实验，以避免由于干预暴露时间过长导致对结果产生影响？实验中是否说明此操作无时间限制？ |
| | 8 | 干预暴露细节 | 提供实验组及对照组干预/暴露处理的剂量、时间及频率 | 实验组及对照组暴露处理的具体细节是否保持一致，以避免各组不同的干预措施对结果产生影响？ |

续表8-1

| 偏倚类型 | 编号 | 涉及领域 | 具体描述 | 结果判断 |
|---|---|---|---|---|
| 测量偏倚 | 9 | 盲法 | 描述对结果测量者施盲，以避免其知晓细胞接受何种干预措施的具体方法；提供所实施盲法的有效性的任何信息 | 是否对结果测量者施盲，以使其不知晓细胞所接受的干预措施？ |
| | 10 | 实验结果测量过程 | 提供结果测量者的操作过程/规范相关的信息 | 结果测量者是否经过专业培训，或按照预定操作手册规范进行，以保证结果测量过程的科学性？ |
| | 11 | 阳性结果判断 | 描述细胞阳性结果的判断依据及测量方法 | 阳性结果的具体判断方法是否合理？阳性细胞计数是采用机器法还是人工法？人工计数是否采用同一人多次计数后取平均值的方法？ |
| | 12 | 测量时细胞培养条件的变化 | 描述结果测量时和干预实施时细胞的培育环境 | 结果测量时细胞的培育环境与干预实施时是否发生改变？ |
| | 13 | 试剂及仪器规范化 | 提供测量所使用的试剂及仪器的型号、规格及厂家信息，描述试剂的配制方法 | 测量所用的试剂及检测仪器是否正规？试剂的配制方法是否规范？ |
| | 14 | 结果的检测方法 | 描述具体的实验结果检测方法是否遵循固定的操作规程或流程 | 测量结果的操作是否按照试剂厂家的说明书或如《分子克隆》等经典的操作手册进行？ |
| | 15 | 检测等待时间 | 描述结果检测等待时间；提供检测等待时间对结果影响的相关信息 | 实验操作者是否在合理的时间控制内完成实验，以避免由于检测等待时间过长导致对结果产生影响？实验中是否说明此操作无时间限制？ |
| 失访偏倚/不完整数据报告 | 16 | 细胞污染 | 说明实验过程中细胞是否被污染而造成数据丢失 | 实验过程中细胞是否被污染？污染后是否剔除被污染细胞的实验数据？ |
| | 17 | 实验结果数据缺失 | 说明实验结果数据是否丢失或实验重复次数 | 同一实验操作是否至少重复三次并获取相应的结果数据？ |

续表8-1

| 偏倚类型 | 编号 | 涉及领域 | 具体描述 | 结果判断 |
| --- | --- | --- | --- | --- |
| 报告偏倚/选择性结果报告 | 18 | 研究计划书 | 提供原始实验设计计划书 | 可获取研究计划书,所有的主要结局和次要结局均按计划书预先说明的方式报告;无法获取研究计划书但已发表的参考文献中很清楚地报告了所有预期结果 |
| 其他偏倚 | 19 | 细胞来源 | 提供细胞的来源、种属、厂家信息及筛选培养方法 | 是否采用ATCC或有明确来源说明厂家的细胞株? 培养过程中是否按时进行筛选以保障无细胞种属间的污染? |
| | 20 | 实验设计 | 描述实验设计本身是否存在缺陷 | 实验所采用的细胞株是否恰当或已有文献用过此细胞株完成相关实验? |
| | 21 | 研究的资助 | 报告本项研究的资助情况 | 描述是否存在资助者的不恰当影响? |

## 五、资料提取与证据合成

### (一) 资料提取表的设计

资料提取应包括以下内容:

1.纳入文献一般情况

题目、第一作者、文献发表的期刊名称、发表日期、期刊性质(综合型还是专业型)、有否基金资助、资助基金类型、第一作者的单位名称、第一作者单位性质、第一作者身份、作者的数量、文献被引次数等。

2.细胞实验的基本特征

细胞来源、细胞类型(肿瘤细胞还是正常细胞)、细胞种属(人源还是动物源)、实验组细胞数量、正常细胞培育条件、细胞培养基来源、细胞培养血清来源、细胞实验前是否经过预处理、预处理的具体方式、涉及疾病的范围及分类(采用国际ICD-10分类法)等。

3.干预措施

干预措施具体内容和实施方法(剂量或频次、给药途径、作用时间)、是否设置阳性对照、阴性对照为空白对照(不做任何处理)、阴性对照为安慰剂

(PBS或蒸馏水)、有无混杂因素等。

4.检测的结局指标

(1)测量指标：具体的指标名称和数量、检测的具体方法分类（形态学观察、基因表达、蛋白表达、细胞因子表达等)、是否检测细胞增殖活性、检测细胞增殖活性的具体方法。

(2)二分类变量：结局指标中可转化为二分类变量的检测结果，如细胞增殖活性检测结果（如MTT或CCK8)、免疫组化后观察到的阳性细胞数目、细胞凋亡率等。

(3)连续型变量：结局指标中可转化为连续型变量的检测结果，如对细胞进行浓度梯度或剂量梯度的处理\暴露时，阳性细胞出现率。

5.纳入研究偏倚风险评估相关信息

(二)Meta分析的数据处理

目前已发表的大部分细胞实验系统评价并未进行数据合并分析。可能的原因如下：

1.实验所采用的具体实验方法各异，无法进行归类合并；

2.实验间异质性较大；

3.对细胞实验原始数据无法进行有效的提取。

因此，进行数据合并分析时，需要注意以下问题：

1.数据的转化处理

细胞实验由于其实验方法的特殊性，确实无法像随机对照试验那样提取如每组发生事件数和总人数的二分类变量数据。但若是将每一个细胞视为一个独立的个体，就可以把实验结果转化成二分类变量数据。例如，对于细胞增殖活性检测的MTT实验，处理前每孔细胞的铺板数目可视为总细胞数，而处理后每孔细胞剩余的数目即为未发生事件（即死亡）的细胞数。若检测的是细胞存活率，用总细胞数和剩余细胞数进行计算；若检测的是细胞死亡率，用总细胞数和（总细胞数-剩余细胞数）进行计算。例如，对于凋亡细胞的检测，有文献采用TUNEL染色后观察凋亡细胞数目的方法，显微镜下观察若干个细胞（总数$N$)，其中的阳性细胞（即凋亡细胞）的数目是事件发生数（$n$)，此时可转化为二分类变量数据；但也有文献采用流式细胞术检测细胞凋亡率，根据实际操作过程中的上样细胞数（如$1\times10^6$个细胞）以及细胞凋亡率，也可以计算出凋亡细胞数目，从而转换为二分类变量。总之，细胞实验中多数会遇到如“阳性细胞率”的结果，根据处理细胞的总数均可转化为可进行Meta分析的数据。

2.效应量及统计模型的选择

与传统Meta分析类似，对于二分类变量，可以选择比值比（Odds Ratio，OR）、相对危险度（Relative Risk，RR）和危险度差值（Risk Difference，RD）；对于连续型变量，可以选择均差（Mean Difference，MD）、加权均差（Weighted Mean Difference，WMD）和标准化均差（Standardized Mean Difference，SMD）等作为效应量表达。统计模型包括随机效应模型和固定效应模型两种。前者假设各研究效应量相同，其差异仅来自于随机误差，而后者假设各研究间本身效应量不同，呈正态分布，研究间差异除了随机误差外，还可来自于本身效应差异。在数据合并的实际操作中，应根据不同条件灵活选择合并效应模型（详见第四章相关内容）。

3.统计软件的选择

目前，Meta分析的软件包括：Cochrance协作网提供的Review Manager 5.3、Stata和R软件，相关操作详见第五章相关内容。

4.异质性的来源与检验

（1）异质性来源

异质性来源于研究内变异和研究间变异两个方面。前者指样本内各观察单位之间可能存在的差异。在细胞实验中为单个细胞，由于生长状态的不同、培养基浓度的不同可能会有些许差异，但是实验中同批同种的细胞间差异十分小，可以忽略不计；后者指由于研究对象来自不同的总体以及偏倚的控制等诸多方面的差异，由于同一种实验结果可能可以在不同种细胞株上观察到，比如槲皮素可抑制肿瘤细胞的迁移能力。这个结果在肝癌细胞、胃癌细胞或者乳腺癌细胞上都能观察到，在合并效应量时如果不考虑肿瘤细胞种属的来源问题，直接对多种细胞的抑制作用进行合并，则不可避免地会产生异质性。此外，细胞实验的具体实验方法间的差异也可造成某些偏倚的产生（如前述），由此而产生的异质性也不可避免。Meta分析的过程中，为避免产生异质性，可采用亚组分析的方法，即将同一种属来源细胞株的结局指标进行合并。如为了检测药物诱导肿瘤细胞的凋亡效应，可将药物处理的肝癌细胞（HepG2、SMMC-7721、Hep3B）的凋亡率进行亚组分析，肾癌细胞凋亡率再分成另一亚组进行分析。若文献较多，可针对同一种细胞株的检测结果分别合并。

此外，细胞实验中，虽然干预性的实施是在同种同批的细胞上进行，细胞彼此之间的差异可以忽略，但是将不同来源/种属的细胞检测出的同一结局指标进行合并时，由于细胞之间的差异，亦可能会产生较大的异质性。最后，需要说明一点，某些文献里可能出现采用多种实验方法来验证同一个实验结论。仍以诱导细胞凋亡为例，作者可能先用Annexin V-FITC/PI双染法后流式细胞术检测细胞凋亡率，而后又用Hoechst荧光染色在显微镜下观察细胞凋亡率。此时结局指标均为检测凋亡细胞，虽然隶属于同一篇文献，但是属于不同的检测方法，可以作为两组数据进行合并。

（2）异质性检验

细胞实验系统评价/Meta分析中对于异质性检验的方法与基于临床研究的系统评价/Meta分析一致，其具体方法可参见第四章相关内容。

## 第四节　细胞实验系统评价/Meta分析的报告规范

目前，国内外尚无研究探讨细胞实验系统评价/Meta分析的报告规范。我们参考前期工作基础，针对细胞实验的特殊性，认为细胞实验系统评价/Meta分析的报告条目清单，可在PRISMA声明（具体内容详见第二章）的基础上，对以下部分条目的具体内容方面进行适度修订，为今后细胞实验系统评价/Meta分析的报告提供参考。

1.条目1（题目/ Title）

应表明研究是细胞实验或体外实验的系统评价/Meta分析。

2.条目4（目的/Objectives）

细胞实验系统评价/Meta分析中需具体描述本研究所关注的问题与体外实验有关，或本研究关注的是体外实验中出现的问题。

3.条目6（纳入标准/ Eligibility Criteria）

细胞实验系统评价/Meta分析要求按照“PICOS”原则，从研究对象（P）、干预措施（I）、对照措施（C）、结局指标（O）、研究类型（S）5方面对纳入标准进行逐条描述。

4.条目7（信息来源/Information Sources）

除PRISMA条目中要求的“介绍所有检索的信息来源及最新的检索日期”外，由于细胞实验系统评价/Meta分析的检索侧重和检索策略与RCTs系统评价不同，需按照本章第三节的标准，详细报告检索策略和补充检索的方法。

5.条目12（单项研究偏倚/Risk of Bias in Individual Studies）及条目19（单项研究内部偏倚/ Risk of Bias within Studies）

细胞实验系统评价/Meta分析中应根据细胞实验具体方法总结可能出现的偏倚（如选择性偏倚、实施偏倚、测量偏倚、失访偏倚等），对纳入研究进行质量报告和偏倚风险评估，见表8-2。

6.条目13（效应指标/Summary Measures）

细胞实验系统评价/Meta分析中应报告细胞实验具体的结局指标。

7.条目15（研究集的偏倚/Risk of Bias Across Studies）及条目22（研究集的偏倚/Risk of Bias Across Studies）

应强调细胞实验研究中缺失数据的处理、发表偏倚及选择性报告偏倚的评估方法，可参见表8-2相关内容。

8.条目18（研究特征/Study Characteristics）

对纳入研究的特征报道应着重强调细胞实验的特点，如细胞的种属、类型及来源、细胞培育条件、细胞实验特有的结局指标等（具体详见前述基本特征表格的设计）。

9.条目20（各单项研究结果/Results of Individual Studies）

与PRISMA条目要求相同，Meta分析结果用森林图展示；若无法用Meta分析，可用定性系统评价的方法进行论述，由于细胞实验的特殊性，大多细胞实验系统评价/Meta分析均采用后一种的方法。

10.条目21（合并的结果/Synthesis of Results）

由于细胞实验Meta分析结果中异质性均较高，需从细胞实验的特殊性方面进行合理解释。

11.条目25（局限性/Limitations）

应从细胞实验特征方面报告纳入研究的偏倚风险和质量，同时从细胞实验的角度说明本研究的局限性和研究结果的适用性。

12.条目26（结论/Conclusions）

应侧重从细胞实验层面描述本研究的有效性、安全性及对未来细胞实验及其体内实验的意义。

## 第五节　细胞实验系统评价/Meta-分析实例分析

引用文献：Golbach L A, Portelli L A, Savelkoul H F, et al. Calcium homeostasis and low-frequency magnetic and electric field exposure: A systematic review and meta-analysis of in vitro studies. Environment International. 2016, 92/93:695-706. doi: 10.1016/j.envint.2016.01.014. （IF =7.0879）

## 一、研究背景及问题转化

### （一）研究背景

公众越来越关注由大范围的配电和使用所产生的低频磁场（LF MF）对生物体潜在的危害力。一些身体出现的非特异性症状，如睡眠障碍和头痛以及确定的疾病，如儿童白血病、乳腺癌和阿尔茨海默病，至少部分与低频磁场的暴露范围有关。然而，目前支持暴露与健康状况之间关联的直接证据远远不够且不一致。

LF MF对生物系统的多种潜在作用机制的研究基于大量的体内实验和体外实验结果。这些研究的共同点是通过LF MF来调节机体细胞的钙稳态。来自原代培养或永久细胞系细胞的研究解释或预测了观察到的二者之间相互作用的机制。例如，已经提出钙离子的阳离子性质可能使其对溶液中由LF MF产生的感应电场（IEF）敏感这一观点。这个假设中的LF MF与细胞成为相互作用对象的目标在于钙是细胞中丰富且关键的第二信使。钙信号对于细胞的功能和存活至关重要，并且钙可作为内在的应激因子起作用，提示施加外界刺激后数分钟内的细胞损伤。有效的钙信号传导需要维持细胞内钙稳态，而后者可通过在内质网中储存钙离子使胞质中钙浓度保持低水平的稳定。

然而细胞被激活后，钙离子从内质网释放到细胞质中，并启动细胞内的信号级联传导。随后传导信号进一步促进细胞外的钙离子内流。因此，钙信号传导是细胞内和细胞外钙渗透通道的激活和失活之间复杂相互作用的结果。这些细胞内钙通量可以瞬时增加或发生重复性钙振荡，最终导致细胞的活性改变。随后进行了LF MF可暴露的多个潜在目标和多种相互作用机制的研究，但是对这些理论支持或反驳的研究都得到了相互矛盾的结果。实验结果中的一些差异可以通过使用特定的实验参数（如信号频率，IEF或特定细胞类型对曝光的敏感度）来解释。但是体外实验中相互矛盾的结果却无法支持这些理论。另一方面，暴露系统中明显受控的LF MF参数具有不确定性，这一异质性可能会进一步使结果产生差异。

到目前为止，已经有足够的数据来系统地分析LF MF暴露对钙稳态的影响。在这篇系统评价中，我们进行了系统的回顾和Meta分析。首先根据严格的质量标准筛选了一组基于生物和物理方面报道数据的体外实验研究。随后，分析了效应是否取决于特定细胞类型的使用、钙测定的类型以及磁场或电场暴露的特异性、暴露频率、大小、持续时间等。最后，以LF MF暴露的可能差异为条件分析了研究中的生物学效应，这些差异是由暴露系统的未计数等技术方面的原因所引起。

（二）研究问题及转化

具体临床问题：低频磁场（LF MF）暴露对细胞中钙稳态的影响。

研究对象（P）：体外培养的人或动物的细胞。

干预措施（I）：低频磁场（LF MF）辐射。

对照措施（C）：对细胞未处理。

结局指标（O）：所有影响细胞钙离子转运的检测指标。

研究类型（S）：体外实验/细胞实验。

## 二、研究方法

（一）检索策略

检索PubMed数据库、Web of Science数据库、Scopus数据库和Embase（via OvidSP上）数据库，时间截至2015年1月1日。搜索策略由三个要素组成：低频磁场、钙离子和一个用于排除高频磁场研究的因素以及适用于每个数据库/搜索引擎的广泛的关键字和其组合。此外，还手工检索了纳入研究的参考文献。在检索过程中，没有语种的限制。作者列出了所有数据库的检索策略（图8-2）。

（二）纳入/排除标准及文献筛选

2名评价者根据严格的纳入/排除标准，首先对文献的题目和摘要进行筛选，随后另2名评价者对纳入文献的全文再次进行筛选。

对于题目和摘要：

曝光：只对使用频率在1～300 Hz之间的磁场进行研究，没有静态磁场。

设置：主要包括在体外实验中探讨LF MF暴露对动物或人类细胞影响的研究。不包括直接暴露于单个细胞分析的研究，尽管此类研究的研究对象为暴露前才分离出的细胞（即离体设置）。另外，在原核生物、藻类或真菌上进行的研究报告也被排除在外。

报告：研究中应主要报告同行评审数据，评审和会议摘要不包括在内。

Search strategy.

| PubMed | |
|---|---|
| Calcium | Calcium [MeSH] OR calcium [tiab] OR CA [tiab] OR $Ca^{2+}$ [tiab] |
| Exposure | (Magnetic or Electromagnetic Fields [mesh] OR (electromagnetic [tiab] AND field [tiab]) OR (electromagnetic [tiab] AND fields [tiab]) OR (electromagnetic [tiab] AND radiation [tiab]) OR (electromagnetic [tiab] AND radiations [tiab]) OR (electromagnetic [tiab] AND irradiation [tiab]) OR (electromagnetic [tiab] AND irradiations [tiab]) OR EMF [tiab] OR EMFs [tiab]) |
| Exclusion | (radio[tiab] OR RF-EMF [tiab] OR RF-EMFs [tiab] OR static [tiab] OR MHz [tiab] OR megahertz [tiab] OR THz [tiab] OR terahertz [tiab]) |

| Web of Science | |
|---|---|
| Calcium | TS = (calcium OR Ca OR $Ca^{2+}$) |
| Exposure | TS = ((electromagn* near/3 (field* OR *radiation*)) OR EMF OR EMFs) |
| Exclusion | TS = (radio OR RF-EMF OR RF-EMFs OR static OR MHz OR megahertz OR THz OR terahertz) |

| Scopus | |
|---|---|
| Calcium | TITLE-ABS-KEY("calcium") OR TITLE-ABS-KEY ("*ca*") OR TITLE-ABS-KEY("$Ca^{2+}$") |
| Exposure | TITLE-ABS-KEY("Electromagnetic Field") OR TITLE-ABS-KEY("Electromagnetic") |
| Exclusion | TITLE-ABS-KEY("radio") OR TITLE-ABS-KEY("RF-EMF") OR TITLE-ABS-KEY ("MHz") OR TITLE-ABS-KEY("terahertz") OR TITLE-ABS-KEY("static") |

| EMBASE | |
|---|---|
| Calcium | Exp Calcium/OR (calcium OR Ca OR $Ca^{2+}$).tiab. |
| Exposure | (Exp electromagnetic field/OR Exp electromagnetic radiation/OR ((electromagnetic AND (field OR fields OR radiation OR radiations OR irradiation OR irradiations)) OR EMF OR EMFs).tiab.) |
| Exclusion | (radio OR RF-EMF OR RF-EMFs OR static OR MHz OR megahertz OR THz OR terahertz).tiab. |

图8-2　数据库的检索策略

对于全文：

曝光：只选用对频率在1～300 Hz之间的LF MF频率范围的研究，没有静态磁场。需要报告曝光系统的细节，以便可以合理量化曝光参数的不确定性，从而可重复曝光条件。对文献中数据所做的假设，估计和计算均以附件的形式进行完整描述。

钙离子：在研究中报告的钙离子浓度应当以测量实际的钙释放、摄取、波动或体内平衡为准，而不应使用药理学上的抑制剂。应排除路径钳夹实验，因为这些测量需要短的电脉冲来使膜去极化并引起钙内流。有关报道固体钙矿物沉积的研究也被排除在外。

设置：研究应该探讨LF MF暴露对动物细胞或人体细胞在体外实验中的影响。不包括直接暴露于单个细胞分析的研究，尽管此类研究的研究对象为暴露前才分离出的细胞（即离体设置）。另外，在原核生物、藻类或真菌上进行的研究报告也被排除在外。

报告：只纳入分析英文的文献。这些研究应报告主要同行评审的数据，所以评论和会议摘要不包括在内。如果无法从网上获取全文，从图书馆手工检索或与作者联系，若仍无法获取，排除该文献。详见图8-3。

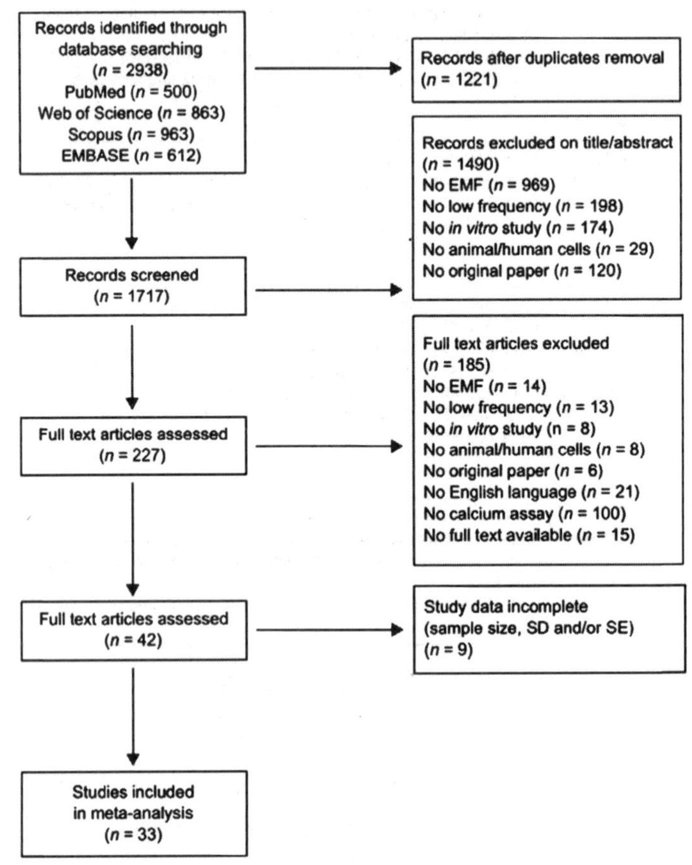


图8-3　纳入/排除流程图

（三）数据提取

对于每项纳入的研究，提取内容包括：细胞类型或细胞系名称；细胞材料来源；依赖或独立对照/假处理组；暴露频率；暴露的持续时间和频率；磁通密度；钙离子测定的方法；分批或单次测量以及刺激钙内流的方式。还收录了通讯作者、期刊和出版年份等文献的细节。

此外，所有研究中的对照/假处理组的暴露数量或平均数，标准误（SE）或标准差（SD）和测量的数量或单个细胞（n/N）被记录。当呈现的是来自个别实验或动物的数据而不是汇总的数据时，计算平均值和*SD*值。如果数据仅以图形的形式提供，则使用数字标尺测量数值。联系作者以获取关于样本量，*SD*值或*SE*值的缺失数据。如果结果数值缺失，作者也没有回应，那么通过数学计算得出样本量的估计值，从论文中的图例中得到*SD*值或*SE*值以及本文报告的可能的样本量。

（四）纳入研究的偏倚风险和报告质量评估

2名评价者分别对纳入研究的报告质量（是否报告细胞来源、是否报告暴露的时间、频率和磁感应强度、周围背景的磁场强度）、发表偏倚（温度是否可控、盲法）、选择性偏倚（细胞活力检测）、测量偏倚（实验组和对照组暴露方法是否一致、测量是否随机）和其他偏倚进行了评价。结果用“低”“中等”“高”或“未知风险”进行标注。此外，评估了由于报告质量差或报告不完整而导致缺乏研究的重复性。“是/部分”表示存在；“否”表示研究设计和实验控制的基本信息缺失（图8-4）。

**Reporting quality and risk of bias scheme.**

| | | Yes | Partly | No | Risk unknown |
|---|---|---|---|---|---|
| Reporting quality | Is the cell origin and cell type used reported? | Reported | Not clearly reported | Not reported | – |
| | Is the duration of exposure reported? | Reported | Not clearly reported | Not reported | – |
| | Is the frequency of exposure reported? | Reported | Not clearly reported | Not reported | – |
| | Is the magnetic flux density of exposure reported? | Reported | Not clearly reported | Not reported | – |
| | Environmental background magnetic field reported | AC/DC reported | AC or DC reported | Not reported | |
| Performance bias | Is a sham or dummy coil used for control treatment? | Yes | – | No | Not reported |
| | Is the temperature controlled? | Yes, with SE | Yes, without SE | No | Not reported |
| | Was the exposure blinded? | Yes | – | No | Not reported |
| | Was the exposure randomised? | Yes | – | No | Not reported |
| Selection bias | Is the cell vitality scored/measured? | Yes | – | No | Not reported |
| Detection bias | Were the methods the same for control and exposure treatment? | Yes, independent measurements | Dependent measurements | No | – |
| | Were the data measurements randomised? | Yes | – | No | Not reported |
| Other bias | Was there no industry sponsoring involved | Yes | – | No | – |

**图8-4　纳入研究的报告质量和偏倚风险评估**

（五）数据合成与统计分析

首先，确定在每个纳入研究中使用的钙离子检测的类型。从用放射性钙（$^{45}$Ca）或荧光染料测量细胞内钙浓度的实验中，提取平均值*SD* / *SE*和样本量（*n*），以计算标准化均值差（*SMD*）。对于描述与钙浓度振荡有关的连续型数据的研究也是如此。对于仅描述了多个事件的研究，计算比值比（*OR*值）。当数据为不同频率、磁通密度或细胞类型的独立实验中的测量结果时，则记录所有结果值。如果一个样品的结果是在多个时间点上测量的，即时间依赖性测量值，则在基线和刺激时刻上选择假处理/对照和LF MF治疗之间具有最大差异时刻时的数值。但是，如果使用独立样本在不同的时间点检测结果，则包括所有的时间点上的检测值。如果先在假处理和LF MF暴露条件下测量静止细胞内的钙浓度，随后在刺激钙内流期间测定二者的钙浓度时，只有刺激样本的数据被用于整体分析。

*SMD*、优势比和效应量用专业软件、综合元分析（CMA 2.0版）进行计算。合并个体效应大小以获得总体效应大小和具有随机效应大小模型的95%可信区间。根据每个实验的研究特点确定亚组分析的分组。针对以下研究特征进行亚组分析：所使用的细胞类型，暴露频率，磁通密度，LF MF暴露的持续时间，以及细胞内钙浓度的单细胞或多批次实验分析。对于钙浓度振荡研究，针对三种类型的测量结果进行个体分析。所有亚组应由至少3份研究论文或5个独立实验的数据组成。整体分析和亚组分析的效应大小和可信区间用森林图显示。异质性也在CMA中计算，并表示为$I^2$。此外，还进行敏感性分析，通过去除纳入分析中前述对平均值、*SD*或*n*的计算估计值的研究来评估总效应量合并结果的真实性。

## 三、研究结果及结论

### （一）研究选择和特点

共纳入42篇研究，检索流程图如图8-3所示。所纳入的研究均用从哺乳动物中提取的细胞进行体外实验，实验对象是通过分离癌细胞或诱导突变建立的永生化细胞系或原代离体细胞的培养物。在148个实验中，72个用细胞株进行，76个用原代细胞进行，分别来自人类、大鼠和小鼠的细胞，人类细胞是最常用的，一项研究是用奶牛和猪的细胞进行的。LF MF暴露特征更为多样化：磁通量密度在40 nT到22 mT之间，暴露时间从几分钟到几天不等。在几乎2/3的研究中（148中的92个），细胞暴露于50或60 Hz的LF MF中，并且仅在15个实验中应用了特定计算的钙共振频率。就暴露的时间而言，有2/3以上的实验（148中的105个）是在急性暴露期间进行的钙浓度测量。为了检验LF MF暴露的效果，全部纳入研究比较了LF MF暴露的样本，但实验/对照的定义不同。为了使样品差异最小化，在26个实验中使用样品中的细胞作为自己的对照。在122个实验中，在假处理或LF MF暴露期间或之后进行垂直测量钙离子浓度。

### （二）纳入文献质量评价

如图8-5所示，纳入研究的报告质量都显示出较大的差异。虽然所有研究中都提及了细胞类型、持续时间、频率和磁通量密度，但在所描述的曝光期间只有$Ca^{2+}$，30%提及背景场，40%没有提到这些环境领域的任何价值。此外，我们的偏倚风险评估揭示了巨大或未知的风险。所有研究清楚地描述了施加到电池上的频率和磁通量密度，然而只有2/3（64.3%）的研究描述了在控制条件下使用假曝光或未刺激的线圈。10项研究均缺乏一个统一的标准来描述衡量控制LF MF样本的方法。在78%的研究中检测了暴露前后的细胞活力。最大的未知风险是由未报告的盲目曝光和随机曝光以及测量所导致的。此外，虽然90%以上的论文描述了曝光过程中的温度控制，其中一半也报告了误差范围，但测量通常在培养空间之外进行，这也是偏倚产生的重要原因。关于行业资助，42篇论文的6位作者报道了同一家公司的赞助，这可能会导致偏倚的产生。

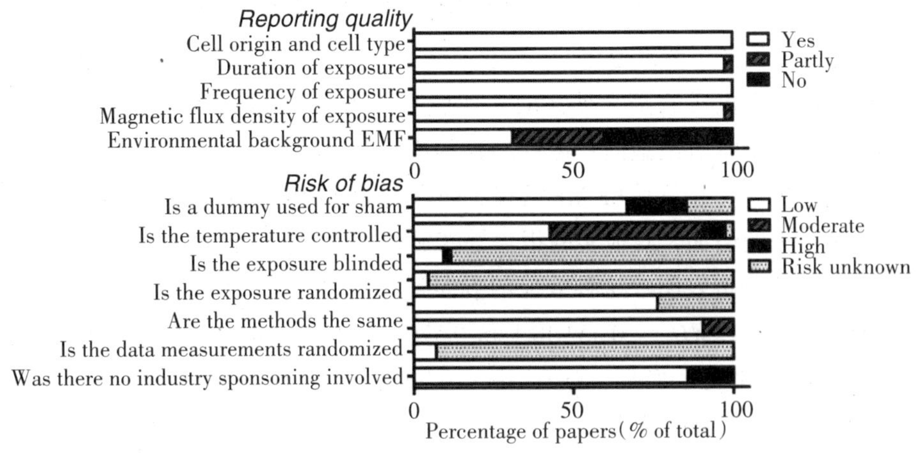


图8-5　纳入研究的质量评价

（三）Meta分析结果

1. 细胞内钙振荡变化

共纳入12篇文献中的15个实验结果（图8-6）。其中只有3个与对照条件相比显示出明显不同的振荡模式。整体效应分析中并未显示出暴露对钙振荡的显著影响（$SMD$ = −0.007 [−0.392，0.378]; $n$=15; $s$=5）。7个实验的研究中测量了暴露期间或之后钙振荡波的幅度，有三个显示与对照条件相比，振荡波在幅度上有显著的降低，但这些实验的整体效应值显示暴露对钙振荡的幅度没有影响（$SMD$ = −0.994 [−2.013，0.024]; $n$=7; $s$=2）。而测量的最后一个指标，振荡波的频率显示出混合效应：4个实验中显示增加，2个实验中显示中性效应。然而，总体分析显示LF MF暴露对钙振荡频率有显著的增强效应，且此结果具有统计学意义（$SMD$ = 1.669 [0.488，2.849]; $n$=6; $s$ = 3）。

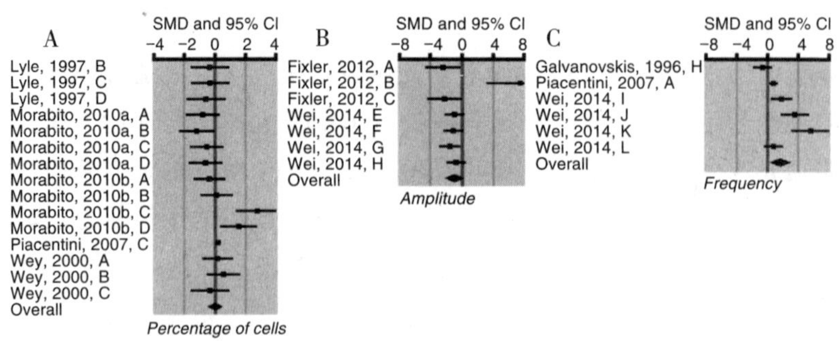


A. 在假处理/暴露期间显示改变的振荡模式的细胞的百分比；B. 频率的改变；C. 钙振荡的振幅

图8-6　LF MF暴露对钙振荡的影响

2. 细胞内钙离子浓度变化

纳入研究中包括24篇文献共81个实验测量细胞内钙离子浓度。总体效应值证实了LF MF暴露对细胞内钙浓度增强的影响（*SMD* = 0.914 [0.723, 1.104]; *n*=81; *s*=24）。49个实验显示LF MF没有显著影响细胞内钙的浓度。此外，22个实验显示钙水平的增加，其他实验报告暴露显著减少细胞内钙的浓度。对所有24篇文献的总体分析表明，这种效应的方向是正向的，LF MF暴露导致细胞内钙水平略有增加（*SMD* = 0.351 [0.126, 0.576]; *n*= 81; *s*=24）。但是异质性很高（$I^2$= 83%），标准化平均差（*SMD*）从−10.39增至21.62（森林图见原文）。

3. 研究特征的亚组分析

对细胞内钙浓度的检测方法研究进行多个亚组比较。在图8-7中，所有亚组可信区间的下限都在零以上，说明每个亚组均存在LF MF暴露的影响。然而，这些效应的方向和幅度在亚组之间是不同的（图8-8）。在暴露期间和暴露之后，用荧光钙染料测量的细胞内钙浓度与对照样品相比没有显著差异（暴露期间：*SMD* = 0.137 [−0.104, 0.378]; *n*=23; *s*=5；暴露后：*SMD* = 0.066 [−0.261, 0.339]; *n*=28; *s*=13）。另一方面，对同位素$^{45}$Ca的研究表明，在LF MF暴露的影响下，细胞内钙离子浓度显著增加（*SMD* = 1.018 [0.342, 1.694]; *n*=30; *s*=6）。三种检测方法（染色前、染色和$^{45}$Ca）之间的比较结果显示组间无显著性差异。

为了验证LF MF的具体特征可否来解释暴露效应间不同的差异，对所有LF MF暴露的特征进行分类。在亚组分析中研究了频率、磁通密度和暴露持续时间。磁通密度根据国际非电离辐射防护委员会制订的LF MF的暴露限制规定进行分组。人体持续暴露允许的磁通密度高达200 μT，而职业安全限值高于1 mT。不同的磁通密度表现出不同的LF MF暴露效应。暴露水平小于200 μT可显著增加细胞内钙离子浓度，而较高的暴露水平则呈现出中性效应。不同亚组之间的比较结果显示在不同暴露水平下，细胞内钙离子浓度的变化不同（b200 μT; *SMD* = 0.612 [0.199, 1.025]; *n*=40; *s*=8, 200～1000 μT; *SMD* = 0.096 [－0.280, 0.472]; *n*=25; *s*=11，和N1000 μT; *SMD* = 0.456 [−0.119, 1.032]; *n* = 16; *s* = 8)。

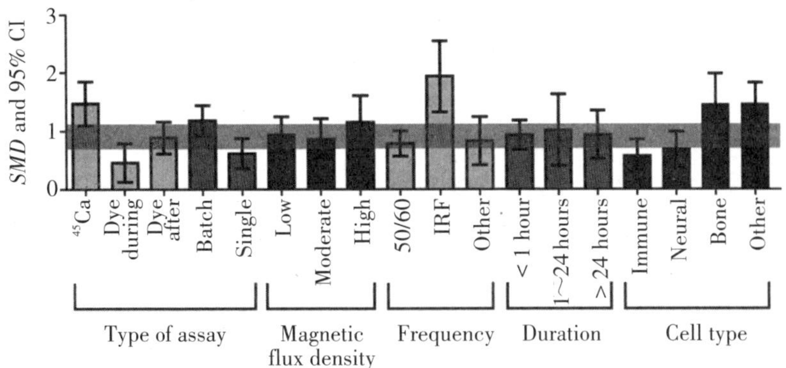


图8-7　不同研究特征的亚组分析确定LF MF暴露后细胞内钙浓度

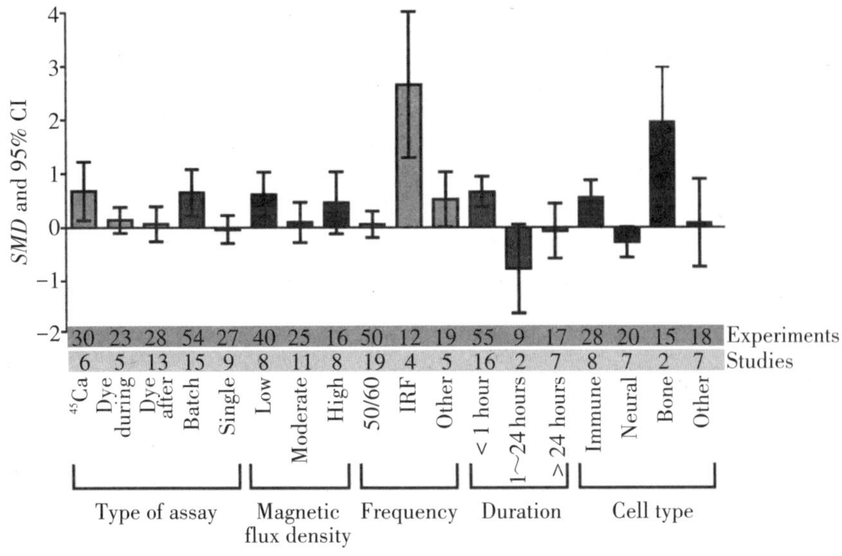


图8-8　不同研究特征的亚组分析以确定LF MF对细胞内钙的作用方向

此外，不同频率的亚组分析揭示了作用于细胞的频率与细胞内钙浓度之间的关系。根据文献中的2种理论将不同的频率进行分组。首先，电源可产生频率为50 Hz或者60 Hz的磁场。这些电力线频率在这些纳入研究中几乎没有应用，但是也没有显示这些LF MF对钙稳态没有影响（50/60 Hz; *SMD* = 0.054

[−0.190, 0.298]; *n*=50; *s*=19）。在20世纪后期广泛研究的另一个频率是钙离子的离子共振频率（IRF）。Liboff最初的研究表明钙离子可由频率和静态（DC）场的特定组合所激活。亚组分析结果显示这种关系可能存在，因为4篇纳入文献中研究了应用IRF后，细胞内钙浓度增加（*SMD* = 2.655 [1.293, 4.018]; *n*=12; *s* = 4）。对亚组分析中所包括的4个实验更详细的研究表明，只有后两个表现出显著的作用，即LF MF诱导的细胞内钙增加非常明显。有趣的是，对暴露于IRF或50/60 Hz以外频率的文献进行分析后结果表明，尽管其诱发效果不如IRFs，但也可增加细胞内钙浓度（*SMD* = 0.205 [0.014, 1.028]; *n*=19; *s*=5）。与其他两个分组相比，只有IRF显示出显著性差异。暴露特征的最后一个是曝光时间，从几分钟到几天不等。亚组分析结果显示，暴露时间超过1 h以及短时间暴露，细胞内钙离子显著增加（*SMD* = 0.657 [0.374, 0.940]; *n*=55; *s*=16）。暴露60 min后钙浓度的增加与暴露24 h后的钙浓度负性趋势显著不同（1～24 h; *SMD* = −0.752 [−1.577, 0.073]; *n*=9; *s*=2和N24 h; SMD = −0.046 [−0.559,0.467] ; *n*=17; *s*=7）。总之，磁通密度、施加频率和持续时间都是可能影响实验结果的MF特性。

在纳入研究中同样讨论了对LF MF暴露敏感的特定细胞类型或细胞特征。对24篇论文的亚组分析结果显示不同细胞类型之间存在着显著差异。免疫细胞暴露后细胞内钙浓度增加（ *SMD* = 0.543 [0.226, 0.861]; *n*=28; *s*=8），而神经细胞显示出中性效应（*SMD* = −0.235 [−0.521, 0.050]; *n*=20; *s*=7）。骨细胞也显示出增加的显著效果（*SMD* = 1.921 [0.891, 2.951]; *n*=7; *s*=2），但该分组内仅包含两个单独的研究。剩余的细胞类型被分组为“其他”，而且没有显示出由LF MF暴露引起的任何效应（*SMD* = 0.071 [−0.744, 0.886]; *n*=18; *s*=7）。

蓝色水平栏显示整体效果和95%可信区间。每个垂直条代表亚组的*SMD*和95%可信区间。

所有的研究均报告钙离子变化实际效果的大小和方向，从中计算出亚组效应的大小和方向。每条垂直线表示亚组*SMD*和95%可信区间。在每条线上标出了各亚组的个体研究和实验总数。

4.敏感性分析

敏感性分析用于分析Meta分析的合并结果的有效性。排除进行数学计算来估计样本数目的研究后，不影响分析出的暴露后细胞内钙浓度的总体效应值，这表明Meta分析结果是合理有效的。

5.发表偏倚

在图8-9中，显示了所有检测细胞内钙浓度的24篇论文中数据所产生的漏斗图。通过填充算法来补充缺少的4个研究，但增加这4个研究后，整体效应的估计值与原效应值无明显差别。

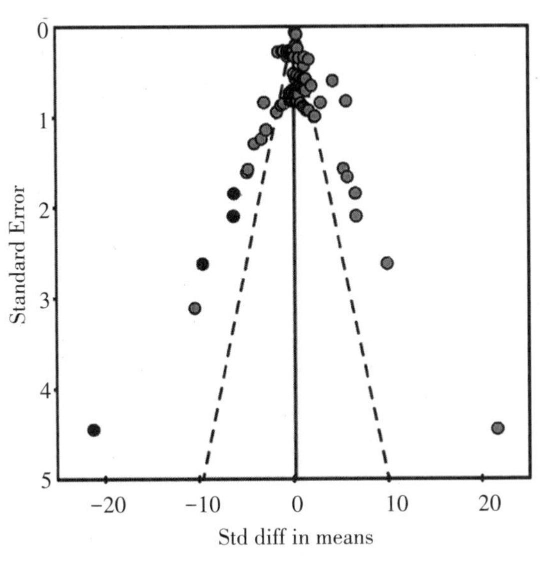


**图8-9　漏斗图**

在暴露期间或之后，根据所有测量细胞内钙浓度的81个个体研究（灰色圆圈）的标准误差和平均值的标准差（SMD）绘图。整体效应（灰线）的95%可信区间（红色虚线）通过添加四项研究（红色圆圈）进行调整，并给出新的估计效应（垂直红线）。

## 四、案例解析

本文针对低频磁场（LF MF）暴露对细胞内钙稳态影响的体外细胞实验进行了系统评价及Meta分析。对暴露后细胞内钙振荡、钙浓度的变化结果合并效应量，还从钙浓度检测、暴露的特征（如频率、磁通量、时间等）、细胞类型上着手进行亚组分析，从不同方面讨论暴露与细胞内钙浓度变化的关联。虽然亚组分析后异质性仍高，但作者进行了合理的解释，是由于研究中细胞来源和暴露特征的差异所造成的。

本文的优点在于：

1.作者在文中列出了所有检索数据库的检索策略，用附表的形式描述了研究特征。

2. 作者对纳入的细胞实验可能产生的偏倚来源进行了详细总结及分析，并用此来对纳入的研究进行偏倚风险及质量评价。

3. Meta分析过程中根据研究特性进行亚组分析以减小合并效应量的异质性，对分析结果中产生的高异质性进行解释。

4. 通过漏斗图来检测发表偏倚。

总体而言，这是一篇较为优秀的细胞实验系统评价研究，值得今后的细胞实验系统评价制作者借鉴。

（赵　霏）

## 参考文献


1. Röhrig B, du Prel J B, Wachtlin D, et al. Types of study in medical research: part 3 of a series on evaluation of scientific publications[J]. Dtsch Arztebl Int, 2009, 106（15）: 262-8.

2. 徐勇勇. 中国医学统计百科全书（医学研究统计设计分册）[M]. 北京:人民卫生出版社, 2004.

3. Higgins J P T, Green S. Cochrane Handbook for Systematic Reviews of Interventions[M]. Version 5.1.0. The Cochrane Collaboration, 2011.

4. Moher D, Liberati A, Tetzlaff J, et al. Preferred reporting items for systematic reviews and meta-analyses: the PRISMA statement[J]. Ann Intern Med, 2009, 151（4）:264-269.

# 第九章　基因多态性与疾病关系的系统评价/Meta分析

## 第一节　基因多态性研究概述

### 一、遗传关联性研究简介

遗传关联研究（Genetic Association Study）主要有两大目的：基因识别分析和基因特征分析。前者多数是由遗传学家开展，研究设计主要是基于人群或基于家系，主要解决的问题是某疾病是否有遗传成分。后者主要量化已识别出的基因变异或多态性与疾病的关联大小，多数是由流行病学家开展的基于人群的研究。

遗传关联研究通过分析遗传变异和疾病的相关性，鉴别所选取的候选基因或染色体区域是否参与疾病的发生。如果某种疾病的个体中某变异基因的等位基因或基因型出现频率较高，我们认为该变异基因增加了该疾病的发病风险，即易感基因。其中单核苷酸多态性（Single Nucleotide Polymorphism，SNP）是遗传关联研究使用最为广泛的检测指标，也是数量最多的，其他的遗传标记有微卫星、连续重复片段、插入/缺失及拷贝数变异。

### 二、基因多态性的相关术语

基因多态性是指在一个生物群体中，同时或经常存在两种或多种不连续的变异型或基因型或等位基因，SNP是最常见的一种。本处介绍一些与基因多态性相关的常用术语。

基因（Gene）又称遗传因子，是遗传的物质基础，是DNA或RNA分子上具有遗传信息的特定核苷酸序列（指决定生物某一遗传性状的染色体DNA）。基因通过复制把遗传信息传递给下一代，使后代出现与亲代相似的性状，也是决定人体健康的内在因素。

等位基因（Allel/allelomorph）一般指位于一对同源染色体的相同位置上控制着相对性状的一对基因。它可能出现在染色体某特定座位上的两个或多个基因中的一个。

复等位基因（Multiple Alleles）是指一对基因座位上在群体中有三个或三个以上的等位基因，而每个个体只有其中的任何两个，是基因突变多向性的表现。

纯合子（Homozygote）又称纯合体，是指成对的等位基因中两个成员完全相同时，该个体对此性状来说称成为纯合子。杂合子（Heterozygote）又称杂合体，是指两个等位基因各不相同时，该个体对该性状来说是杂合子。在杂合子配对中，显性等位基因使隐性等位基因的性状得不到表现。某些成对基因的两个成员为共显性的，即彼此间没有显性和隐性的关系。

基因型（Genotype）又称遗传型，是某一生物个体全部基因组合的总称。

多态性（Polymorphism）是指在一个生物群体中，同时和经常存在两种或多种不连续的变异型或基因型或等位基因，亦称遗传多态性（Genetic Polymorphism）或基因多态性。从本质上来讲，多态性的产生在于基因水平上的变异，一般发生在基因序列中不编码蛋白的区域和没有重要调节功能的区域。对于一个个体，基因多态性碱基顺序终生不变，并按孟德尔规律世代相传。按引起关注和研究的先后，通常分为3大类：DNA片段长度多态性、DNA重复序列多态性和SNP。

## 三、单核苷酸多态性的定义

基因多态性是指在一个生物群体中，同时或经常存在两种或多种不连续的变异型或基因型或等位基因，SNP是最常见的一种。SNP是指在人群中发生频率≥1%的DNA突变，它是散在的单个碱基的不同，包括单个碱基的插入、缺失以及置换，在患某疾病的人群中，出现一个频率较高的某等位基因或基因型的单核苷酸多态性，意味着这种检测出来的变异会增加此疾病的发生风险。研究表明，人类基因组中每100～300个碱基对可能就存在一个SNP，估计SNP总数在数百万个左右。这0.1%的遗传学差异决定了个体间大多数性状差异，并且影响了个体对疾病的易感性和药物的治疗效果。

从2005年至今，医学工作者开展了大量复杂疾病/性状易感基因的全基因组关联研究（Genome-Wide Association Studies，GWAS），发现了近3000个疾病/表型相关变异，即单核苷酸多态性，同时构建了大量基因分型数据库。美国启动的环境基因组计划（Environmental Genomic Project，EGP）旨在通过人类基因组计划使用的方法，查找与鉴定环境相关疾病的易感基因多态性，进而建立基因多态性的数据库。目前研究较多的是药物/毒物代谢酶基因多态性和DNA修复基因多态性。药物/毒物代谢酶基因包括谷胱甘肽转移酶（GSTM1，GSTT1）、细胞色素P450（CYP1A1，CYP2A1，CYP2E1）、乙酸脱氢酶（ADH）、N-乙酰化酶（NAT）和对氧磷酶（PON）。DNA修复基因包括ERCC、XRCC基因、DNA聚合酶b基因、DNA连接酶基因等。

## 四、单核苷酸多态性的命名和标注方式

了解SNP的命名规则，对理解SNP的含义、筛选特定SNP、获知基因及上下游邻近序列的SNP位点等均具有重要意义。但是由于不同的SNP是由不同的实验室测定，而每个实验室的命名规则又存在差异，因此目前还没有一个统一、标准的命名方法。尽管不同数据库对SNP的命名并不统一，但是文献中常用的一般为惯用名称，多见的形式可以概括为以下两种：

### （一）NCBI命名方式

美国国家生物技术信息中心（National Center for Biotechnology Information，NCBI）的dbSNP数据库是启动最早、收集数据最多的公共数据库，在学术界是最有影响的SNP数据资源之一，因此了解该数据库的主要命名方式是十分必要的。在NCBI网站上经常会看到“HGVS Names”和“refSNP ID”，它们都是用于命名SNP的方法。

refSNP ID：GenBank官方的refSNP ID单核苷酸多态性命名法是相对比较完善的命名体系，命名方法是rs+7或8位阿拉伯数字，例如：CYP3A5*3的refSNP ID是rs776746，若已知一个SNP的refSNP ID，则可以在GenBank的SNP数据库中搜索到相关的信息和在基因组中的位置。

HGVS Names：人类基因组变异协会（Human Genome Variation Society，HGVS）命名SNP法的规则是标出引用的核酸序列号（Reference Sequence，RefSeq）和SNP在该核酸序列中的位置，这样的命名方法有利于找出所在基因序列中的位置。如，NM_005218.3:c.-52 G>A ,其中NM_005218.3是核酸序列号，c.-52是该单核苷酸多态性位点在该核酸序列中的位置，G>A表示原始碱基是G，突变碱基是A。

在PubMed中的检索方法为先选择SNP（图9-1），再在后面输入rs号即可。

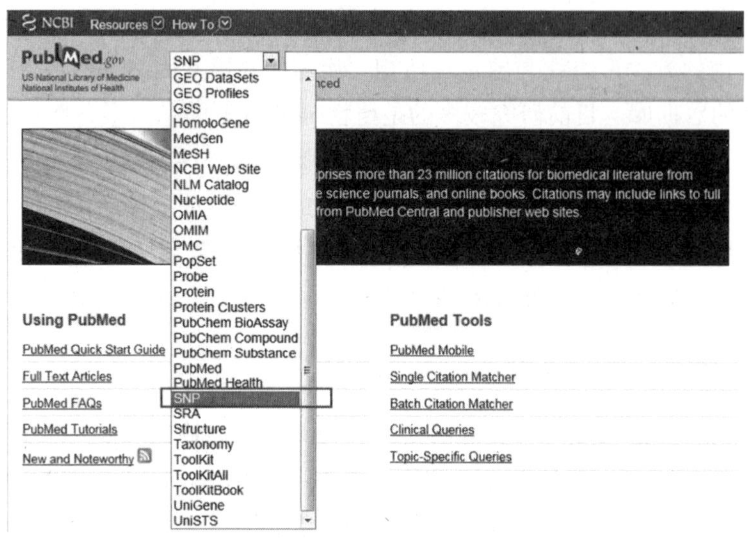


图9-1 在PubMed数据库中检索SNP的方法

（二）惯用名称

在文献中我们也常常看到如CYP2A13*1H、CYP3A5*3（6986A>G）、cyp2c19m2的标注方式。CYP表示The Human Cytochrome P450（人类细胞色素P450家族），3A5表示其中的亚组，而基因和等位基因通过阿拉伯数字后的“*”隔开，“m”表示突变，更多信息参见http://www.cypalleles.ki.se/。

从适用性的角度而言，此种命名方式并不正规。由于此种命名方式缺少引用核酸序列的接受号，读者很难根据此种表示在基因数据库中查到所需的相关信息。这是个历史遗留问题，HGVS和NCBI正在携手努力完善此项工作，现在在GenBank的SNP数据库的查询返回结果页的右上角已经可以看到其整理的HGVS Names了。

## 第二节 基因多态性与疾病关系研究设计及常见偏倚

### 一、研究设计

（一）测量指标

开展遗传关联性研究的前提是选择适宜的生物标志物，因此测量指标也主要是针对易感性指标，通常选择易感基因及其表达产物作为易感指标。测量内容主要是基因表达异常、基因突变或染色体突变等。

（二）标本采集

生物标本通常包括微生物标本、血液（血清）标本、组织标本。通常将储存生物标本并保持它们生物活性的以供研究之用的系统称为生物标本库。生物标本采集和储存是遗传关联性研究的关键。

（三）研究方法

基因多态性与疾病关系的研究采用的是观察性研究设计，其中病例-对照研究是采用最多的研究设计方法，队列研究和横断面研究也是常用的。该类研究选择的样本需具有代表性。在病例-对照研究中，易感基因的基因型分布需符合哈迪-温伯格平衡（Hardy-Weinberg Equilibrium，HWE）。

遗传多态性分析主要侧重于等位基因频率、遗传多态度和杂合度等的研究，遗传关系分析侧重基因型、克隆和克隆群等的研究。单等位基因的SNP研究多为病例-对照研究设计，因此，病例组和对照组的基因型通常可以用一个2×3表格形式来反映。对于一个SNP，其等位基因为A和B，A为野生型基因，B为突变基因，因此该种群中的个体可能存在三种基因型，分别为AA、AB、BB，假设存在这三种基因型的受试者人数在病例组分别为$a$、$b$、$c$，对照组分别为$d$、$e$、$f$，则表格表现形式如表9-1。

**表9-1 基因多态性研究的完整数据结构**

| | 基因型及其数量 | | |
|---|---|---|---|
| | AA | AB | BB |
| 病例组 | $a_i$ | $b_i$ | $c_i$ |
| 对照组 | $d_i$ | $e_i$ | $f_i$ |

注：$i$表示纳入的第$i$项研究。

## 二、基因诊断与基因分型

（一）基因诊断

应用分子生物学手段检测机体内遗传物质结构或表达水平变化的技术，称为基因诊断。基因诊断技术包括核酸分子杂交、聚合酶链式反应（Polymerase Chain Reaction，PCR）和连接酶链式反应（Ligase Chain Reaction，LCR）。目前较为常用的技术是核酸分子杂交和PCR。

核酸分子杂交技术是采用基因探针与变性后的DNA或RNA进行杂交，形成稳定杂合双链分子。此技术是一种快速诊断致病基因和致病微生物的方法。基因探针是带有标记物的，且顺序已知的核酸序列（DNA或RNA）。常用标记物有同位素$^{32}$P或$^{35}$S、地高辛素、生物素、发光生物素、荧光素等。

PCR是指在DNA聚合酶催化下，以母链DNA为模板，利用人工合成引物在体外扩增目的基因的技术。使用反转录酶将RNA反转录成cDNA后，就可利用PCR技术检测RNA。

（二）基因分型

基因分型是利用分子生物学技术测定机体基因型的技术，主要包括：质粒分析、限制性片段长度多态性（Restriction Fragment Length Polymorphism，RFLP）、聚合酶链式反应-限制性片段长度多态性（PCR-RFLP）、单链构象多态性（Single Strand Conformation Polymorphism，SSCP）、聚合酶链式反应产物-单链构象多态性（PCR-SSCP）和随机PCR等。

质粒分析是指通过分析细菌或真菌携带的质粒特征来揭示菌株间的内在差异。其侧重于分析细菌染色体外DNA，因此对于不含质粒的菌株，该技术具有局限性。

RFLP是采用适当的限制性内切酶消化DNA，通过琼脂糖凝胶电泳分离酶切产物，确定特定DNA片段大小。

PCR-RFLP是将PCR技术与RFLP技术相结合，分析目的基因酶切片段分布的差异，在变异碱基、变异方向明确的条件下，PCR-RFLP可检测点变异。

PCR-SSCP分析是通过PCR扩增特定靶序列，将扩增产物变性为单链，然后进行中性聚丙烯酰胺凝胶电泳，DNA单链的迁移率除了与DNA长短有关外，更重要的是取决于DNA构象。

## 三、哈迪-温伯格平衡定律及其影响因素

（一）哈迪-温伯格平衡定律（Hardy-Weinberg Equilibrium，HWE）

基因多态性研究中的常见偏倚与其他传统的研究设计是一样的，但对照组的代表性是其独特的方面，HWE是对照组代表性的最重要指标。HWE也称遗传平衡定律，其主要内容是指在理想状态下，各等位基因的频率和等位基因的基因型频率在遗传中是稳定不变的，即保持着基因平衡。该理想状态要满足5个条件：1.种群足够大；2.种群中个体间可以随机交配；3.没有突变发生；4.没有新基因加入；5.没有自然选择。一般认为，$P>0.05$时提示该群体基因遗传平衡，样本来自同一孟德尔群体。

在理想状态下（如随机交配，没有选择、突变或迁徙），人群若符合HWE，某一特征的基因比例在遗传中将保持不变。当前，HWE在科学研究领域是一个常用的假设，涵盖植物学、法医学及遗传流行病学。在遗传关联性研究中，HWE的重要性也逐渐被研究者发现。

（二）影响HWE的因素

1.基因分型错误

基因分型错误是引起HWE偏离的重要因素。在很多基因分型平台中，鉴定杂合子个体比纯合子个体更具有挑战性，难度更大。因此，该基因型的个体缺失引起数据偏离HWE。基因分型质量差的另一个原因是可分型率低，即大量SNP位点或个体无法进行基因分型，这一问题在GWAS中更为显著，在候选基因研究中也会产生，基因型的随机缺失对试验结果的影响较小，但基因分型错误率太高就意味着非随机缺失，对试验结果会产生偏倚。此外，病例组和对照组中遗失率的不同也会对试验结果产生偏倚，如两组DNA提取或储存的差异所引起的丢失。

2.选择性配对

选择性配对即非随机配对。HWE检验要求所分析的SNP是随机配对的，但由于其他因素的干扰，如择偶中女性对男性身高的选择，以及在聋哑人群中也可能发生。

3.选择偏倚

由于死胎或早期死亡等因素导致某些基因型的流失，这些流失的基因型可能被忽略，因此可能会受到选择偏倚的影响。

4.人群分层

在研究中混合了遗传学隔离的人群，可能会引起基因型频数偏离HWE。人群分层是遗传关联性研究中较为重要的一个因素。

5.偶然因素

有的研究分析了多个SNP，增加了Ⅰ类错误的发生，因此其HWE检验的$P$值也需要进行多重检验校正，以得到校正后的$P$值。

6.其他因素

小群体中可能由于遗传漂变、始祖效应、空间限制及杂合子优势而导致偏离HWE，如囊性纤维化病，杂合子体比正常的纯合子体有生殖优势。

# 第三节　基因多态性与疾病关系的系统评价/Meta分析制作流程

基因多态性与疾病关系系统评价/Meta分析制作流程与传统的系统评价/Meta分析是一致的，均是从选题开始。

## 一、选题

### （一）选题的三大原则

系统评价/Meta分析的选题与原始研究一样，需要充分考虑3个原则：新颖性、实用性和可行性。

新颖性是指最好是首次做，但当前较多的都是更新的，为何能够更新？这是因为具有实用性。再者，当前的许多问题并非都得到了结论性的结论（Conclusive Conclusion），故有新的原始研究不断出现，也就需要对系统评价/Meta分析进行更新。

实用性有3个标识：1.选择不肯定、有矛盾的问题；2.选择需要优先回答的问题；3.选择不确定或有争议的问题。因此，已有定论的就不宜再行选题；有一些已经改变的疾病谱亦不宜再行选题；还有就是该主题系统评价/Meta分析是几年前发表的且质量很高，但是最近无新的研究发表，这样的也不宜再行开展。选题最好能够结合临床实际情况，结合国家疾病负担和全球疾病负担进行。

可行性是指一般而言应该要有原始研究，即目标主题的已有研究数量不宜过少。一般来讲，至少3个研究、各研究的资料可用、各研究的结果采用的是相似的方法，纳入研究的数量越多则发表的可能性越大。当然这并不是绝对的，因为有新颖性和实用性，故有纳入零项研究的系统评价发表。这是由于写作时需要对目标系统评价/Meta分析对临床实践、卫生决策及未来研究的启示进行充分探讨，若目标问题很重要但结果却发现尚未开展相关的研究或已有研究质量极差，不符合系统评价的纳入标准，这样的系统评价是有价值和意义的。

### （二）选题实例分析

以曾宪涛副教授所在团队的“Meta分析评价牙周炎的基因多态性”系列研究为例进行展示。

选题背景：第一，牙周病（牙周炎）是一种发病因素复杂的疾病，受遗传和环境等多种因素的共同影响而发病。第二，牙周病、牙丧失和龋齿是全球口腔疾病负担。第三，遗传易感性在牙周病的发病机制中可能发挥着重要的作用，已发现大量牙周病易感基因，但是各个研究结论不统一。第四，牙周炎主要分为慢性牙周炎和侵袭性牙周炎两大类型，两者的发病年龄及机制具有各自的特点，已发表系统评价/Meta分析将两者混在一起进行合并。这些背景告诉该团队牙周炎与基因多态性方面有许多工作可做。

再考虑到牙周炎的前期研究显示，慢性牙周炎和侵袭性牙周炎存在如下3种情况：第一，同一个基因位点与慢性牙周炎和侵袭性牙周炎都具有相关性；第二，同一个基因位点与慢性牙周炎有相关性但与侵袭性牙周炎没有相关性，或反之；第三，同一个基因位点与两者都没有相关性。因此，有必要针对各自的情况进行分析，至少在文中要按照慢性牙周炎和侵袭性牙周炎进行亚组分析。

他们团队发表的系列文章如框9-1所示。

**框9-1 曾宪涛副教授所在团队“Meta分析评价牙周炎的基因多态性”系列论文**

1. Mao M, Zeng X T, Ma T, He W, Zhang C, Zhou J. Interleukin-1α -899 (+4845) C→T polymorphism increases the risk of chronic periodontitis: evidence from a meta-analysis of 23 case-control studies. Gene, 2013, 532(1):114-119. (https://www.ncbi.nlm.nih.gov/pubmed/24060296)
2. Jiang L, Weng H, Chen M Y, Zhang C, Zeng X T. Association between cyclooxygenase-2 gene polymorphisms and risk of periodontitis: a meta-analysis involving 5653 individuals. Mol Biol Rep, 2014, 41(7):4795-4801. (https://www.ncbi.nlm.nih.gov/pubmed/24695999)
3. Wang W F, Shi J, Chen S J, Niu Y M, Zeng X T. Interleukin-1α -899 (+4845) C→T polymorphism is not associated with aggressive periodontitis susceptibility: A meta-analysis based on 19 case-control studies. Biomed Rep, 2014, 2(3):378-383. (https://www.ncbi.nlm.nih.gov/pubmed/24748978)
4. Yan Y, Weng H, Shen Z H, Wu L, Zeng X T. Association between interleukin-4 gene -590 c/t, -33 c/t, and 70-base-pair polymorphisms and periodontitis susceptibility: a meta-analysis. J Periodontol, 2014, 85(11):e354-e362. (https://www.ncbi.nlm.nih.gov/pubmed/25029213)
5. Zeng X T, Liu D Y, Kwong J S, Leng W D, Xia L Y, Mao M. Meta-Analysis of Association between Interleukin-1β C-511T Polymorphism and Chronic Periodontitis Susceptibility. J Periodontol, 2015, 86(6):812-819. (https://www.ncbi.nlm.nih.gov/pubmed/25741583)

续框9-1

6. Chen Y J, Han Y, Mao M, Tan Y Q, Leng W D, Zeng X T. Interleukin- 1β rs1143634 polymorphism and aggressive periodontitis susceptibility: a meta-analysis. Int J Clin Exp Med, 2015, 8(2):2308- 2316. (https://www.ncbi.nlm.nih.gov/pubmed/25932167)

7. Wei X M, Chen Y J, Wu L, Cui L J, Hu D W, Zeng X T. Tumor necrosis factor-α G- 308A (rs1800629) polymorphism and aggressive periodontitis susceptibility: a meta-analysis of 16 case-control studies. Sci Rep, 2016, 6:19099. (https://www.ncbi.nlm.nih.gov/pubmed/26750615)

8. Weng H, Yan Y, Jin Y H, Meng X Y, Mo Y Y, Zeng X T. Matrix metalloproteinase gene polymorphisms and periodontitis susceptibility: a meta-analysis involving 6,162 individuals. Sci Rep, 2016, 6:24812. (https://www.ncbi.nlm.nih.gov/pubmed/27095260)

9. Jia X W, Yuan Y D, Yao Z X, Wu C J, Chen X, Chen X H, Lin Y M, Meng X Y, Zeng X T, Shao J. Association between IL-4 and IL-4R Polymorphisms and Periodontitis: A Meta-Analysis. Dis Markers, 2017, 2017:8021279. (https://www.ncbi.nlm.nih.gov/pubmed/28392616)

10. Ni X B, Jia C, Yu H D, Li Y Q, Zeng X T, Leng W D. Comprehensive analysis of interleukin- 8 gene polymorphisms and periodontitis susceptibility. Oncotarget, 2017 Jul 25;8(30):48996-49004. (https://www.ncbi.nlm.nih.gov/pubmed/28446725)

再以白细胞介素-1基因家族多态性为例进行分析。该团队2013年在《Gene》杂志上发表了《Interleukin-1α -899 （+4845） C→T与慢性牙周炎相关性的Meta分析》（见框9-1），文中引言描述如下：

“In 2012, Deng et al. performed a meta- analysis based on 36 case - control studies and found strong evidence for the association between IL- 1β C （3953/4） T polymorphism and CP （Deng et al., 2013）. However, possible association between IL- 1α －899 （+4845） C→T polymorphism and CP has not been confirmed. Therefore, we performed this meta-analysis to explore the association between IL-1α －899 （+4845） C→T polymorphism and CP susceptibility.”

从引言描述可以看出，白细胞介素-1有α和β两个基因，2012年已有学者发表了IL-1β C（3953/4）T与慢性牙周炎的相关性，但IL-1α －899 （+4845） C→T与慢性牙周炎的相关性未评价，于是他们开展了该项Meta分析。然而，该

Meta分析的讨论中有一段如下描述：

"Compared with a recent systematic review and meta- analysis focusing on Caucasians whose results showed that IL-1α −899 （+4845） C→T mutation was associated with increased risk of CP （Karimbux et al., 2012）, our meta-analysis included more studies on Caucasians. Their studies included 25 studies and eight of them were case - control studies, the meta-analysis of these 8 case - control studies showed that IL-1α−899 （+4845） C→T polymorphism was associated with CP risk （OR = 1.40, 95% CI = 1.17 - 1.86）; However, our meta-analysis yielded 15 case - control studies on Caucasians and obtained more precise results for the CI was narrower （OR = 1.30, 95% CI =1.16 - 1.45）. Second, another innovation point was that the subgroup analysis of our study by ethnicity also showed significant association in both Caucasians and Asians, indicating that the association between IL-1α −899 （+4845） C→T polymorphism and CP may not be influenced by genetic backgrounds and their living environment."

从该段描述来看，有关IL-1α −899 （+4845） C→T与慢性牙周炎的相关性在2008年已有学者开展过系统评价/Meta分析进行了评价，但仅仅限于高加索人种。因此，该Meta分析评价了全部可获得的人种。再者，前期的系统评价/Meta分析仅纳入了8项病例对照-研究，而该Meta分析纳入了有关高加索人种的15项病例-对照研究。

接着，2014年该团队又在《Biomed Rep》发表了《Interleukin-1α -899 （+4845） C→T与侵袭性牙周炎相关性的Meta分析》（见框9-1）。从文中内容来看，该文是第一次采用Meta分析的方法评价该位点与侵袭性牙周炎的相关性。

从上述两篇Meta分析的结果来看，该位点与慢性牙周病是具有显著相关性但与侵袭性牙周炎不具有相关性。这也进一步说明疾病亚型不同，很可能与同一基因位点的相关性不一样。

再者，也可以把一个基因的多个位点合并在一起来写，或一个一个地来写。一起写全面但精细度不够，一个一个地来写精细，但全面性欠佳。还可以根据不同的人种来写，譬如上述分析的仅限于高加索人种等。

## 二、纳入/排除标准的制定

### （一）纳入/排除标准的定义

在《牛津流行病学词典（A Dictionary of Epidemiology）》第5版中，对合格

标准（Eligibility Criteria）的定义为：对如病例-对照研究或随机对照试验的流行病学研究参与者的条件的明确陈述。合格标准包括纳入标准（Inclusion Criteria）和排除标准（Exclusion Criteria）两个方面。加拿大麦克马斯特大学的Gordon Guyatt教授等对纳入/排除标准的定义为：是指决定候选人是否可以进入研究的医疗或社会标准，一般应基于年龄、性别、疾病的类型和分期、既往史和其他一些与诊断、危害/病因、预后、治疗等相关的情况制定。需要注意的是，纳入/排除标准并不是用来拒绝候选人的，而是为了筛选出合适的参与者并保证他们在研究过程中的安全。因此，简言之，合格标准就是针对相应的研究主题，在符合伦理道德及实际情况下所指定的一种进入到研究的研究对象所应具备的条件。

系统评价/Meta分析的适用性取决于是否纳入了合适的研究。进行系统评价/Meta分析时，应当预先设定合理的标准。如开展遗传关联性研究的系统评价/Meta分析时，应使得那些调查基因、等位基因变异、疾病、临床亚型和其他感兴趣结果（如分子生物标记物）的相关研究能够被识别并纳入。为了确保对遗传关联性及其交互作用进行可靠的评价，还应慎重选择研究设计方案和研究人群。

（二）PICOS的定义

在基因多态性与疾病相关关系的研究中，“PICOS”的定义与经典的干预性研究相似，但又有其新的内涵。表9-2展示了“PICOS”的内涵。

**表9-2　基因多态性与疾病相关关系研究中的“PICOS”**

| | 描述 | 解释 | 示例 |
|---|---|---|---|
| P | 定义的疾病(Disease) | 提供了需要确切定义的一组受试者的有关人群信息 | 慢性牙周病 |
| I | 暴露(Exposures) | 需明确报告系统评价/Meta分析中考虑的暴露，主要是基因型和多态性(包括rs数量)的突变型，一般多为单个碱基的插入、缺失以及置换 | 慢性牙周病人群中白细胞介素1β基因C- 511T 多态性(rs16944) |
| C | 对照(Control) | 清楚地报告对照组的基因型和多态性。对照组一般而言是野生型，亦可以是突变型(譬如比较多态性与疾病严重程度的相关性，就可以以轻度为对照组) | 健康对照组中白细胞介素1β基因C-511T 多态性(rs16944) |

续表 9-2

| | 描述 | 解释 | 示例 |
|---|---|---|---|
| O | 结局/终点（Outcome/endpoint） | 被评估的暴露的结果，主要是相关性 | 白细胞介素1β基因C-511T多态性与慢性牙周病的相关性 |
| S | 研究设计（Study design/designs） | 一般是病例-对照研究设计，亦可以是队列研究设计或横断面研究设计。若研究与疾病的严重程度，可以取队列研究或病例-对照研究中的病例组，此时病例组应该是按照严重程度划分了亚组 | 病例-对照研究 |

## 三、文献检索与筛选

### （一）研究的检索与筛选

系统评价/Meta分析的一个重要特性是进行综合全面的检索。仅从Medline（或PubMed）中检索文献是远远不够的，原因有如下两点：

首先，任何限于已发表文献的研究，因其仅包括了特定遗传关联性证据中最常发表的部分有用结果，极可能出现发表偏倚，因此，还应当查找其他未发表的资源。

其次，即使在已发表的文献之中，由于持不同研究结论的研究发表在不同类型的期刊上的，它们就可能存在报告偏倚。

Medline只是文献书目信息的主要来源之一。在某种程度上，通过对其他资源库的可用信息进行综合全面的搜索可以减少这些偏倚。其他可供查找遗传关联性研究的书目数据库还包括Embase、科学引文索引、中国知网（CNKI）、万方数据库等。这些数据库的资源并不是完全相同的。例如，在Embase的近4800种期刊中，有1700种就未被Medline索引。这种数据库之间资源的不完全相同对于遗传关联性研究的影响尚不明确。另外，书目检索也未能检索出索引期刊内的所有文章。

其他可供查找的资源还包括研究报告和综述的参考文献、网站（如下述的经典的HuGE Navigator数据库）、论文、书籍和网上数据库（包括全基因组和其他关联性研究的数据库）。同行评审期刊以外的资料来源通常被称为“灰色文献”。一旦展开检索，所有确定的记录需要通过系统评价/Meta分析合格标准的评估。图9-2展示了研究检索及合格性评价的具体流程。

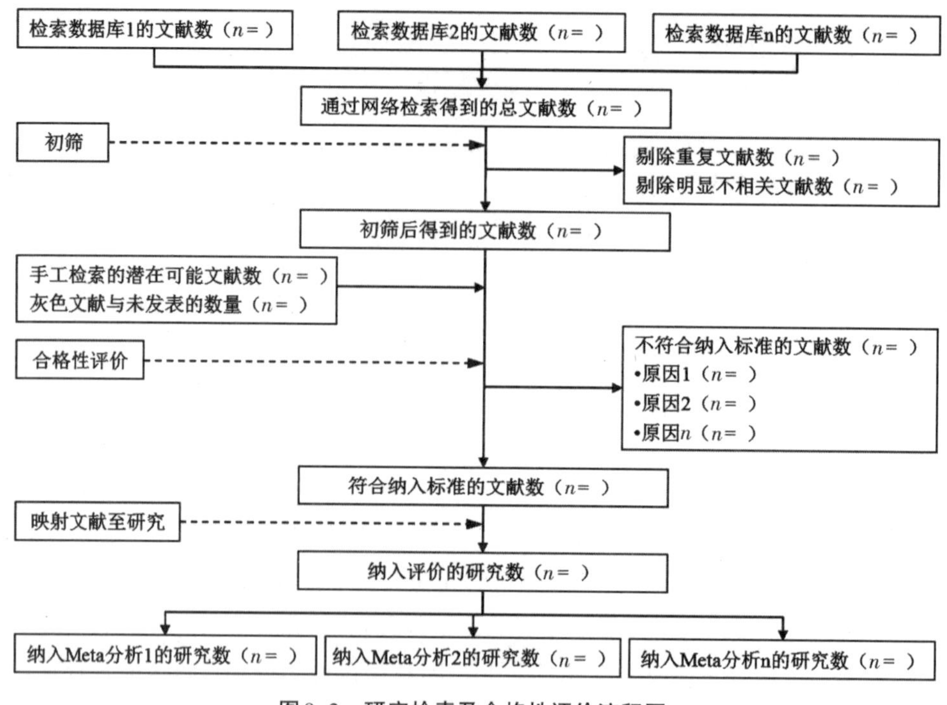


图9-2　研究检索及合格性评价流程图

（二）HuGE Navigator数据库及其使用

人类基因组流行病学导航（Human Genomic Epidemiology Navigator，HuGE Navigator）提供持续更新的人类基因组流行病学研究，包括基因变异的人群流行率信息、基因-疾病关联、基因-基因及基因-环境交互作用和基因检测的评估，网址为：https://phgkb.cdc.gov/PHGKB/hNHome.action（访问日期：2017年12月18日）。该数据库主要由四部分组成：疾病库（Phenopedia）、基因库（Genopedia）、HuGE文献检索库（HuGE Literature Finder）和变异名称映射库（Variant Name Mapper）。图9-3为该数据库的主界面。

该库的疾病库（Phenopedia）通过检索疾病名来进行查询相关基因变异情况。点击主界面的“Phenopedia”，即可进入疾病库进行检索查询。疾病库的检索词是以MeSH主题词为准，若输入非MeSH主题词，该数据库也会自动连接到相应的MeSH主题词来供查询者进行选择。如我们以前列腺癌为例，在检索栏输入“prostate cancer”，点击“Search”按钮后，会自动出现“Prostatic Neoplasms”，点击出现的“Prostatic Neoplasms”，即可进入前列腺癌的基因变异库，和直接输入“Prostatic Neoplasms”是同样的效果。图9-4展示的即为前列腺癌的查询结果，共报道了1151个与前列腺癌相关的基因，主要由三部分组成：相关的基因、该基因与前列腺癌研究的总文献数量、该基因与前列腺癌的Meta分析文献数量。点击各文献的数字，即可查看所包含的文献。

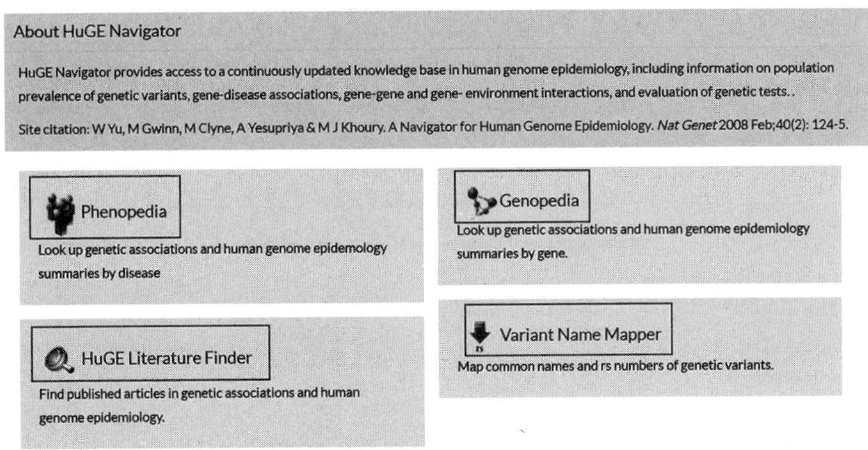


图9-3　HuGE Navigator主界面

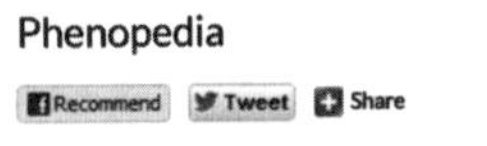

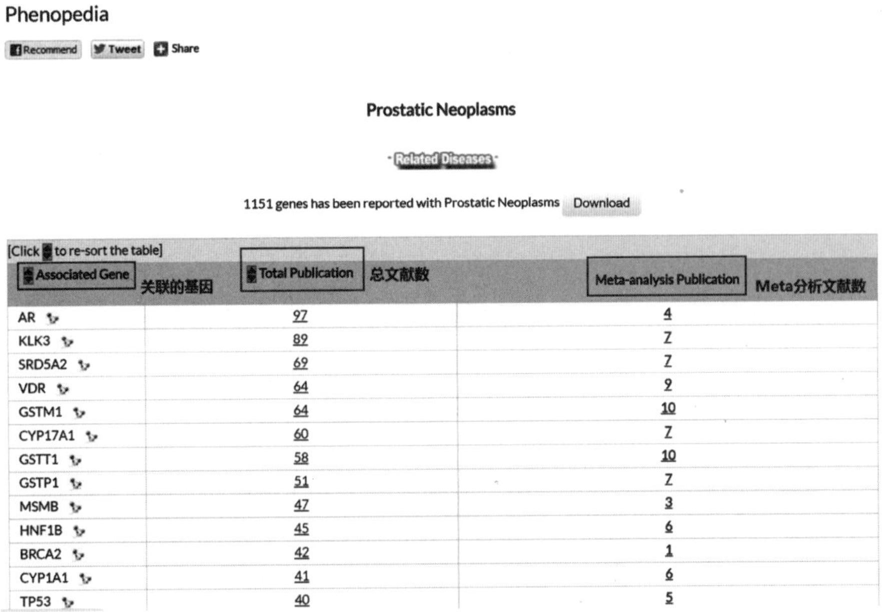

Prostatic Neoplasms

Related Diseases

1151 genes has been reported with Prostatic Neoplasms　Download

[Click to re-sort the table]

| Associated Gene 关联的基因 | Total Publication 总文献数 | Meta-analysis Publication Meta分析文献数 |
|---|---|---|
| AR | 97 | 4 |
| KLK3 | 89 | 7 |
| SRD5A2 | 69 | 7 |
| VDR | 64 | 9 |
| GSTM1 | 64 | 10 |
| CYP17A1 | 60 | 7 |
| GSTT1 | 58 | 10 |
| GSTP1 | 51 | 7 |
| MSMB | 47 | 3 |
| HNF1B | 45 | 6 |
| BRCA2 | 42 | 1 |
| CYP1A1 | 41 | 6 |
| TP53 | 40 | 5 |

图9-4　以前列腺癌为例在Phenopedia中查询的结果

同样地，该库的基因库（Genopedia）是通过检索基因名来查询所相关的疾病。点击主界面的“Genopedia”，进入基因库进行查询。以雄激素受体

（Androgen receptor，AR）为例，检索AR，如图9-5所示，即为与AR相关的疾病。同样点击相应的文献数量，即可查询所包含的具体文献情况。值得注意的是，该数据库更新较慢，有较多显示无Meta分析的情况，而在实际中已有较多Meta分析发表；这提示了该数据库的更新具有一定的滞后性。

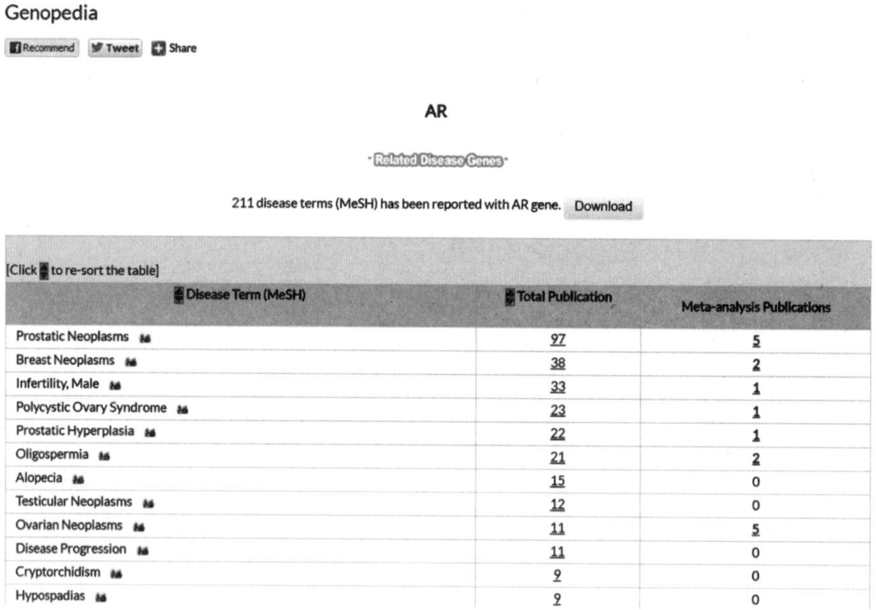

Genopedia

Recommend Tweet Share

AR

- Related Disease Genes -

211 disease terms (MeSH) has been reported with AR gene. Download

[Click to re-sort the table]

| Disease Term (MeSH) | Total Publication | Meta-analysis Publications |
|---|---|---|
| Prostatic Neoplasms | 97 | 5 |
| Breast Neoplasms | 38 | 2 |
| Infertility, Male | 33 | 1 |
| Polycystic Ovary Syndrome | 23 | 1 |
| Prostatic Hyperplasia | 22 | 1 |
| Oligospermia | 21 | 2 |
| Alopecia | 15 | 0 |
| Testicular Neoplasms | 12 | 0 |
| Ovarian Neoplasms | 11 | 5 |
| Disease Progression | 11 | 0 |
| Cryptorchidism | 9 | 0 |
| Hypospadias | 9 | 0 |

图9-5　以AR检索Genopedia的结果

HuGE文献检索库（HuGE Literature Finder）主要是查询基因关联研究及人类基因组流行病学研究，还可以限制GWAS研究。

变异名称映射库（Variant Name Mapper）可以将基因变异的常用名与rs号进行相互映射。我们以rs2227284为例进行查询，结果如图9-6所示，rs2227284位IL-4基因的多态性位点，常用名是2527T>G。

（三）检索特点

基因多态性与疾病关系的研究已经确定了主要的检索词，即“多态性”，故检索时亦必须使用。常用的三个单词是polymorphism、mutation和variant，中间使用逻辑“或（OR）”连接，即“polymorphism OR mutation OR variant”。

此外，还需要制定研究的基因型，采用逻辑“与（AND）”与多态性进行连接。再采用逻辑“与（AND）”与目标疾病连接即可完成检索。

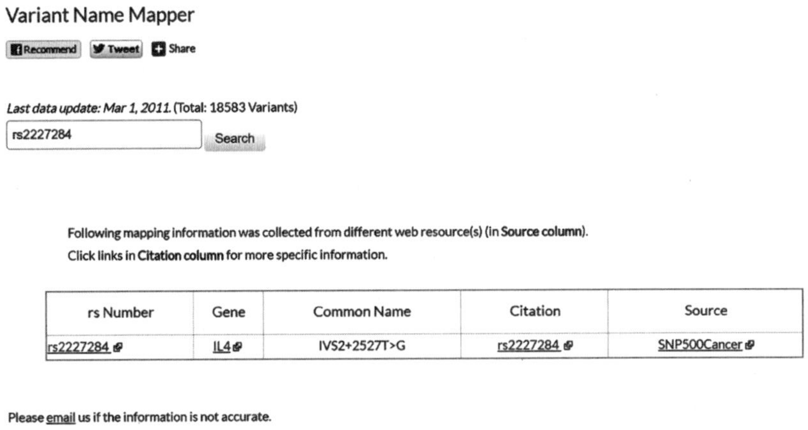

Variant Name Mapper

Recommend　Tweet　Share

*Last data update: Mar 1, 2011.* (Total: 18583 Variants)

rs2227284　Search

Following mapping information was collected from different web resource(s) (in **Source column**).
Click links in **Citation column** for more specific information.

| rs Number | Gene | Common Name | Citation | Source |
| --- | --- | --- | --- | --- |
| rs2227284 | IL4 | IVS2+2527T>G | rs2227284 | SNP500Cancer |

Please email us if the information is not accurate.

**图9-6　以rs2227284为例查询变异名称映射库**

## 四、偏倚风险评估

基因与疾病的关系研究设计类型主要为队列研究和病例-对照研究。但不完全同于临床流行病学研究，遗传关联性研究有其特殊性。当前尚无专门针对基因多态性的方法学质量评价工具，更多的是在临床流行病学研究的方法学质量评价工具上结合实际情况进行修订再行使用。

针对队列研究和病例-对照研究的方法学质量评价工具中，推荐使用纽卡斯尔-渥太华量表（The Newcastle-Ottawa Scale，NOS）。NOS由来自英国纽尔卡斯大学、加拿大渥太华大学的学者研发。它通过3大块共8个条目的方法评价病例对照研究和队列研究，具体包括研究人群选择（Selection）、可比性（Comparability）、暴露（Exposure）评价或结果（Outcome）评价。其相关资料详见网站http://www.ohri.ca/programs/clinical_epidemiology/oxford.asp。表9-3展示了针对队列研究的内容；表9-4展示了针对病例-对照研究的内容。

**表9-3　NOS针对队列研究的基本内容**

| 栏目 | 条目# | 评价标准 |
| --- | --- | --- |
| 研究人群选择 | 暴露组的代表性如何 | ①真正代表人群中暴露组的特征*；②一定程度上代表了人群中暴露组的特征*；③选择某类人群，如护士、志愿者；④未描述暴露组来源情况 |

续表 9-3

| 栏目 | 条目# | 评价标准 |
|---|---|---|
| 研究人群选择 | 非暴露组的选择方法 | ①与暴露组来自同一人群*;②与暴露组来自不同人群;③未描述非暴露组来源情况 |
| | 暴露因素的确定方法 | ①固定的档案记录(如外科手术记录)*;②采用结构式访谈*;③研究对象自己写的报告;④未描述 |
| | 确定研究起始时尚无要观察的结局指标 | ①是*;②否 |
| 组间可比性 | 设计和统计分析时考虑暴露组和未暴露组的可比性 | ①研究控制了最重要的混杂因素*;②研究控制了任何其他的混杂因素*(此条可以进行修改用以说明特定控制第二重要因素) |
| 结果测量 | 研究对于结果的评价是否充分 | ①盲法独立评价*;②有档案记录*;③自我报告;④未描述 |
| | 结果发生后随访是否足够长 | ①是(评价前规定恰当的随访时间)*;②否 |
| | 暴露组和非暴露组的随访是否充分 | ①随访完整*;②有少量研究对象失访但不至于引入偏倚(规定失访率或描述失访情况)*;③有失访(规定失访率)但未行描述;④未描述随访情况 |

注：#，8个给分条目；*，9个给分点。

**表 9-4　NOS针对病例-对照研究的基本内容**

| 栏目 | 条目# | 评价标准 |
|---|---|---|
| 研究人群选择 | 病例确定是否恰当 | ①恰当,有独立的确定方法或人员*;②恰当,如基于档案记录或自我报告;③未描述 |
| | 病例的代表性 | ①连续或有代表性的系列病例*;②有潜在选择偏倚或未描述 |
| | 对照的选择 | ①与病例同一人群为对照*;②与病例同一人群的住院人员为对照;③未描述 |
| | 对照的确定 | ①无目标疾病史(端点)*;②未描述来源 |
| 组间可比性 | 设计和统计分析时考虑病例和对照的可比性 | ①研究控制了最重要的混杂因素*;②研究控制了任何其他的混杂因素*(此条可以进行修改用以说明特定控制第二重要因素) |

续表9-4

| 栏目 | 条目# | 评价标准 |
| --- | --- | --- |
| 暴露因素的测量 | 暴露因素的确定 | ①固定的档案记录（如外科手术记录）*；②采用结构式访谈且不知访谈者是病例或对照*；③采用未实施盲法的访谈（即知道病例或对照的情况）；④未描述 |
| | 采用相同的方法确定病例和对照组暴露因素 | ①是*；②否 |
| | 无应答率 | ①病例和对照组无应答率相同*；②描述了无应答者的情况；③病例和对照组无应答率不同且未描述 |

注：#，8个给分条目；*，9个给分点。

由于尚无专用的、公认的方法学质量评价工具，故当前有部分已发表的基因多态性的系统评价/Meta分析中未对纳入研究的偏倚风险进行评估。建议今后的研究，可以依托NOS工具，结合具体课题的特点对其NOS的条目进行删减，加入基因多态性的内容，主要是在表9-3和表9-4中的“评价标准”中添加。另外，有发表的基因多态性的系统评价/Meta分析采用分子流行病学或“加强遗传学关联研究报告-观察性研究写作规范声明的扩展（STrengthening the REporting of Genetic Association Studies（STREGA）- An Extension of the STROBE Statement）”，即STREGA规范进行方法学质量的评价，我们认为这是不妥当的，因为报告质量与方法学质量是不同的，所针对的目的也是不同的，故不能采用报告规范去评价方法学质量。

## 五、资料提取和证据合成

### （一）资料提取

按照逻辑关系，应该是先行进行资料提取，再行方法学质量评估。因为方法学质量评估须根据提取的与方法学质量有关的内容来进行。资料提取也是要严格遵照“PICOS”进行的。一般而言，提取数据时应设计数据格式并进行预提取，考虑至少两名评价员独立提取，考虑对评价员隐藏研究的作者、单位及发表的期刊。

基因多态性与疾病关系的系统评价/Meta分析进行纳入研究的资料提取时，除上述的内容，需要提取的内容包括纳入研究的作者姓名、发表年份、研究国家、受试者的种族、受试者例数（样本量）、疾病的诊断标准、对照组的哈迪-

温伯格平衡（Hardy-Weinberg Equilibrium，HWE）情况、基因分型方法、基因型频率，以及针对报告的是效应量或其可信区间。此外，根据研究的目的提取相关的信息，如想研究吸烟人群中的基因多态性与疾病的关系，那么还应该提取吸烟状态的信息。

（二）基因多态性数据整合合成方法

证据合成主要是定性合成与定量合成两种方法。在卫生保健领域，广义的系统评价包括了Meta分析，可以将Meta分析视为一种独立的统计学方法，可以在卫生保健领域之外的诸多领域使用。狭义的系统评价，即纯定性分析的方法本处不行赘述。本章主要介绍定量分析，即Meta分析。

（三）基因多态性数据的Meta分析

基因多态性与疾病关系的Meta分析一般采用的是已发展成熟的随机试验方法，具体请见本书前述章节，本章主要介绍基因多态性与疾病关系研究的不同点。由于从父母到子女遗传物质的传递过程中存在所谓的“孟德尔随机化”，其中的混杂作用往往容易被忽视（或因进行了人群分层而未被忽视）。这就导致尽管已通过对年龄、性别等因素进行匹配而对研究进行了调整，但在Meta分析中却仍然采用的是未经调整的分析方法。

全基因组关联性研究的发展对进行基因关联性Meta分析产生了一定的影响。尽管在原则上，在系统评价时提取感兴趣变异的综合数据可以采用同候选基因研究相同的提取方式。但在实际操作中，许多全基因组关联性研究的目的主要是探查是否存在关联性而并非量化，以及对潜在偏倚进行评价。此外，感兴趣的基因变异可能并不包含在所探查的全基因组内。当对某些未知的基因型进行测算时，一些推荐的测算方法往往需要更多的详细数据，同时尚不清楚基于较少的综合数据和连锁不平衡信息的一种较简单而朴素的方法是否可用来进行测算。

另外，基因多态性与疾病关系的Meta分析中对其他方面情况进行详细讨论，包括：遗传模型的选择、哈迪-温伯格平衡定律处理以及连锁不平衡中的已知标记物的关联组合。而最后这一个领域的发展将使得在全基因组关联性研究中进行复杂数据的合成成为可能。

（四）Meta分析的制作要点

在制作一般基因多态性与疾病关系的Meta分析时，主要能够使用和检测的是人群分层和对照组HWE状态，其他几个因素是制作Meta分析时无法进行检测的，不能用于检测异质性来源。

对于人群分层，若研究提供的信息足够，应当做人群亚组分析或Meta回归分析；对于对照组不符合HWE的研究，也不应首先排除，应该先将其纳入整体的Meta分析，然后制作排除对照组不符合HWE研究的敏感性分析。

对于基因-基因和基因-环境交互作用的混杂，若纳入研究提供了足够的信息，需提取相关的数据，进行基因-基因和基因-环境交互作用的分析，以提供更多的结果。当然，遗传关联性研究的Meta分析也具有一般观察性研究Meta分析的异质性，如研究人群的选择、研究设计和实施、表型的定义、暴露因素的确定等。

（五）基因模型分类

因基因多态性与疾病关系的Meta分析与传统二分类Meta分析的不同之处在于基因关联研究有至少三个基因型，且这3种基因型并不是独立存在，而是由遗传模型将这三者联系起来。以二等位基因为例，假设等位基因A突变为B，则AA为野生纯和子，AB为杂合子，BB为突变纯合子。常用的基因模型有以下5类：1.等位基因模型（B vs. A）；2.纯合子模型（BB vs. AA）；3.杂合子模型（AB vs. AA）；4.显性模型（BB+AB vs. AA）；5.隐性模型（BB vs. AA+AB）。

等位基因模型也称为积性模型（Multiplicative model），杂合子模型和纯合子模型统称为共显性模型。此外，还有两种模型较少使用，加性模型（Additive model，BB vs. AB vs. AA）和超显性模型（Over-dominant model，AB vs. AA+BB），加性模型主要在原始研究中使用，可采用Armitage's趋势检验；而超显性模型，即杂合子优势在现实中很少见。

在制作SNP数据的Meta分析时，多计算出上述5种基因模型的结果并展示，这种方法简单易行，也是当前使用最为普遍的方法。

## 第四节　基因多态与疾病关系的系统评价/Meta分析报告规范

### 一、报告规范概述

当前系统评价和Meta分析优先报告条目（Preferred Reporting Items for Systematic Reviews and Meta-Analyses，PRISMA）已经研发出针对不同类型系统评价/Meta分析的扩展版本，但这其中尚无针对分子流行病学研究系统评价/Meta分析的扩展版。分子流行病学研究系统评价/Meta分析的报告规范可以参考

PRISMA声明或MOOSE声明。此外，人类基因组流行病学网络（HuGENet）发展了一种人类基因组流行病学评价（HuGE Review）的格式，2014年《PLoS One》杂志的编辑在社区微博上发表了针对遗传关联性研究Meta分析的清单以及Sagoo等发表在《PLoS Medicine》上的文章。还可以基于上述报告规范，根据实际情况进行修订。本章主要介绍HuGENet指南清单和《PLoS One》杂志的清单。

## 二、HuGENet指南清单

人类基因组流行病学网络（HuGENet）的使用见本章前述内容。HuGENet制作了相关的手册（《The HuGENet™ HuGE Review Handbook》），其网址为：http://www.med.uottawa.ca/public- health- genomics/web/assets/documents/HuGE_Review_ Handbook_V1_0.pdf#x2122; Handbook of Systematic Reviews [PDF 166KB]</a>。《The HuGENetTM HuGE Review Handbook》中规定了遗传关联性研究的Meta分析报告的通用格式，表9-5展示了该格式。

**表9-5　HuGENet指南的报告通用格式**

| 报告要求包括的内容 | |
|---|---|
| 封面 | |
| | 标题(是否进行了Meta分析?)、是新进行的还是更新的<br>联系的详细信息 |
| 摘要 | |
| | 提供下述条目下相关问题讨论的简要的单页结构概要。若可能，提供包括基因名称、疾病/紊乱的名称、单词“流行病学”和术语“系统评价”或“Meta分析” |
| 背景 | |
| 基因 | 鉴别已评价的基因，如果知道的话，提供染色体定位、基因产物和功能的简短回顾 |
| 基因变异和频率 | 如果知道的话，提供已知的影响基因产物的等位基因突变。对这些变异在不同人群和种族的纯合性和杂合性频率进行概述。若已有相关患病率的系统评价，直接概括其结果；若无，则依据关键文献中的数据进行简要的综述(注：与系统评价相关的特定基因变异的阐述在方法学部分的“选择标准”中阐述) |

续表9-5

| | |
|---|---|
| 疾病或其他结局 | 鉴别哪些疾病或其他结局与哪些基因是被认为存在相关性的。简要归纳描述性流行病学和确认的及可疑的危险因素(包括其他的基因)。如果有的话,查阅以前类似的系统评价,应简洁。概述当前系统评价中的疾病/结局与假设相关性的基本原理(若有的话)(注:系统评价关注的特定疾病或结局方法学部分的"选择标准"中阐述) |
| 目的 | 提供当前系统评价目的的简洁概要 |
| 方法 | |
| 选择标准 | 规定本系统评价纳入的基因、基因变异、疾病和参与者类型;<br>规定纳入调查相关性的研究类型(例如:设计与实施);<br>规定纳入调查交互作用的研究类型(例如:设计与实施)、基因和环境暴露,如果系统评价包括了这些内容的话 |
| 研究识别 | 描述用于鉴别相关研究的方法和/或其他资源的信息。列出所有检索的电子数据库,包括每一个所检索数据库的详细检索策略、检索时段,以及与原始研究的作者进行的沟通 |
| 资料收集和分析 | 描述研究筛选筛选、资料收集(包括从已发表的报告和企图检索未发表或部分/有选择性发表的报告中的数据提取)、风险偏倚评价、单项研究分析的方法、Meta分析的方法、处理异质性和潜在偏倚的方法 |
| 结果 | |
| 纳入研究 | 包括展示纳入研究基本信息的表格(研究地点、时间、设计、病例组和对照组的参与者类型) |
| 研究的质量和方法学 | 对研究质量和方法学的评价 |
| 关联分析 | 根据不同人群中相对的、绝对的和/或归因危险,总结目标等位基因突变与疾病和结局之间的关联性量级 |
| 交互作用 | 讨论与疾病相关的等位基因突变是否与其他危险因素存在交互作用。只要有可能,就总结这些交互作用的量级。描述任何用于校正分析的校正变量 |
| 讨论 | |
| 主要发现 | 概括系统评价与Meta分析的主要发现 |
| 局限性 | 简洁评论证据的质量。讨论所关注的相关信息的数量、单项研究的有效性和其他偏倚(例如:发表偏倚和其他报告偏倚) |
| 生物学 | 评论与相关性有关的可获得的机制方面的证据 |

续表9-5

| | |
|---|---|
| 潜在的公共卫生影响和结果的其他启示 | (a)潜在的公共卫生影响<br>总结人类基因组的流行病学信息中关于基因变异对潜在的公共卫生应用,例如根据特定基因型可采取的干预、设定个体的允许暴露阈值<br>(b)对我们理解疾病的启示<br>(c)对研究的启示<br>应基于证据鉴定优势和差距。对应该进行促进研究来填补空白的推荐,例如需要开展什么样的研究来总结遗传知识以提供结果给公共卫生 |
| 潜在的利益冲突 | |
| 参考文献 | |
| 互联网站点 | |
| | 包括各类遗传学数据库、在线资源、教育资源、共识性声明、政策声明和支持团体的相关链接 |

## 三、PLoS One报告清单

为规范遗传关联性研究的Meta分析报告，2014年《PLoS One》杂志的编辑在社区微博上发表了针对遗传关联性研究Meta分析的清单，要求投稿作者填写此清单并回答相关问题。同年，《American Journal of Epidemiology》杂志声明支持《PLoS One》杂志的这一清单，并更新了HuGE Review的部分内容，要求投稿作者按照此标准进行撰写遗传关联性研究的Meta分析。该清单可以在http://journals.plos.org/plosone/s/submission-guidelines 网站中的Meta-analysis of genetic association studies内容里找到，表9-6展示了该清单的内容。

**表9-6　PLoS One遗传关联性研究的Meta分析清单**

| 序号 | 清单条目内容 | 文中页码 |
|---|---|---|
| | 引言 | |
| 1 | 详述所研究多态性的原因;若仅分析了单个多态性,详细说明其他多态性未被纳入Meta分析的原因 | |
| 2 | 详述所研究人群及临床条件的原因 | |
| | 方法 | |
| 3 | 详细说明所采用的检索策略;概述所有电子检索策略,针对至少一个数据库列出其关键词的具体组合方式及其所采用的限定条件。说明多态性或基因(如SNP数)同义词是否被检索 | |

续表9-6

| 序号 | 清单条目内容 | 文中页码 |
| --- | --- | --- |
| 4 | 详述所选择研究的纳入/排除标准。请在附件中列出所有被排除的文献及其原因 | |
| 5 | 详述如何评价纳入研究的质量 | |
| 6 | 说明联系研究作者寻求其他研究和缺失数据的步骤 | |
| 7 | 说明如何对环境因素进行调整,若未实施调整,概述其原因 | |
| 8 | 说明处理异质性/研究间变异的方法 | |
| 9 | 说明如何评估哈迪-温伯格平衡定律和连锁不平衡定律 | |
| 10 | 说明所选研究模型的合理性(每一等位基因 vs. 每一基因型 vs. 遗传自由模型,随机效应模型 vs. 固定效应模型) | |
| 11 | 说明是否完成敏感性分析 | |
| 12 | 说明是否对人群分层的影响进行了评估 | |
| 13 | 说明是否评估了研究的具体结果,若是,请列出(例如,森林图) | |
| 结果 | | |
| 14 | 总结纳入Meta分析研究的流程图,并将其作为文章的第一幅图 | |
| 15 | 详细报告等位基因/基因型频率 | |
| 16 | 报告每个分析中效应量的估计值及P值 | |
| 讨论 | | |
| 17 | 讨论Meta分析的局限性,包括基因型误差/偏倚和发表偏倚 | |
| 18 | 若Meta分析认定所研究人群的某一亚组具有遗传关联性,而其他组没有,讨论这些结果的含义,如果可以的话,可以考虑具体亚组发表偏倚的可能性 | |
| 19 | 讨论研究问题中样本量大小的适宜性以及研究的效力 | |

# 第五节　基因多态性与疾病关系系统评价/Meta分析实例分析

引用文献：Hu Y Y, Yuan H, Jiang G B, Chen N, Wen L, Leng W D, Zeng X T, Niu Y M. Associations between XPD Asp312Asn polymorphism and risk of head and neck cancer: a meta-analysis based on 7,122 subjects. PLoS One, 2012, 7(4):e35220.

## 一、研究背景及问题转化

### （一）研究背景

头颈部鳞状细胞癌（Head and Neck Squamous Cell Carcinoma，HNSCC）泛指发生于口腔颌面部、咽喉及上呼吸道、上消化道等部位的鳞状细胞癌，在恶性肿瘤的死亡因素中列第八位，严重威胁着人类的健康和生命。目前的研究表明基因的异常突变可能是导致头颈部鳞状细胞癌发生的重要因素之一，环境因素，如辐射、饮食、吸烟等都可能会导致DNA损伤，因此DNA修复相关基因对基因突变的保护起到了至关重要的作用。核苷酸切除修复（Nucleotide excision repair，NER）是重要的DNA修复系统，主要修复嘧啶二聚体及DNA扭曲可能导致的各种损伤。着色性干皮病基因D（Xeroderma pigmentosum group D，XPD），又称切除修复交叉互补基因2（Excision repair cross—complementing rodent repair deficiency，ERCC2），是其中的一个重要成员。XPD蛋白是一种重要的DNA解旋酶，参与构成TFIIH转录因子复合体。研究表明，XPD基因单核苷酸多态性可能通过降低解旋酶的活性下调细胞DNA修复能力。XPD基因第10外显子第312密码子G → A多态性突变导致Asp → Asn的氨基酸改变。虽然这一位点的氨基酸突变可能引起酸性残基的丢失和氨基酸电位分布的改变，但是其对XDP蛋白质功能活性的改变仍不明确。

目前，有许多研究探讨XPD基因Asp312Asn多态性与头颈部鳞状细胞癌的发病风险，然而很多研究结果并不一致，甚至相互矛盾。2010年，Flores-Obando等研究表明头颈部鳞状细胞癌的易感性与XPD Asp312Asn基因多态性密切相关。然而，该Meta分析仅纳入6篇病例-对照研究，仅有一篇是针对亚洲人群的。迄今为止，已有9篇相关研究发表，为了进一步评估XPD Asp312Asn基因多态性与头颈部鳞状细胞癌易感性的相关性，本研究拟运用Meta分析的方法对以往研究结果进行定量评价。

（二）研究问题转化

遵照“PICOS”的原则，对本项Meta分析的研究问题进行转化。

研究主题（P）：HNSCC。

暴露因素（I）：XPD Asp312Asn多态性。

结局（O）：HNSCC易感性。

研究设计类型（S）：病例-对照研究。

## 二、研究方法

（一）纳入/排除标准

纳入符合以下标准的研究：

1. 文献仅限于国内外公开发表的关于HNSCC与XPD基因多态性相关的病例-对照研究；
2. 文中报告数据能够充分计算出OR及其95%CI；
3. 当多篇文献数据相同或者重叠时，纳入数据量最大或最新发表的文献。

（二）检索策略

检索PubMed数据库中公开发表的关于XPD基因多态性与头颈部鳞状细胞癌发生有关的文献，检索时间为2000年至2017年10月。使用的英文关键词包括：“head and neck cancer”，“oral cancer”，“oropharyngeal cancer”，“laryngeal cancer”，“pharyngeal cancer”，“XPD”，“excision repair cross complementing group 2”，“polymorphism”。同时检索纳入研究的参考文献。

（三）资料提取

纳入研究的相关数据由2位独立评价员独立提取，并交叉核对，如有不一致，则通过讨论解决。信息包括：第一作者的姓名，发表时间，对照组来源，研究对象的种族分布，各基因型数据，基因分型方法，对照组人群来源，HWE指数。

（四）统计分析

合并数据的OR值及其95%CI分别用于计算评估的XPD Asp312Asn基因多态性和HNSCC的风险之间的关系强度，共纳入共显性模型（Asn/Asn vs. Asp/Asp，Asp/Asn vs. Asp/Asp）、显性模型[（Asn/Asn + Asp/Asn）vs. Asp/Asp]和隐性模型[Asn/Asn vs.（Asp/Asp+Asp/Asn）]三种比较模型并针对亚洲人种和高加索人种进行亚组分析。采用卡方检验和$I^2$检验评估合并数据的异质性，若$P>0.1$，则认为合并数据同质性较好，采用固定效应模型进行合并分析，反之则采用随机效应模型；并根据$I^2$值评估异质性的程度。采用漏斗图（Begg's funnel plot）检测发表偏倚。统计分析采用Stata 11.0软件，采用双侧检验，$P<0.05$认为有统计学意义。

## 三、研究结果及结论

初步检出相关文献49篇，经过筛选最终有9篇文献符合标准，均为英文文献。作者采用流程图给出了文献筛选的过程；采用表配合文字描述给出了纳入研究的基本特征。

作者采用表配合文字给出了Asn/Asn vs. Asp/Asp，Asp/Asn vs. Asp/Asp，（Asn/Asn+Asp/Asn） vs. Asp/Asp，和Asn/Asn vs. （Asp/Asp+Asp/Asn）这4种基因模型的总体人群Meta分析结果和按照HWE、种族、对照组来源的亚组分析结果。采用森林图展示了以Asp/Asn vs. Asp/Asp模型为基准的，依次逐个剔除单个研究的敏感性分析结果。采用漏斗图显示了以Asp/Asn vs. Asp/Asp模型为基准的发表偏倚结果，及上述4种模型的Egger检验值，表明无发表偏倚存在。

结果表明，HNSCC的发生与XPD Asp312Asn多态性改变不具有显著的相关性。仍有必要开展多中心、大样本的高质量病例-对照研究进一步深入研究，以期进一步验证本Meta分析所得到的结论，并探讨潜在的基因-基因和基因-环境交互作用在头颈部鳞状细胞癌发生过程中与XPD Asp312Asn多态性之间的相互关系。

## 四、案例解析

本研究采用Meta分析的方法对探讨XPD Asp312Asn多态性与头颈部鳞状细胞癌易感性的相关性的队列研究进行了客观评价。与SNP的许多Meta分析一样，作者未采用相关标准对纳入研究的质量进行评定，这是一个普遍存在的现象，可能与尚无较公认或推荐使用的质量评价工具有关。再者，作者先报告了检索策略，而非纳入/排除标准，这在逻辑上是相悖的，一般是先制定纳入/排除标准，再根据合格标准制定检索词及检索策略，可能与早期的系统评价/Meta分析报告规范上这个逻辑顺序是这样定的有关系。

作者报告了采用Stata 11.0版软件进行统计计算，并同时采用Begg's漏斗图探测发表偏倚情况。使用$I^2$检验和卡方检验评估研究间异质性，但未定义$I^2$检验的赋值范围，一般而言，应该是$I^2$检验和卡方检验的结果同时满足的时候使用固定效应模型，逻辑词应该是“且”（$I^2$<50%且$P$>0.10）；当任何一个不满足的时候使用随机效应模型，逻辑词应该是“或”（$I^2$>50%或$P$<0.10），这是本研究的一个不足。

本文对统计方法的描述较为详细，并对可能影响研究结果的因素进行了合理的亚组分析，保证了结果的合理性和真实性。整体而言，整个过程是严谨的，结果可靠性较好，是一篇质量较高的Meta分析。

（曾宪涛）

## 参考文献

1. Hu Y Y, Yuan H, Jiang G B, et al. Associations between XPD Asp312Asn polymorphism and risk of head and neck cancer: a meta-analysis based on 7,122 subjects[J]. PLoS One, 2012, 7（4）:e35220.

2. 曾宪涛, 任学群. 应用STATA做Meta分析[M]. 2版. 北京: 中国协和医科大学出版社, 2017.

3. 曾宪涛, 张超. R与Meta分析[M]. 北京: 军事医学科学出版社, 2017.

4. 罗杰, 冷卫东. 系统评价/Meta分析理论与实践[M]. 北京: 军事医学科学出版社, 2013.

5. 曾宪涛, 耿培亮, 靳英辉. 系统评价——循证医学的基础[M]. 北京: 北京科学技术出版社, 2018.

6. 翁鸿, 张永刚, 牛玉明, 等. 遗传关联性研究Meta分析的多重检验校正方法[J]. 中国循证心血管医学杂志, 2016, 8（12）: 1409-1411.

7. 翁鸿, 江梅, 仇成凤, 等. 遗传关联性研究Meta分析中的Hardy-Weinberg平衡[J]. 中国循证心血管医学杂志, 2016, 8（11）: 1281-1283.

8. 翁鸿, 李妙竹, 耿培亮, 等. 遗传关联性研究及其Meta分析的简介[J]. 中国循证心血管医学杂志, 2016, 8（10）: 1156-1158.

9. 阮晓岚, 翁鸿, 田国祥, 等. 遗传关联性研究Meta分析的异质性来源[J]. 中国循证心血管医学杂志, 2016, 8（9）: 1025-1028.

10. 翁鸿, 林恩萱, 童铁军, 等. 遗传关联性研究Meta分析之遗传模型的选择: 贝叶斯无基因模型法[J]. 中华流行病学杂志, 2017, 38（12）: 1413-1418.

11. 李柄辉, 王朝阳, 翁鸿, 等. 应用R软件meta程序包实现遗传关联性研究的Meta分析[J]. 中国循证医学杂志, 2017, 17（12）: doi:10.7507/1672-2531.201704062.

12. 王朝阳, 郑忠立, 李柄辉, 等. RevMan5.3软件实现单核苷酸多态性Meta分析[J]. 中国循证医学杂志, 2018, 18: In press.

13. 曾宪涛, 孙竹, 汤红明 . Meta分析系列之十: 合格标准的制定[J]. 中国循证心血管医学杂志, 2013, 5（1）: 6-9.

14. 曾宪涛, 李胜, 马钻, 张永 . Meta分析系列之八: Meta分析的报告规范[J]. 中国循证心血管医学杂志, 2012, 4（6）: 500-503.

15. 曾宪涛, 刘慧, 陈曦, 等 . Meta分析系列之四: 观察性研究的质量评价工具[J]. 中国循证心血管医学杂志, 2012, 4（4）: 297-299.

# 第十章　功能蛋白表达的系统评价/Meta分析

## 第一节　功能蛋白表达类研究概述

当前发表的功能蛋白表达类研究多关注功能蛋白不同水平表达在疾病病因、诊断和预后等方面的应用，其暴露因素和对比因素是某功能蛋白不同水平表达间的比较研究。

近年来功能蛋白表达的原始研究发表数量逐年增加，随之出现功能蛋白表达系统评价/Meta分析综合解释其结果。功能蛋白表达的系统评价多关注某功能蛋白表达与疾病发生的关系（病因学问题）、检测某功能蛋白表达在疾病中的诊断价值（诊断问题）以及某功能蛋白表达在疾病预后中的价值（预后问题）。1997年，第一篇英文功能蛋白表达类Meta分析发表，研究内容是MDR1/gp170表达在乳腺癌中的意义。第一篇中文功能蛋白表达的Meta分析于2004年发表，关注p53基因突变和蛋白表达在食管癌预后中的作用。以“蛋白、表达、系统评价、Meta分析、荟萃分析”为主要检索词检索中文医学相关数据库，2015年—2017年11月间初检结果为608篇，筛选得病因学、诊断和预后问题的功能蛋白表达系统评价分别为46、37和23篇。

本章主要介绍功能蛋白表达预后问题的系统评价/Meta分析的制作方法。

## 第二节　功能蛋白表达类研究设计及常见偏倚

### 一、常见设计方法

功能蛋白表达预后问题的原始研究设计中，功能蛋白不同水平的表达即是其暴露因素和对比因素，此类研究常用的研究设计方法为队列研究和病例-对照研究，其他如描述性分析、临床对照研究也可用于预后研究。评价功能蛋白表达在疾病诊断价值的研究设计常为诊断性试验。

本章以预后研究为例阐述。预后研究是对疾病各种结局发生概率及其影响因素的研究，也就是对疾病发病后的临床实际进程和转归状况，对疾病病程发展为各种不同的后果和结局，包括好转、痊愈、复发、恶化、伤残、并发症和死亡等的预测。通过对疾病预后的研究，可了解某种疾病的发展趋势和后果，从而为临床医师提供临床决策依据。

（一）队列研究

队列研究（Cohort Study）是将一群研究对象按功能蛋白不同表达水平分为暴露组和非暴露组，对两个队列随访适当的时间，比较暴露组和非暴露组间与预后相关结局指标的差异，如病死率或无疾病生存率等，以研究暴露因素（功能蛋白的不同表达）与某疾病预后关系的一种研究方法。按照研究的时间可分为两种：前瞻性队列研究（Prospective Cohort Study）和回顾性（历史性）队列研究（Retrospective Cohort Study）。队列研究产生的证据和论证强度逊于随机对照试验，但可行性好，是病因、预后研究常用的研究设计方案。

（二）病例-对照研究

病例-对照研究（Case-control Study）是回顾性总结分析疾病预后因素的设计方法。通过比较患有某病或预后好的作为病例组，不患有该病或预后差的作为对照组，回溯两组功能蛋白的表达水平，判断其与某疾病发病或预后间的关系。病例-对照研究属于回顾性研究，由于这类证据受较多偏倚因素的影响，因而论证强度不高。

## 二、常见偏倚类型

偏倚是研究结果或统计推断中的一种系统误差，或与真实值的偏差。观察性研究如果存在设计缺陷或实施过程不严谨，研究结果也会产生偏倚，研究的真实性取决于避免潜在偏倚的程度，而严格设计和实施的研究能得到更接近真实的结果。本章关注的预后研究常见的偏倚来源于如下环节：

1.研究对象选择

研究样本的选择性偏倚产生于将观察对象选择入组的过程中，指研究样本代表目标人群关键特征的程度，也就是研究样本在目标人群中是否具有代表性。

2.预后因素测量

功能蛋白表达作为暴露因素需被充分、准确测量，以避免潜在的偏倚。测量功能蛋白不同水平表达的相关信息包括蛋白名称、蛋白检测方法、检测蛋白的临界值、蛋白取材部位等。

3.随访

研究失访样本与目标人群关键特征不相关的程度。需考虑随访是否完整，失访原因是否说明，随访时间是否足够长，是否比较了失访人群和未失访人群的人口学和临床特征的一致性。

4.结局指标测量

研究对象的结局指标是否被准确、充分测量的程度。主要由于研究队列实施随访观察的过程中，所采用的观察方法或测量方法不一致所致。需严格执行客观的标准、盲法对结果进行评定。

5.数据分析

数据统计分析和数据报告是否适合于研究设计的程度。如是否对可能对结果产生影响的其他预后因素进行了调整？如选择性偏倚导致与研究结局相关的预后因素在组间分布不平衡，此时就会出现混杂，导致混杂偏倚。统计学方法有时能通过校正干预效果的估计值来处理产生的混杂偏倚，并且部分研究质量评估可能涉及对分析方法的适用性以及研究设计和执行做出判断。

6.数据报告

是否存在结局指标选择性报告的情况？

## 第三节　功能蛋白表达的系统评价/Meta分析制作步骤

功能蛋白表达的系统评价/Meta分析目的旨在通过对此类预后研究进行系统评价，进行定性分析和/或定量分析，以确定影响疾病预后的重要因素，研究改善疾病预后的措施，其中定量分析可进一步提供更准确的效应量估计和增加统计效能，分析量效关系。

与传统系统评价/Meta分析一样，功能蛋白表达领域系统评价/Meta分析的制作步骤也包括选题和立题、撰写方案和注册、检索文献、筛选文献、评价文献质量/偏倚风险、提取资料、分析资料、解释结果和撰写报告、定期更新。

## 一、选题

选定一个好的课题需要研究者有扎实丰富的医学专业知识，密切关注学科发展前沿，善于在医学研究和实践中发现问题。

借鉴临床问题的PICOS（Participant/Patient, Intervention, Comparisons, Outcomes, Study Design）要素，功能蛋白表达领域系统评价选题需从感兴趣的疾病（Disease of Interest/Health Problem）、暴露因素（Exposure Factor）、对比因素（Comparisons Factor）、结局指标（Outcome Measures）和研究类型（Study Design）5个方面确定。在日常科研、教学、工作实践中提炼研究问题，关注某功能蛋白的不同表达在某疾病（如肿瘤）是否存在因果关系、是否是某疾病（如肿瘤）的预后因素？欲通过系统评价/Meta分析的方法解决什么实际问题？若研究问题属于因果关系或预后问题，其最佳的研究设计类型是前瞻性队列研究，也可以设计为病例-对照研究。

## 二、纳入/排除标准的制定

纳入标准和排除标准应该从感兴趣的疾病、暴露因素、对比因素、结局指标和研究类型五个方面考虑和制定。我们以“Liu Q, Yu Z, Xiang Y, Wu N, Wu L, Xu B, Wang L, Yang P, Li Y, Bai L. Prognostic and predictive significance of thymidylate synthase protein expression in non-small cell lung cancer: a systematic review and meta-analysis. Cancer Biomark, 2015, 15（1）:65-78.（下文以NSCLC指代该研究）”一文为例，阐述如何制定纳入标准和排除标准。

### （一）感兴趣的疾病/健康问题（Disease of Interest/Health Problem）

需具体描述感兴趣的疾病的重要特征。如研究关注某功能蛋白表达在某肿瘤中的应用，则研究的疾病就是该肿瘤（如结直肠癌）。排除标准是纳入标准的补充限定条件，以排除研究主体中具有影响结果的因素的个体。在“NSCLC”研究中，研究对象为经病理检查诊断为非小细胞肺癌（NSCLC）的患者。

### （二）暴露因素（Exposure Factor）与对比因素（Comparisons Factor）

需描述所评价的暴露因素和对比因素分别是什么。功能蛋白表达系统评价/Meta分析的暴露因素和对比因素通常是某蛋白高表达对比低表达，或蛋白表达阳性对比蛋白表达阴性等。这里需要注意组间蛋白表达测量方法的一致性问题，也有必要描述表达蛋白临界值及其检测方法，如采用免疫组化方法（包括

ELIVISION 法、SP 法、SABC 法）检测两组的突变型P53 蛋白的表达量。在“NSCLC”研究中，暴露因素和对比因素是在蛋白水平检测肺肿瘤组织中不同表达水平的胸苷酸合酶（Thymidylate Synthase，TS），如表达高或低、表达阳性或阴性。

（三）结局测量指标（Outcome Measures）

根据不同的研究内容和目的确定结局测量指标及其判效标准，最好也能区分主要测量指标和次要测量指标。某蛋白表达对疾病预后价值的系统评价中，结局指标多关注生存率（Overall Survival，OS）、无疾病生存率（Disease Free Survival，DFS），评估风险比（Hazard ratio，HR）等预后相关结局指标。在“NSCLC”研究中，结局指标为无进展生存期（Progression-Free Survival，PFS）和/或总生存率（Overall Survival，OS）。

（四）研究类型（Study Design）

某蛋白表达对疾病预后价值的系统评价/Meta分析，常见纳入研究类型是队列研究和病例-对照研究，其中前瞻性队列研究的论证强度高于病例-对照研究。在“NSCLC”研究的纳入标准中未限定研究类型，结果中共纳入25个研究，其中15个回顾性研究、9个前瞻性研究。

## 三、文献检索与筛选

（一）文献检索

1. 检索资源

目前尚无针对蛋白表达类系统评价检索策略制定的统一推荐意见。借鉴Cochrane 协作网的《Cochrane handbook（5.1.0）》，主要数据库资源包括Medline（或PubMed）、Embase以及Cochrane 临床对照试验中心注册库（The Cochrane Central Register of Controlled Trials，CENTRAL）。如需检索中文数据库，优先选择中国生物医学文献数据库（Chinese Biomedical Database，CBM）和万方数据库，其次为中国知网和维普数据库。此外，补充检索应包括查找灰色文献、会议摘要、参考文献以及查找在研研究等，具体可参见第二章和第三章相关内容。

2. 制订检索策略

作者需要根据研究的内容和目的，制订、报告完善的检索策略和检索方法。如报告数据库资源的检索时间范围、检索日期，并报告至少一个数据库完整的检索策略、主要检索词等信息。至少应包括疾病/健康问题和暴露因素（表达蛋白）两方面的检索词。为了提高查全率，使用主题词和自由词相结合的方法检索相关数据库。蛋白相关检索词需注意同时使用蛋白的全称和缩写形式，如查询前梯度蛋白2的英文检索词可选择如下：Anterior gradient 2，HAG-2，Anterior gradient 2 homolog，Anterior gradient protein 2，AGR2等。

（二）文献筛选

蛋白表达类系统评价/Meta分析与Cochrane系统评价文献筛选方法要求基本一致，需保证筛选过程的可靠性。要求至少由2名评价员依据纳入和排除标准独立进行并交叉核对，以减少误差。要记录各阶段文献筛选的数量和相关信息，归纳排除文献的原因。

在筛选功能蛋白表达相关文献时，需根据不同研究内容筛选欲研究蛋白作为暴露因素和对比因素比较的相关研究。根据研究中蛋白临界值区分暴露因素和对比因素，如判断AGR2表达为“阳性”“阴性”或“高”或“低”水平表达。有时研究关注的目的蛋白取材部位有特殊要求，如“在肿瘤组织或血清中检测蛋白表达，但排除蛋白在细胞中表达”。

## 四、偏倚风险评估

功能蛋白表达的系统评价的质量评价也包括方法学质量/偏倚风险评价及证据质量评价2部分。至少由2名评价员独立进行并交叉核对。应详细描述所使用的评价标准及评价过程所遇到的问题及解决方案等信息。

（一）偏倚来源

功能蛋白表达预后研究的偏倚来源主要包括：选择性偏倚、暴露因素测量偏倚、失访偏倚、结局指标测量偏倚、混杂偏倚及选择性报告偏倚。以上偏倚均属于系统误差，可通过采用一定措施防止、消除或将其发生的可能性和影响减到最小。对于系统评价纳入的原始研究，需依据偏倚风险/方法学质量评估工具评估其各类偏倚存在高风险、低风险还是偏倚风险难以确定。

（二）纳入研究偏倚风险的评估方法

评估每个纳入研究的偏倚风险/方法学质量是制作系统评价的重要步骤之一，评估重点是纳入研究的设计、实施过程及如何控制偏倚。本章关注功能蛋白表达在某疾病的预后问题的系统评价，其纳入的最佳研究设计通常是前瞻性队列研究或病例-对照研究。因此，可以选用适合于预后问题的队列研究或病例-对照研究的评估工具和方法。

对于预后研究偏倚风险/方法学质量的评估工具，目前尚无统一的标准。早在1981年，加拿大McMaster大学流行病和生命统计学研究所，首次根据专家共识制定了预后研究质量评价标准。1994年Lacupacis等应“循证医学工作组”的要求，对预后研究的质量评价提出了3项9条的评价标准。2000年后，陆续有研究者发表评估预后研究的偏倚风险/方法学质量的研究，或依据现有文献使用拟定、修改的评估工具对系统评价所纳入的预后研究进行质量评价，现将具有代表性的几个评估工具/标准简述如下：

1.预后研究质量评价标准

2006年，Hayden等人提出从研究对象选择、失访偏倚、预后因素测量、结果测量等6个方面的29条评价条目对预后研究进行严格的质量评价（表10-1），每个条目以提问的方式出现，每条的评价分级为“是”“部分”“否”“不确定”。

**表10-1　预后研究质量评价标准**

| 常见偏倚 | 评价条目 |
|---|---|
| 研究对象 | |
| 如果研究样本代表了总体人群的主要特征，则可有效地避免潜在偏倚对结果的影响 | 1.是否充分描述了患者的来源和患者的主要特征 |
| | 2.是否充分描述了样本信息，包括样本确定的方法（数量和类型）和抽样的时期、地点（背景和地理环境） |
| | 3.是否充分描述了纳入/排除标准（例如：包括明确的诊断标准或“临界点”的描述） |
| | 4.符合要求的研究对象是否充分地参与此研究 |
| | 5.是否充分描述了研究人群的主要特征的基线资料 |
| 失访 | |
| 如果失访和退出（样本人群）未影响到研究的主要特性（例如：研究数据足够代表样本人群），则可有效避免潜在偏倚 | 6.应答率足够高（例如：完成研究的样本人数和可提供的结果数据是充分的） |
| | 7.是否描述了收集和获取失访人数信息的方法和途径 |
| | 8.是否报道了失访和退出的原因 |
| | 9.是否充分描述了失访人群的主要特征 |
| | 10.在结果和主要特征方面，完成研究的人群和未完成研究的人群之间是否存在本质的不同 |

续表 10-1

| 常见偏倚 | 评价条目 |
|---|---|
| 预后因素的测量 | |
| 如果对研究的预后因素进行充分的测量，则可有效避免潜在偏倚 | 11.是否详细定义和描述了预后因素(例如:包括剂量、水平、暴露时间和明确的测量方法) |
| | 12.是否报道了连续变量或恰当的终点变量 |
| | 13.预后因素的测量方法是否充分、有效，是否足以避免误分类偏倚(例如:可能包括一些研究之外的因素和信息或特征，如盲法测量和回忆可靠性的限制) |
| | 14.是否对所有参与研究的人群使用了同样的预后因素测量方法 |
| | 15.是否使用恰当的方法以获取丢失的预后因素数据 |
| 结果测量 | |
| 如果对所有参与研究的人群进行充分的结果测量，则可以有效避免潜在偏倚 | 16.是否报道了研究结果的明确信息，包括随访时间、水平和结果构成的程度 |
| | 17.对结果的测量方法是否充分有效，足以避免误分类偏倚(例如:可能包括一些研究之外的测量性质或特征，如盲法测量和使用有效的、可信的试验对研究结果的确认) |
| | 18.是否对所有参与研究的人群使用了同样的结果测量方法 |
| 混杂因素测量和说明 | |
| 如果正确、恰当地解释和说明一些重要的、潜在的混杂因素，则可有效避免由预后因素的不同引起的潜在偏倚 | 19.是否测量了所有重要的混杂因素，包括治疗(概念模型中的主要变量) |
| | 20.是否报道明确定义的测量混杂因素方法(例如:包括剂量、水平和暴露的时间) |
| | 21.对于所有重要的混杂因素的测量是否充分有效、可靠(例如:可能包括一些研究之外的测量性质或特征，如盲法测量和回忆可靠性的限制) |
| | 22.是否对所有参与研究的人群使用了同样的混杂因素测量方法 |
| | 23.是否使用恰当的方法以获取丢失的混杂因素数据 |
| | 24.是否在研究设计中明确说明了一些重要的、潜在的混杂因素(例如:对重要变量的匹配，分层或对对照组的匹配) |
| | 25.是否在分析结果中明确解释了一些重要的、潜在的混杂因素(例如:恰当的调整) |

续表 10-1

| 常见偏倚 | 评价条目 |
| --- | --- |
| 数据分析 | |
| 如果研究的统计方法正确，则可避免无效数据产生的偏倚 | 26.是否有充分的数据可以评价以获取有效的分析结果 |
| | 27.建立模型的策略(例如:变量的纳入标准)是否恰当,是否依据于概念框架和模型 |
| | 28.选择的模型是否适用于研究的设计 |
| | 29.是否选择性报道了研究结果 |

2.纽卡斯尔-渥太华量表（Newcastle-Ottawa Scale，NOS）

2010年，Stang等发表了NOS——专门针对队列研究、病例-对照研究的方法学质量的评估工具，之后被广泛采纳和应用。该量表通过3大块共8个条目的方法评价病例-对照研究和队列研究，具体包括研究人群选择（Selection）、可比性（Comparability）、暴露（Exposure）评价或结果（Outcome）评价。

在目前已发表的功能蛋白表达系统评价研究中，大多选择NOS作为纳入研究的方法学质量评估工具。对队列研究（Cohort Studies）的评估，包括研究人群选择（Selection of Cohorts）、组间可比性（Comparability of Cohorts）和结果测量（Assessment of Outcome）三方面。对病例-对照研究（Case-control Studies）的评估，包括研究人群选择（Selection of Case and Controls）、组间可比性（Comparability of Cases and Controls）和暴露因素的测量（Ascertainment of Exposure）三方面。研究人群选择、组间可比性和结果测量/暴露因素的测量分别包括4个、1个和3个评价内容，确定“高”质量则评价为“*”，其中研究人群选择和结果测量每项最多评一颗“*”（记1分），而组间可比性每项最多评两颗“*”（记2分）。具体内容可参见第九章相关内容。虽然NOS使用简便、易行，但需要注意的是，针对功能蛋白表达类研究的特点，仍有时需要根据评估的具体问题对其相关条目进行适度修改。

## 五、资料提取与证据合成

### （一）资料提取

系统评价员应根据研究内容事先设计标准化的资料提取表，由至少2名研究员独立提取资料，这些资料通常包括纳入研究的基本信息、基本特征、研究方法学信息和研究结果等方面。当原始文献中某些相关资料信息不全时（如研究方法报告不完整、数据报告不规范等），尽可能联系研究作者补充获取所需信息。

资料提取内容包括：

1.基本信息：作者姓名、发表时间、期刊、国家、基金资助、利益冲突等。

2.研究设计相关信息：研究设计类型、样本量、年龄、种族、疾病类型、蛋白来源（如肿瘤组织或血清）、结局指标、随访时间等。

3.蛋白相关信息：如目的蛋白名称、蛋白检测方法（如检测手段、抗体来源、生产公司、工作浓度、p-STAT3阳性标准）、蛋白表达阳性人数、目的蛋白的临界值等信息。

4.必要时可提取相关人口统计数据：如蛋白阳性表达和阴性表达的例数，必要时注明人口统计数据和生存数据是否直接从原始文章中推断出来的数据。

（二）Meta分析及数据处理

蛋白表达类系统评价数据分析也需要制订分析计划，可以是包含统计分析的定量分析，也可以是描述性的定性分析。

定量分析所用软件有RevMan5软件、STATA软件等，对结果进行数据分析。与Cochrane系统评价相似，应用Meta分析合并效应量时，要做好异质性检验，分析异质性来源，通常也是从临床异质性、方法学异质性和统计学异质性三方面考虑，以正确评价蛋白表达与疾病可能存在的预后关系。系统评价纳入的蛋白表达类研究中人口学特征和其他混杂因素的特征可能不一致。可进一步依据患者种族、蛋白表达部位等因素进行亚组分析或Meta回归，以探索异质性的来源。结果描述内容包括统计学结果、统计学意义和临床意义（结合证据质量合理分析）等。

预后研究常用到生存率（Overall Survival，OS）和无疾病生存率（Disease-Free Survival， DFS）。对生存资料数据进行Meta分析时，Cochrane系统评价制作手册推荐使用风险比（Hazard Ratio，HR）为效应量指标对该类数据进行合并，并且一般推荐的是计算风险比的对数（logHR）以及其方差（Variance），用于计算风险比的95%可信区间，进而对该类数据进行描述。因为logHR是由两组生存曲线计算而出的，既考虑到了结局事件，也考虑了随访期间数据的删失。HR的流行病学意义是指变量$X_j$暴露水平时的风险率（Hazard Rate）与非暴露水平时的风险率之比，即分别具有协变量的两组个体，其风险函数（Hazard Function）的比值。

## 第四节　功能蛋白表达的系统评价/Meta分析报告规范

目前尚无专门针对蛋白表达类系统评价统一的报告规范，但对于功能蛋白表达与某疾病关系或预后方面的系统评价，同属于观察性研究系统评价，可遵循MOOSE（Meta-analysis of Observational Studies in Epidemiology）声明规范此类研究报告。

MOOSE声明由来自美国疾病预防控制中心、美国食品药品监督管理局以及美国、加拿大和英国等国的大学、科研机构和医学期刊等跨学科的研究人员组成的工作组制定完成，于2000年发表，内容包括“研究背景、文献检索策略、研究方法、研究结果、讨论和研究结论”6个部分、35个条目，见表10-2。

表10-2　MOOSE声明——观察性研究Meta分析的报告清单

| 部分 | 编号 | 报告要求 |
| --- | --- | --- |
| 研究背景 | 1 | 定义研究问题 |
| | 2 | 陈述研究问题假设 |
| | 3 | 确定研究结局 |
| | 4 | 暴露/干预措施 |
| | 5 | 研究设计类型 |
| | 6 | 研究人群 |
| 文献检索策略报告 | 7 | 文献检索员的资质(例如图书管理员和调查员) |
| | 8 | 文献检索策略,包括文献检索的时间范围和使用的关键词 |
| | 9 | 尽可能获取所有文献,包括研究文献作者的个人通信方式 |
| | 10 | 检索的数据库和档案库 |
| | 11 | 使用的检索软件名称及版本号,包括使用的特殊功能(如进行主题词及下位词的扩展检索) |
| | 12 | 手工检索(如已有文献的参考文献清单) |
| | 13 | 列出纳入和排除的文献,以及判断标准 |
| | 14 | 处理非英语文献的方法 |

续表 10-2

| 部分 | 编号 | 报告要求 |
| --- | --- | --- |
| 文献检索策略报告 | 15 | 处理只有摘要和未发表文献的方法 |
| | 16 | 介绍个人通信的情况 |
| 研究方法 | 17 | 描述检索文献是否与研究问题的假设相关或合适 |
| | 18 | 数据整理和编码的基本原则(如有完善的临床编码规则或便于编码) |
| | 19 | 数据分类和编码的记录(如多个文献评价者,盲法,以及文献评价者之间的一致性) |
| | 20 | 混杂的评估(如入选研究中病例和对照的可比性) |
| | 21 | 评价研究质量,包括对质量评价者采用盲法,对研究结果的可能预测因子进行分层分析或者回归分析 |
| | 22 | 评价研究异质性 |
| | 23 | 详细介绍统计分析模型,以便能重复该研究(如详细描述采用的固定效应模型或随机效应模型,采用该研究模型分析研究结果的理由,剂量反应关系模型,或者累积Meta分析) |
| | 24 | 提供合适的统计图表 |
| 研究结果 | 25 | 绘图总结入选各研究和汇总研究结果 |
| | 26 | 列表描述入选各研究结果 |
| | 27 | 研究结果的敏感性分析(如亚组分析) |
| | 28 | 研究结果的稳健性指标 |
| 讨论 | 29 | 定量地评价偏倚(如发表偏倚) |
| | 30 | 解释排除标准的合理性(如排除非英语文献) |
| | 31 | 评价入选研究的质量 |
| 研究结论 | 32 | 导致观察到结果的其他可能原因 |
| | 33 | 结论的外推性,如根据研究所得的数据,在评价文献涉及的领域,对研究结论进行适当的外推 |
| | 34 | 为以后该问题的研究提供指导意见 |
| | 35 | 公布研究资助来源 |

# 第五节　功能蛋白发表的系统评价/Meta分析实例分析

引用文献：Chen Y P, Zhang W N, Chen L, et al. Effect of latent membrane protein 1 expression on overall survival in Epstein-Barr virus-associated cancers: a literature-based meta-analysis. Oncotarget, 2015, 6(30): 29311-23.

## 一、研究背景和问题转化

### （一）研究背景

EB病毒（Epstein-Barr Virus）是双链DNA（脱氧核糖核酸，Deoxyribonucleic acid）疱疹病毒，它与许多上皮或淋巴起源的人类恶性肿瘤的发生发展有着密切的联系，如鼻咽癌（NPC）、淋巴瘤和胃癌。在这些肿瘤中观察到不同的潜在EBV基因表达模式，它们可以改变EBV感染细胞的表型并引起致癌转化。人体感染EB病毒以后可以产生多种基因产物，包括EB病毒核抗原1（EBV nuclear antigen 1）、EB病毒编码的小RNA、EB病毒膜潜伏蛋白1（Latent membrane protein 1，LMP1）、EB病毒膜潜伏蛋白2A（LMP2A）和EB病毒膜潜伏蛋白2B（LMP2B），其中LMP1是被证实具有癌基因编码蛋白特征的EB病毒基因产物，它是EB病毒潜伏感染时表达的一种重要的转化膜蛋白，是一种完整的跨膜蛋白。LMP1常在各种EBV相关肿瘤中表达，包括鼻咽癌（Nasopharyngeal carcinoma，NPC）、非霍奇金淋巴瘤（Non-Hodgkin lymphoma，NHL）、霍奇金病（Hodgkin disease，HD）、胃癌（Gastric cancer, GC），尽管LMP1表达具有一定的临床意义，但其在EBV相关性肿瘤临床预后中的预后价值仍不清楚。

本系统评价旨在探讨LMP1的表达与EB病毒相关癌症的总生存率（Overall survival，OS）之间的关系，为进一步更合理地开发EBV靶向治疗癌症提供客观依据。

### （二）原始问题

LMP1的表达对EB病毒相关癌症生存率的影响？LMP1的表达在其临床预后中的价值？

### （三）问题转化和构建

依据“PICO”原则，对该研究问题进行转换：

P（Participants）：EB病毒相关癌症；

E（Exposure factor）：LMP1 阳性；

C（Comparison factor）：LMP1 阴性；

O（Outcome）：OS等预后指标。

## 二、研究方法

### （一）纳入/排除标准

该研究的纳入标准为：1. LMP1作为肿瘤的暴露因素；2. 结局指标是相关于不同LMP1表达的总生存率（Overall survival，OS）；3. 风险比（Hazard ratio，HR）及其95% CI在文中直接报给或提供有充分的数据可以计算该指标。排除标准为：基于相同人群发表的重复文献（纳入发表时间最新的文献）。

### （二）检索策略

依据纳入/排除标准制定检索策略。检索的电子数据库包括PubMed、Embase、Cochrane图书馆（Cochrane临床对照试验中心注册库），检索时限截至2015年5月。同时手工检索相关研究的参考文献、相关图书/著作，通过尽可能联系作者等途径补充检索相关文献。检索无语种限定。

主要检索词包括：

1. 相关于蛋白的检索词：LMP1，latent membrane protein 1；
2. 相关于EB病毒的检索词：EBV，Epstein-Barr virus；
3. 相关于肿瘤的检索词：cancer，tumor，neoplasm，carcinoma；
4. 相关于预后的检索词：survival，prognosis，prognostic factor等。

### （三）文献筛选与数据提取

由2位评价者（YPC and WNZ）首先浏览文献题名和摘要，对可能符合标准的文献获取原文。由2位评价员（YPC and WNZ）按照预先设计的资料提取表收集每个纳入研究的相关信息，内容包括作者、出版年代、国家、研究执行时期、肿瘤名称、研究设计类型、蛋白检测方法、蛋白临界值、样本量、LMP1状态（水平）（LMP1 status）、年龄中位数/均数、随访时间的中位数/均数、结局指标（OS或HR及95% CI）。

### （四）方法学质量评价

由2位评价者（YPC and WNZ），依据NOS量表评估纳入研究方法学质量。NOS包括8个评估条目，设计研究人群的选择、组间可比性和结果测量三方面，最高可评9分（或9颗“*”），本文判断纳入研究方法学质量评分≥7为高质量，得分<7分为低质量。

（五）统计分析方法

利用Stata 12.0（Stata Corporation, College Station, TX）软件对数据进行统计学处理。用HRs及其95% CI计算OS的合并效应量。HR>1反映LMP1阳性患者生存时间更短。以Z检验合并HR的效应量，$P<0.05$视为组间差异有统计学意义。$\chi^2$检验判断是否存在统计学异质性，用$I^2$评估异质性大小。分析异质性来源，确定异质性大小，选择使用固定效应模型或随机效应模型合并效应量。考虑基于不同人口学特征或其他混杂因素进行亚组分析。用Begg或Egger漏斗图评估可能存在的发表偏倚。

## 三、研究结果及结论

（一）文献筛选结果

本文初检793篇文献，最终纳入符合纳入标准的32个研究，文献筛选流程见图10-1。

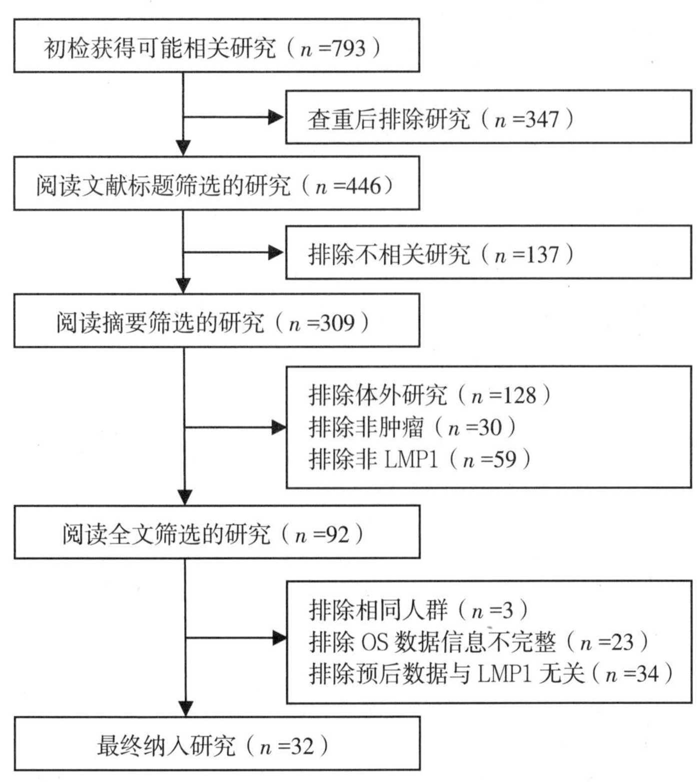


**图10-1　文献筛选流程图**

（二）纳入研究基本信息结果

纳入研究中分别有25%（8/32）、72%（23/32）和3%（1/32）的研究评估了鼻咽癌、淋巴瘤和胃癌。23个评估淋巴瘤的研究中，有9个是非霍奇金淋巴瘤，另14个评价的是霍奇金病。纳入研究中有3个是前瞻性队列研究，其余为回顾性队列研究。研究基本特征信息以表格形式呈现在原文中。有3752例分析了LMP1 status与疾病的预后关系，其中1464（39%）例为LMP1阳性。纳入的32个研究中，有30个研究通过免疫组织化学（Immunohistochemistry，IHC）的方法检测LMP1表达水平，另2个研究分别使用了聚合酶链反应（Polymerase Chain Reaction，PCR）和原位杂交（In Situ hybridization，ISH）的方法。纳入研究中有10（31%）个研究在欧洲和北美洲，20（62%）个研究在亚洲，1（3%）个研究在南美洲，1（3%）个研究在南非。详见表10-3。

**表10-3 纳入研究基本信息表**

| 第一作者姓名/发表年代 | 国家 | 研究时期 | Histology研究疾病 | 检测方法 | 蛋白临界值 | 研究对象数量(LMP1+/LMP1-) | 年龄中位数/平均年龄(范围) | 随访时间中位数/平均值(月) | 质量评分 | 总生存率的HR(95%) |
|---|---|---|---|---|---|---|---|---|---|---|
| NPC | | | | | | | | | | |
| Chen，2010 | 中国 | 1992—2002 | NPC | IHC | IRS，≥4 | 224（141/83） | 46(14～86) | | 8 | 2.06（1.16～3.64） |
| Hariwi-yanto，2010 | 印度尼西亚 | NA | NPC | IHC | H-score，>7 | 56（27/29） | (11～70)* | NA | 7 | 5.56（1.87～16.50） |
| Kitagawa，2013 | 日本 | 1998—2009 | NPC | IHC | 百分比≥10% | 74（35/39） | 中位数>50 | 45.24 | 7 | 1.26（0.69～2.28） |
| Li，2009 | 中国 | 1999—2003 | NPC | IHC | 染色强度百分比≥1 | 57（24/33） | 56.2（22～72） | 36 | 8 | 2.73（0.91～8.17） |
| Sarac，2001 | 土耳其 | 1979—1993 | Undif-ferent-iated NPC | IHC | 阳性：检测 | 35（10/25） | 35（5～71） | 66 | 7 | 2.82（0.88～8.98） |

续表10-3

| 第一作者姓名/发表年代 | 国家 | 研究时期 | Histology研究疾病 | 检测方法 | 蛋白临界值 | 研究对象数量（LMP1+/LMP1-） | 年龄中位数/平均年龄（范围） | 随访时间中位数/平均值（月） | 质量评分 | 总生存率的HR（95%） |
|---|---|---|---|---|---|---|---|---|---|---|
| Song，2007 | 中国 | 2001—2003 | NPC | IHC | 百分比≥10% | 50（25/25） | 50.24* | NA | 8 | 4.72（1.45～15.33） |
| Wang，2008 | 中国 | 1999—2003 | Non-keratin NPC | IHC | 百分比≥25% | 60（24/36） | 53（18～79） | 36-74 | 8 | 3.17（1.37～7.31） |
| Zhu，2004 | 中国 | 1990—1991 | Undif-ferent-iated NPC | IHC | 染色百分比≥1 | 60（39/21） | 38（13～65） | 56 | 8 | 2.80（1.30～6.04 |
| NHL | | | | | | | | | | |
| Cao，2008 | 中国 | 1994—2000 | ENKL | IHC | 百分比≥10% | 58（47/11） | 45.4（10～78） | 84 | 7 | 2.59（1.01～6.67） |
| Hirose，2006 | 日本 | 1980—2004 | PTCL | IHC | NA | 43（14/29） | 63（17～86） | 14 | 6 | 1.68（0.80～3.54） |
| Ishii，2007 | 日本 | 1990—2003 | ENKL | PCR | >40 copies/mL | 20（13/7） | 52.5（28～71） | 34 | 7 | 7.02（1.91～25.73） |
| Kane-mitsu，2012 | 日本 | 1996—2010 | ENKL | IHC | NA | 30（22/8） | 62（27～85） | 26.7 | 6 | 0.24（0.07～0.80） |
| Kuze，1996 | 日本 | 1983—1995 | BCL | IHC | NA | 17（6/11） | 60（35～82） | 12 | 5 | 0.85（0.19～3.82） |
| Paydas,2008 | 土耳其 | NA | NHL | IHC | NA | 138（20/118） | 51.6（16～82） | NA | 5 | 3.49（1.68～7.25） |

续表 10-3

| 第一作者姓名/发表年代 | 国家 | 研究时期 | Histology 研究疾病 | 检测方法 | 蛋白临界值 | 研究对象数量(LMP1+/LMP1-) | 年龄中位数/平均年龄(范围) | 随访时间中位数/平均值(月) | 质量评分 | 总生存率的HR(95%) |
|---|---|---|---|---|---|---|---|---|---|---|
| Xu,2009 | 中国 | 1995—2005 | ENKL | IHC | 染色强度百分比≥1 | 62 (30/32) | 41(13~79) | NA | 7 | 1.73 (0.86~3.46) |
| Yama-moto,1999 | 日本 | 1974—1994 | TCL | ISH | 肿瘤细胞 mRNA 阳性 | 25 (15/10) | NA | >36 | 7 | 3.80 (0.92~15.80) |
| Zhao,2005 | 中国 | 2000—2004 | ENKL | IHC | 阳性:检测 | 36 (6/30) | 40(16~71) | 17.7 | 7 | 1.28 (0.40~4.02) |
| HD | | | | | | | | | | |
| Clarke,2001 | 美国 | 1988—1994 | HL | IHC | NA | 78 (51/27)†‡ | (45~79)* | 73 | 6 | 3.00 (1.50~6.40) |
| Claviez,2005 | 德国奥地利 | 1990—2001 | HL | IHC | NA | 842 (263/579) | 13.7 (2.2~20.2) | 58.5 | 7 | 3.00 (1.22~7.39) |
| Dinand,2009 | 印度 | 1991—2004 | cHL | IHC | 百分比≥25% | 122 (113/9) | 8 (2~14) | 48 | 7 | 0.60 (0.10~4.90 |
| Enblad,1999 | 瑞典 | 1985—1988 | HL | IHC | NA | 117 (32/85) | 45(11~87) | 130 | 7 | 2.06 (0.71~6.00) |
| Engel,2000 | 南非 | NA | HL | IHC | NA | 36 (24/12)‡ | 8 (3~14) | 4-150 | 7 | 0.08 (0.02~0.45) |
| Glavina-Durdov,2001 | 克罗地亚 | 1980—1990 | HL | IHC | NA | 100 (26/74) | 40(13~84) | NA | 7 | 0.98 (0.42~2.32) |

续表 10-3

| 第一作者姓名/发表年代 | 国家 | 研究时期 | Histology研究疾病 | 检测方法 | 蛋白临界值 | 研究对象数量(LMP1+/LMP1-) | 年龄中位数/平均年龄(范围) | 随访时间中位数/平均值(月) | 质量评分 | 总生存率的HR(95%) |
|---|---|---|---|---|---|---|---|---|---|---|
| Herling, 2003 | 美国意大利希腊 | 1984—2000 | cHL | IHC | 阳性：检测 | 303（61/242） | 30* | 65 | 7 | 1.11（0.50～2.45） |
| Keresztes, 2005 | 匈牙利 | NA | HL | IHC | NA | 109（47/62） | 31（3～74） | 83 | 6 | 2.13（0.74～6.15） |
| Krugmann, 2003 | 奥地利 | 1974—1999 | cHL | IHC | NA | 119（31/88） | 37.6（14～83） | 122 | 7 | 0.96（0.39～2.33） |
| Morente, 1997 | 西班牙 | NA | HL | IHC | 阳性：检测 | 140（72/68） | 37.2（5～83） | 65 | 8 | 0.39（0.17～0.92） |
| Murray, 1999 | 英国 | 1992—1996 | HL | IHC | NA | 161（41/120） | 33(22～49) | 86 | 6 | 0.71（0.32～1.57） |
| Naresh, 2000 | 印度 | 1984—1988 | cHL | IHC | 百分比≥10% | 110（86/24）‡ | 22（4～61） | 57 | 6 | 0.26（0.08～0.88） |
| Quijano, 2004 | 哥伦比亚 | 1994—1998 | HL | IHC | NA | 57（32/25） | (3～83)* | 23.8 | 6 | 0.36（0.08～1.60） |
| Stark, 2002 | 英国 | 1991—1998 | HL | IHC | NA | 70（24/46） | (60～91)* | 62.5 | 8 | 3.12（1.36～7.11） |
| GC | | | | | | | | | | |
| Lee, 2004 | 韩国 | 1995—1996 | GC | IHC | 百分比≥10% | 343（63/280）‡ | 55* | 54 | 6 | 0.70（0.44～1.13） |

NA：不可用；

*：年龄的中位数/均数不可用；

‡：这些研究中的阳性/阴性病例指EBER-1经原位杂交检测阳性/阴性。Clarke，Engel，Naresh及Lee研究的EBER-1阳性病例中，通过免疫组化LMP1检测的阳性率分别是69%，90%，65%及93%。

（三）方法学质量评估结果

该系统评价报告了NOS评分结果，纳入的32个研究中有22（69%）个研究评价为高质量，另10（31%）个研究评估为低质量。

（四）Meta分析结果

LMP1高表达与EB病毒相关肿瘤的OS呈负相关的关系（*HR* = 1.51; 95% CI，1.13～2.03）。进一步的分析表明，LMP1的表达与鼻咽癌（*HR* = 2.48; 95% CI, 1.77～3.47）和NHL患者（*HR* = 1.83; 95% CI, 1.07～3.15）的OS呈负相关；而在HD患者（*HR* = 0.98; 95% CI, 0.60～1.62）或GC患者（*HR* = 0.70; 95% CI, 0.44～1.12）中，LMP1表达与OS相关性无统计学意义（图10-2）。亚组分析表明，年龄和地理因素似乎对LMP1表达在HD患者的预的临床结局产生了影响。

## 四、案例解析

（一）选题意义

LMP1表达在EB病毒相关癌症的预后中具有一定的临床意义，但LMP1表达在EB病毒相关癌症中的预后价值并不清楚。本系统评价旨在客观评价LMP1的表达与EB病毒相关癌症的总生存率之间的关系，为进一步能否开发EBV相关肿瘤的靶向治疗提供参考依据。

（二）研究质量

本研究报告依据PRISMA声明报告其研究结果，我们结合MOOSE声明分析该研究在题目、引言、方法、结果、讨论和结论等方面报告较为充分。本研究的研究问题、纳入/排除标准体现了PECO要素，检索了主要中英文数据库，包括PubMed、Embase和Cochrane Library，比较全面，检索时间截至2015年5月；但补充检索尚不充分，如未报告是否进行了手工检索、是否纳入灰色文献等信息。文献筛选和数据提取具有可重复性。提供了32篇纳入研究的参考文献，并描述了纳入研究详细的基本信息。本研究依据NOS对纳入研究进行方法学质量评价，描述了具体方法学质量评估的条目内容，并报告了纳入的32个研究每个条目的评估结果。数据处理部分亦给出了各测量指标的统计结果和森林图。依据不同EB病毒相关肿瘤及患者年龄、研究样本量、蛋白临界值、蛋白检测方法、随访时间等因素进行亚组分析，进行了合理的异质性分析，同时也探讨了纳入研究不同方法学质量对结果可能存在的影响。采用Begg和Egger法检测可能存在的发表偏倚的可能性。本研究报告受7个基金资助，分别列出基金名称和基金号，宣称无利益冲突。

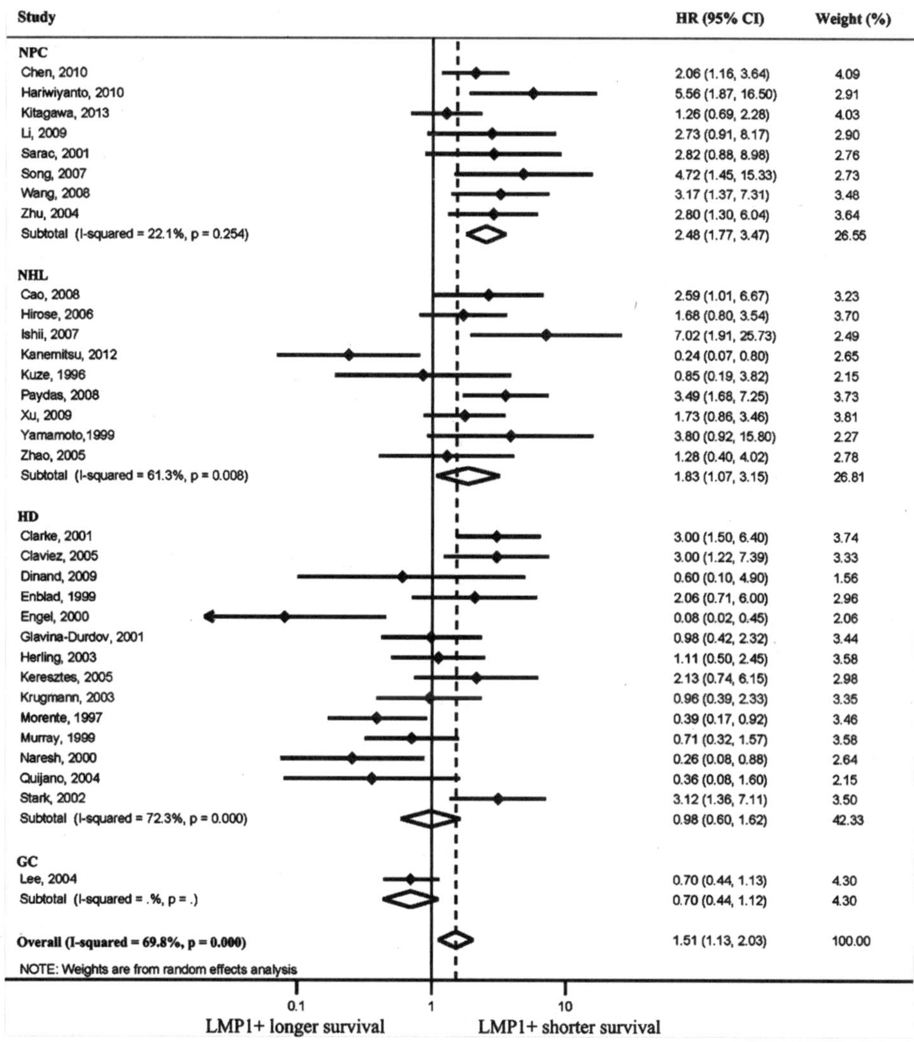


图10-2　LMP1表达与EB病毒相关肿瘤的OS关系的森林图

（三）存在的不足和建议

本研究按照Meta分析方法和步骤开展研究，并依据PRISMA声明报告研究结果。本研究存在的不足和建议如下：

1. 未说明是否存在前期研究方案相关信息。建议：可以附件或参考文献（如已发表）形式提供前期研究方案信息，最好能在国际化前瞻性系统评价注册平台（International prospective register of systematic reviews, PROSPERO）注册。

2. 纳入标准和排除标准：未阐述纳入的研究设计类型及其选择依据。建议：蛋白表达系统评价通常讨论蛋白表达在某疾病病因、诊断和预后中的应用，应根据不同研究内容和目的确定纳入研究类型，如预后研究可考虑纳入队列研究和病例-对照研究。

3. 文献检索：未检索在研数据库，未检索会议文献，未提供数据库详细检索策略。建议：除电子数据库外，应进行补充检索，包括查询已有文献的参考文献、相关会议文献、灰色文献等以提高查全率。

（刘雅莉　李朝霞）

## 参考文献

1. Trock B J, Leonessa F, Clarke R. Multidrug resistance in breast cancer： a meta-analysis of MDR1/gp170 expression and its possible functional significance[J]. J Natl Cancer Inst, 1997, 89（13）：917-931.

2. 王小利, 张春梅, 施侣元, 等. p53基因突变和蛋白表达改变在食管癌预后作用中的Meta分析[J]. 中华流行病学杂志, 2004（9）：41-46.

3. Altman D G. Systematic reviews of evaluations of prognostic variables[J]. BMJ, 2001, 323：224-228.

4. Altman D G, Lyman G H. Methodological challenges in the evaluation of prognostic factors in breast cancer[J]. Breast Cancer Res Treat, 1998, 52：289-303.

5. Wao H, Mhaskar R, Kumar A, et al. Survival of patients with non-small cell lung cancer without treatment： a systematic review and meta-analysis[J]. Syst Rev, 2013, 4（2）：10. doi： 10.1186/2046-4053-2-10.

6. 侯文群, 杨小敏, 张胜. P53蛋白在鼻咽癌中表达的Meta分析[J]. 中国循证医学杂志, 2016, 16（9）： 1040-1046.

7. Department of Clinical Epidemiology and Biostatistics, McMaster University Health Sciences Centre. How to read clinical journals：Ⅲ. To learn the clinical course and prognosis of disease[J]. Can Med Assoc J, 1981,124（7）： 869-872.

8. Laupacis A, Wells G, Richardson W S, et al. Users’ guides to the medical literature. V. How to use an article about prognosis. Evidence-Based Medicine Working Group[J]. Journal of the American Medical Association, 1994, 272（3）: 234-237.

9. Hayden J A, Cote P, Bombardier C. Evaluation of the quality of prognosis studies in systematic reviews[J]. Ann Intern Med, 2006, 144（6）：427-437.

10. Stang A. Critical evaluation of the Newcastle-Ottawa scale for the assessment of the quality of nonrandomized studies in meta-analyses[J]. Eur J Epidemiol, 2010, 25（9）：603-605.

11. Higgins J P T, Green S. Cochrane Handbook for Systematic Reviews of Interventions[M]. Version 5.1.0. The Cochrane Collaboration, 2011.

12. Parmar M K, Machin D. Survival analysis： a practical approach[M]. New York：John Wiley & Sons, 1995.

13. Stroup D F, Berlin J A, Morton S C, et al. Meta-analysis of observational studies in epidemiology： a proposal for reporting. Meta-analysis of Observational Studies in Epidemiology （MOOSE） group[J]. JAMA, 2000, 283： 2008-2012.

14. Chen Y P, Zhang W N, Chen L, et al. Effect of latent membrane protein 1 expression on overall survival in Epstein-Barr virus-associated cancers： a literature-based meta-analysis[J]. Oncotarget, 2015, 6（30）：29311-29323.

15. 崔晓飞. LMP1和Siah1在鼻咽癌组织中的表达情况及其预后和相关性分析[D]. 福州：福建医科大学, 2015.

16. Tsao S W, Tramoutanis G, Dawson C W, et al. The significance of LMP1 expression in nasopharyngeal carcinoma[J]. Seminars in cancer biology, 2002, 12（6）：473-487.

# 第十一章　生物活性物质制备类系统评价/Meta分析

## 第一节　生物活性基础类研究概述

近年来，西医药源性疾病、药品毒副作用及耐药性日益凸现，而以自然疗法、顺势疗法为代表的传统医药在防治疾病上的应用越来越受到关注与认可。据世界卫生组织（World Health Organization, WHO）统计，目前全世界约有40亿人使用中草药防治疾病。2007年2月，美国食品药品管理局（FDA）发布了《补充和替代医学产品及FDA管理指南》（Guidance for Industry on Complementary and Alternative Medicine Products and Their Regulation by the Food and Drug Administration），承认中医药学与西方主流医学同等，是一门有完整理论和实践体系的独立科学体系，而不仅仅是对西方主流医学的补充。2016年2月我国发布《中医药发展战略规划纲要（2016—2030年）》，进一步明确未来十五年我国中医药发展方向和工作重点，促进中医药事业健康发展。社会经济飞速发展，研发环境、条件及能力极大地提升，各国不断增加对传统医药、天然药物及生态药物的研发投入，传统医药及天然药物资源、生物活性物质及其衍生物成为新药研发竞争热点。全球范围内拥有丰富植物、微生物、微藻类、海洋动植物及矿物资源。近250000种植物、6000种细菌、1500000种真菌和1500000种海藻等成为药物研发重要资源。我国共有12819种中药资源（其中11146种植物药、1581种动物药、12类矿物药）及丰富多样的中药复方。因此，如何充分利用我国优势研究和开发新药，实现以“仿制”为主迈向以“创新”为主的新药研发战略跨越，是摆在国人面前的严峻课题。现代分子生物学及药理学理论，活性物质分离、纯化、鉴定及活性检测技术的飞速发展，极大地提高了从天然植物中发现新单体、新活性成分的速度与效率。然而，复杂的天然药用资源及中药体系，物种繁多，分布地域、药物成分、分子结构、分离纯化及鉴定技术复杂多样等增加了生物活性物质筛选假阳性或假阴性，浪费资源及成本。因此，如何克服混杂、增加筛选命中率、降低资源及成本消耗成为当前首要解决的问题。

近年来世界各国天然药物研发竞争激烈，耗费了巨资，产出了海量成果。然而，传统文献综述难以驾驭海量信息，存在研究质量参差不齐、结局稳定性差、假阳/阴性高等问题。因此，如何系统挖掘、科学评价现存研究成果，富集高质量证据，构建科学、有效、经济的药物筛选证据体系，促进成果高效转化，优化研究立项、管理及投资等成为当前的重要问题。系统评价是指全面收集所有相关研究并逐个进行严格评价和分析，再用定量或定性合成的方法对资料进行统计处理，从而得出综合结论。其优势在于系统、全面地采集相关研究成果、具有完备的研究质量评价体系，能定性或定量地整合研究结果，其流程严格、可重复好，结论可靠，被广泛应用于医学、药学、教育、管理及心理学等领域。近年来，不少研究机构借鉴循证科学理论及技术，构建新型复合式系统评价，从临床、动物及体外研究三个层面，充分利用现有海量研究成果，全面系统地挖掘糖尿病、心血管疾病系统、呼吸系统疾病、消化系统疾病、精神疾病、肝脏疾病、风湿性疾病、抗癌、抗细菌及病毒、抗寄生虫、外伤及抗炎等领域的药用植物、食物资源及生物活性成分，挖掘并评估药物资源及生物活性成分的有效性，并揭示其机制，取得了良好效应。此类系统评价具有显著的地域性，当前研究机构主要来自伊朗、非洲、巴西、墨西哥、韩国及中国等国家和地区。常以本土药用植物资源为研究主题，探索糖尿病、抗癌等领域的药用植物资源及生物活性物质，或揭示中药方剂重要组分及主要活性成分。研究方法主要采用复合式系统评价，具有完整的检索及筛选策略，纳入体外、动物及临床研究，详细提取药用植物（方剂）及分离、纯化、鉴定及活性检测技术特征，体外、动物模型及临床研究特征，成分结构、疗效、生物活性及机制相关数据。采用可视化、表格化分类描述研究结果，一体化整合与讨论研究结局指标，研究报告高度展示循证科学的综合解决复杂问题的理念。但大部分研究报告尚存在诸多不足，主要表现为未能清楚地报告系统评价的方法学要点；对纳入的研究，尤其是体外及动物研究缺乏严格的质量评价；仅个别研究报告SYRCLE偏倚风险评价工具（SYRCLE’s Risk of Bias Tool for Animal Studies）评价动物研究设计的偏倚风险；少数机构按照PRISMA清单（Preferred Reporting Items for Systematic Reviews and Meta-analysis）标准制作系统评价或在PROSPERO（The International Prospective Register of Systematic Review Protocols for Clinical Studies）上注册该系统评价研究。因此，到目前为止尚缺乏规范、科学理性的研究流程与报告体系。

## 第二节　生物活性物质制备类研究设计及常见偏倚

生物活性物质制备研究包括生物活性物质分离、纯化及鉴定研究及生物活性检测验证性研究。分离、纯化及鉴定为体外研究，即利用人体血液、动物、植物、微生物、藻类及海洋生物等资源，采用物理、化学或生物工程技术分离、纯化及分子结构鉴定并获取生物活性物质。常见偏倚风险因素主要来源于物种种类、分布地域，分离、纯化及鉴定技术条件及操作的多样性。尤其是天然植物及中药体系，其物种分类（门、纲、目、科、属、种及株）、地域及气候特征、药物成分及结构高度复杂，中药炮制（预处理）、药物成分分离、纯化及鉴定技术等复杂多样，增加筛选假阳性或假阴性结果，增加研发成本，浪费或忽视资源，降低筛选效率。

生物活性检测验证性研究包括体外细胞（或细菌）、动物及临床研究。通常采用生物活性物质（提取物）、天然食物、中药汤剂或复方制剂等为干预措施；以病理细胞或细菌、动物模型及患者为研究对象；采用正常对照、阳性或阴性对照实验，随机对照试验，病例对照及队列研究，予以验证。其常见偏倚除前面章节中论述的偏倚风险因素外，则须充分考虑上述活性物质制备相关偏倚风险因素。尤其是在提取物及中药汤剂的动物及临床论证中，得充分考虑药材种类、地域、汤剂制作程序、分离及纯化技术等要素，最大限度地弱化假阳性或识别假阴性结果。

## 第三节　生物活性物质制备类系统评价/Meta分析制作步骤

依据既往生物活性物质相关系统评价研究报告，分析其特征，发现此类系统评价除具有体外、动物及临床研究系统评价基本特征外，尚具有高度复杂性及复合性特征，其主要表现如下：以疾病角度立项，挖掘疾病防治相关药用植物，例如伊朗地区糖尿病、抗癌、抗感染等药用植物研究，此类研究系统剖析糖尿病、癌症、感染疾病等相关药物植物的种类、活性物质及其有效性与机制。其次，基于具体中药方剂立项，揭示中药方剂治疗疾病的疗效及安全性，同时系统分析中药方剂组分及重要活性成分。最后，基于单一中药立项，挖掘其相关活性物质及机制。

总体而言，此类型系统评价的核心目的是挖掘疾病防治药用资源、活性成分及其有效性与机制，为深入研发提供基础及临床研究证据。而且，研究团队组成人员最好熟悉药用资源分类、分布及相关术语，熟悉中医药、基础及临床研究设计及相关方法学偏倚风险，尤其是分离、纯化、鉴定及检测性技术性偏倚风险；熟悉药物属地（地区及国家）药用资源数据库，并具有一定的综合归纳能力。

## 一、选题

问题的提出和构建是开展科学研究的第一步，活性物质制备类系统评价/Meta分析亦不例外。类似于基于临床试验的系统评价/Meta分析需用PICO（Participants, Intervention, Comparisons, Outcomes）4要素来结构化研究问题，生物活性物质制备类系统评价/Meta分析研究问题需包含以下5个方面的核心要素：

1. 感兴趣的疾病（Disease of Interest）；

2. 研究对象（Participate）：可包括动物（近交系动物、封闭群动物等）、病理细胞（细胞系及株等）；

3. 干预措施/暴露因素（Intervention/Exposure）：药用植物（药用部位），食物，中药方剂，提取物及纯化物；

4. 对照措施（Comparisons）；正常、阳性及阴性对照；

5. 结局测量指标（Outcome）：可包括临床疗效，安全性，生物活性及机制指标。

我们以“Ibrahim M A, Mohammed A, Isah M B, Aliyu A B, et al. Anti-trypanosomal activity of African medicinal plants: a review update. J Ethnopharmacol, 2014, 154(1): 26-54.”为例，解释如何转化和构建科学问题。该研究欲探讨非洲药用植物的抗锥虫活性如何。

针对这一问题，按以上原则对问题进行结构化：

1. 感兴趣的疾病/健康问题：锥虫感染；

2. 动物及锥虫类型：不限制动物种属及锥虫类型；

3. 干预措施：药用植物，不限制药用植物部位及分布地区；

4.对照措施：阳性或阴性对照；

5.结局测量指标：主要结局指标包括50%抑制浓度（$IC_{50}$）或最低抑菌浓度（Minimum Inhibitory Concentration, MIC）等。

## 二、纳入/排除标准的制定

（一）研究类型（Study Design）

研究设计可包括体外、动物及临床研究，依据研究目的选择单一研究，如体外实验、动物实验等，或者多种研究设计方案均纳入。

（二）研究对象（Participants）

研究对象可以包括病理细胞（细胞系，细胞株）、动物模型（近交系动物、封闭群动物等）和/或患者（疾病名，病理及临床分型），需要根据课题的具体目的和范围加以确定。

（三）干预措施（Interventions）和对照措施（Comparisons）

干预措施可包括药用植物（科学名及拉丁名）、食物、中药方剂、提取物及纯化物等，若是药物植物，还需要进一步说明使用部位、方式、用量等；对照组可包括正常、阳性及阴性对照。

（四）研究结局指标（Outcomes）

主要结局指标包括临床疗效及安全性指标，体外及动物体内活性指标；次要指标包括中药方剂及组分构成比（君、臣、佐及使），提取物及纯化物（提取、纯化技术特征）；物质结构、分子式及其体外及动物体内机制性指标。

## 三、文献检索与筛选

（一）文献检索

1.数据来源

对生物活性物质制备类系统评价/Meta分析研究而言，其文献检索数据库首先考虑全球性数据库（包括PubMed/Mediline、Embase、Science Direct、Web of Science）以及一些搜索引擎及平台（包括Trip Medical Database、Scirus、Google Scholar 和 Scopus等），还需要考虑地区及国家层面的数据库，如中文数据库（包括CNKI、万方、维普及CBM）、伊朗数据库[包括Magiran（http://www.magiran.com）、SID（https://www.sid.org）及Iran Medex（http://www.barakatkns.com）]、韩国及日本等发表文献数据库。

对于在研研究，还需要检索全球临床研究注册数据库。此外，对于一些特殊专题，还需要考虑专业数据库，如中国中医药数据库检索系统及相关国家天然药物专业数据库等，以及专业国家药典及食谱信息资源。

此外，依据研究目的纳入语种，如研究植物分布在阿拉伯地区，则考虑波斯文，如研究植物分布在非洲，则纳入法语及西班牙语等语种。

2. 检索词及检索式

对生物活性物质制备类系统评价/Meta分析研究而言，其检索词和检索式制定的基本原则与传统系统评价/Meta分析类似。但需要注意的是，对于检索词的确定，除常规要求外，建议补充生物资源的科学名、拉丁名及俗称，中药组分药物的科学名、拉丁名等。

（二）文献筛选

对生物活性物质制备类系统评价/Meta分析研究而言，文献筛选全过程及方法与传统系统评价/Meta分析并无明显差异，可参见第二章相关内容。

## 四、偏倚风险评价

对生物活性物质制备类系统评价/Meta分析而言，其纳入研究可涵盖体外实验、动物研究和/或临床研究等。因此，根据纳入原始研究类型的不同，需要采用不同的偏倚风险评估工具。例如，纳入动物实验可以参见SYRCLE动物实验风险评估工具（具体请参见第7章相关内容），纳入体外实验可参考第八章相关内容等。

## 五、资料提取

与传统系统评价/Meta分析类似，生物活性物质制备类系统评价/Meta分析的资料提取，可依据研究目的、纳入研究特征，按照PICO原则设计资料提取表格，严格实施盲法，规范提取研究数据。

具体内容可包括：

1. 研究基本情况：作者、发表时间、发表国家、地区及参考文献。

2. 研究对象：病理及正常细胞，包括类型、名称及细胞；动物模型，包括名称、动物品种（近交系或封闭群）、动物模型制作技术及相关指标；疾病，包括病理分型及分期及人口学特征等。

3. 试验组干预措施：药物名称，包括科学名、通俗名及拉丁名；活性部位，包括叶子、果实、根及茎等；提取物，包括乙醇萃取物、水醇浸膏及水提物等；分离、纯化及鉴定等关键技术指标；中药方剂，包括名称及组分；活性物质，包括分子式及结构式；干预措施，包括剂量、用药时间及疗程（用药周期）。对照组干预措施：阳性对照、阴性对照及正常对照或安慰剂。

4.研究结局指标：依据研究目的界定主要指标与次要指标；指标包括提取药物名称、药用部位、活性物质的质谱、分子式及结构式；活性成分分离、纯化及鉴定技术特征；体外及动物体内活性指标；方剂组分、活性物质及质谱；体外及动物研究机制类指标；临床治疗疗效及安全性指标。

5.纳入研究设计：体外研究；动物研究；临床研究设计，包括随机对照试验及非随机对照试验。

## 六、数据整合

依据提取数据特征，采用Meta分析方法整合数据，或进行描述性评价。

1.资源空间整合：依据生物资源科学名、拉丁名及分布地域，合成为资源分布图谱。

2.植物有效活性成分：以某植物为线，采用表格化或可视化清晰描述有效成分的植物部位、活性成分、分离纯化与鉴定技术及地域分布特征。

3.体外活性及机制：按照PICO原则，描述体外活性，依据不同病理生理机制整合相关机制特征。

4.动物体内活性及机制：依据纳入类型的动物品种及属性，采用描述性或Meta分析整合体内活性数据；按照不同病理生理机制整合体内机制。

由于生物活性物质制备类系统评价/Meta分析纳入研究种类复杂，研究主题多样，研究间异质性大，研究结局指标复杂多样，尤其是机制指标体系。因此，数据整合过程中应遵循求大同、存小异的原则，依据不同研究目的，设计研究逻辑，选择从不同层面及角度，系统地整理研究成果及发掘当前研究不足；在资源分布特征、分离纯化及鉴定技术、活性物质结构、体外与体内活性及机制、临床疗效及安全性等层面做出科学理性的判断，为天然药物研究成果快速转化及深入研发提供科学、理性的证据。

## 七、结果呈现

借鉴经典系统评价的结果报告特征，结合此类系统评价特殊性，其结果需要呈现以下内容：

1.检索及筛选结果。

2.纳入研究基本特征，主要报告研究数量、类型；体外细胞模型及动物模型特征；研究疾病含病理类型、分期及人口学特征；纳入研究设计；干预措施包括药用植物及方剂种类，活性物质及分子式；干预剂量、时间及疗程；主要及次要指标。

3.纳入研究偏倚风险特征：分类描述体外研究、动物研究及临床研究的偏倚风险特征。

4.药用资源地域分布特征，可视化描述资源种类（科学名及拉丁名）地域分布特征。

5.主要活性成分分离纯化及鉴定技术特征。

6.中药方剂组分及主要活性成分（包括质谱、分子式及分子结构式）。

7.动物模型制作特征。

8.体外、体内活性及相关机制特征。

9.临床有效性及安全性。

10.发表偏倚及敏感性分析结果。

## 八、讨论

依据经典系统评价，本部分主要报告纳入研究概述，归纳、整理主要研究结果，系统分析纳入研究偏倚风险特征及与研究结果的相关关系，综合形成科学、理性的研究结论。此类系统评价相关生物资源及纳入研究高度复杂。生物资源复杂性主要体现为物种及分布地域的多样性，因此，建议整理研究结果时，注意物种的分布地域特征及其生物活性物质特殊性的讨论。纳入研究类型的复杂性决定不同层面结果间具有特殊的逻辑关系，而非单一层面研究结果。其逻辑关系主要体现为体外研究—动物研究—临床研究；原始资源—提取物—纯化物；中医药方剂—药物组分—活性物质；临床疗效及安全性—动物体内活性及机制—体外活性及机制。复杂的逻辑特征决定此类系统评价讨论部分具有高度的复杂性及艺术性。因此建议撰写讨论部分时应依据研究主题及特征，选择科学、合理的研究逻辑，阐述研究结果与纳入研究风险偏倚相关关系，从不同层面系统归纳、整理研究结果，合理参考间接证据（重要参考文献），最终形成科学且理性的研究结论。

鉴于此类系统评价的特殊性，研究不足的分析，除分析经典的语种偏倚、研究设计偏倚风险、样本量小及缺乏重要评价指标等不足外，建议分析资源地域特征、预处理、生物活性物质分离纯化及鉴定技术等缺陷的分析。此外，讨论中有必要提出未来临床转化及深度研发立项的突破点或研究方向。

# 第四节　生物活性物质制备类系统评价/Meta分析实例分析

引用文献：Rashidi A A, Mirhashemi S M, Taghizadeh M, et al. Iranian medicinal plants for diabetes mellitus: a systematic review. Pak J Biol Sci, 2013, 16 (9): 401-411.

## 一、研究背景与目的

在伊朗传统医学中，草药具有重要的抗糖尿病活性。迄今为止，超过400种植物具有抗糖尿病价值，植物药成为伊朗人治疗糖尿病常用药。遗憾的是，尚缺乏充分证据证实不同药用植物的降糖活性。因此，本研究以伊朗地区糖尿病为研究对象，探索降糖药用植物及主要活性成分，为促进临床转化及深入研发立项提供证据。

## 二、研究方法

### （一）检索策略

采用检索词“diabetes，hyperglycemin，plants，herb，traditional and herbal medicine”系统检索Medline、Science Direct、Embase、Scopus、Web of Science、Cochrane Library Database、Ebsco和Google Scholar等数据库及检索平台，辅助采用溯源法通过参考文献查询部分文献。糖尿病药用植物丰富多样，但该研究并未采用详细具体的药用植物及其科学名和拉丁名检索。

### （二）纳入与排除标准

该系统评价纳入动物研究及临床随机对照试验。

### （三）文献筛选及质量评价

该研究报告2名评价员独立筛选并提取评估纳入研究质量，方法学质量评价标准采用Jadad标准。

### （四）数据整合方法

该研究未描述纳入研究数据的定量或定性分析方法。

## 三、研究结果及结论

研究报告了筛选结果，但未报告检索结果及筛选流程，未报告纳入研究设计的偏倚风险特征。采用系列表格详细地描述了纳入研究基本特征包括植物（科学名），参考文献，动物模型，阴性或阳性对照；干预剂量及时间，结局指标（降糖效果）。按照药用植物分类整合描述分析不同药用植物的降糖效果；研究报告 loe vera，Citrullus colocynthus，Plantago ovata，Silybum marianum，Rheum ribes 和 Urtica dioica 等药用植物具有良好的降糖效果。但对药用植物的科学名、药用部位（叶子、果实、根、茎），分离纯化技术如乙醇萃取物（ethanolic extract）、水醇浸膏（hydroalcoholic extract）及水提物（fruit aqueous extract）等描述不足，未能探索相关活性成分。

## 四、案例解析

### （一）存在不足

1. 检索策略中并未采用详细具体的药用植物及其科学名和拉丁名检索，未检索伊朗本土数据库，存在检索偏倚。

2. 该研究仅纳入英语文献而忽略波斯文文献，而存在选择偏倚。

3. 该研究纳入临床随机对照试验和动物实验，但并未采用国际公认的Cochrane随机对照试验偏倚风险评估工具对纳入临床随机对照试验的偏倚风险进行评价，同时未评估所纳入的动物实验的偏倚风险。

4. 未清楚描述纳入数据的定性及定量分析方法。

5. 研究结果部分对药用植物的科学名、药用部位（叶子、果实、根、茎），分离纯化技术及水提物等描述不足，未能探索相关活性成分。

### （二）核心亮点

该研究依据临床随机对照试验和动物研究，系统评价伊朗本土药物植物及提取物的降糖效果，挖掘降糖药用植物及提取物，对食疗及药物植物深入研发具有重要价值。但此类系统评价尚处于成长期，既往系统评价尽管存在或多或少的缺陷或不足，但已清楚地展示系统评价解决复杂问题的魅力，相关研究领域甚广，献此文以供借鉴。

（肖政　汪成琼　谭州科）

## 参考文献

1. 张方, 王雷. 中国传统医药及其在医疗体系中发挥作用的探讨[J]. 临床药物治疗杂志, 2009, 7（2）: 4-8; 28.

2. 邹大光, 潘卫三. 传统中药产业发展影响因素研究和理论分析[J]. 中国药事, 2012, 26（3）: 221-223.

3. 诸国本. 民族医药文献发掘整理现状及对策研究[J]. 中国民族医药杂志, 2012, 18（1）: 1-5.

4. 袁丽, 杨悦. 国际创新药物研发现状及未来发展趋势[J]. 中国新药杂志, 2013, 22（18）: 2120-2125.

5. 赵昱, 胡季强. 天然药物研究开发的未来发展趋势[J]. 浙江大学学报（医学版）, 2002, 31（6）: 479-482, 487.

6. Julian R K, Higgs R E, Gygi J D, et al. A method for quantitatively differentiating crude natural extracts using high-performance liquid chromatography-electrospray mass spectrometry[J]. Anal Chem, 1998, 70（15）: 3249-3254.

7. Rashidi A A, Mirhashemi S M, Taghizadeh M, et al. Iranian medicinal plants for diabetes mellitus: a systematic review[J]. Pak J Biol Sci, 2013, 16（9）: 401-411.

8. Kooti W, Farokhipour M, Asadzadeh Z, et al. The role of medicinal plants in the treatment of diabetes: a systematic review[J]. Electron Physician, 2016, 8（1）: 1832-1842.

9. Rouhi-Boroujeni H, Heidarian E, Deris F, et al. Medicinal Plants with Multiple Effects on Cardiovascular Diseases: A Systematic Review[J]. Curr Pharm Des, 2017, 23（7）: 999-1015.

10. Lopes L C, Silva M C, Motta C B, et al. Brazilian medicinal plants to treat upper respiratory tract and bronchial illness: systematic review and meta-analyses-study protocol[J]. BMJ Open, 2014, 4（7）: e005267.

11. Rawat P, Singh P K, Kumar V. Evidence based traditional anti-diarrheal medicinal plants and their phytocompounds[J]. Biomedicine & Pharmacotherapy, 2017, 96: 37-39.

12. Lopez-Rubalcava C, Estrada-Camarena E. Mexican medicinal plants with anxiolytic or antidepressant activity: Focus on preclinical research[J]. J Ethnopharmacol, 2016, 186: 377-391.

13. 李娜, 李海玲, 郝立然, 等. 复方中药治疗慢性病毒性肝炎肝纤维化的Meta分析和重要的组分及有效成分[J]. 临床医药实践, 2012, 21（6）: 407-416.

14. Daily J W, Zhang T, Cao S, et al. Efficacy and Safety of GuiZhi-ShaoYao-ZhiMu Decoction for Treating Rheumatoid Arthritis: A Systematic Review and Meta-Analysis of Randomized Clinical Trials[J]. J Altern Complement Med, 2017, 23

（10）：756–770.

15. Asadi–Samani M, Kooti W, Aslani E, et al. A Systematic Review of Iran's Medicinal Plants with Anticancer Effects[J]. J Evid Based Complementary Altern Med, 2016, 21（2）：143–153.

16. Alves–Silva J M, Romane A, Efferth T, et al. North African Medicinal Plants Traditionally Used in Cancer Therapy[J]. Front Pharmacol, 2017, 8: 383.

17. Gandhi G R, Barreto P G, Lima B D, et al. Medicinal plants and natural molecules with in vitro and in vivo activity against rotavirus: A systematic review[J]. Phytomedicine, 2016, 23（14）：1830–1842.

18. Tsouh F P V, Nyarko A K, Appiah–Opong R, et al. Ethnopharmacological reports on anti–Buruli ulcer medicinal plants in three West African countries[J]. J Ethnopharmacol, 2015, 172: 297–311.

19. Alebie G, Urga B, Worku A. Systematic review on traditional medicinal plants used for the treatment of malaria in Ethiopia: trends and perspectives[J]. Malar J, 2017, 16（1）：307.

20. Lemma M T, Ahmed A M, Elhady M T, et al. Medicinal plants for in vitro antiplasmodial activities: A systematic review of literature[J]. Parasitol Int, 2017, 66（6）：713–720.

21. Ibrahim M A, Mohammed A, Isah M B, et al. Anti–trypanosomal activity of African medicinal plants: a review update[J]. J Ethnopharmacol, 2014, 154（1）：26–54.

22. Bahramsoltani R, Farzaei M H, Rahimi R. Medicinal plants and their natural components as future drugs for the treatment of burn wounds: an integrative review[J]. Arch Dermatol Res, 2014, 306（7）：601–617.

23. Shirbeigi L, Mohebbi M, Karami S, et al. The Role of Nutrition and Edible Medicinal Plants in the Treatment of Chronic Wounds Based on the Principles of Iranian Traditional Medicine[J]. Iran J Med Sci, 2016, 41（3）：S72.

24. Yang R, Yuan B C, Ma Y S, et al. The anti–inflammatory activity of licorice, a widely used Chinese herb[J]. Pharm Biol, 2017, 55（1）：5–18.

25. Hooijmans C R, Rovers M M, de Vries R B, et al. SYRCLE's risk of bias tool for animal studies[J]. BMC Med Res Methodol, 2014, 14: 43.

26. Senthilkumar R, Chen B A, Cai X H, et al. Anticancer and multidrug–

resistance reversing potential of traditional medicinal plants and their bioactive compounds in leukemia cell lines[J]. Chin J Nat Med, 2014, 12（12）: 881–894.

27. Ryuk J A, Lixia M, Cao S, et al. Efficacy and safety of Gegen Qinlian decoction for normalizing hyperglycemia in diabetic patients: A systematic review and meta-analysis of randomized clinical trials[J]. Complement Ther Med, 2017, 33: 6–13.

# 第十二章　GRADE在基础医学领域系统评价/Meta分析中的应用

## 第一节　GRADE的基本概念与原理

### 一、GRADE的基本概念

#### （一）证据及证据质量的概念

证据的本质可以概括为一句话，即“证据是最接近事实本身的一种信息”。Cochrane协作网创建人Iain Chalmers和前牛津大学循证医学中心主任Paul Glasziou教授在2010年的研究中发现，全世界每年仅随机对照试验就发表27000余个，系统评价4000余个，其他观察性研究、动物研究和体外研究的数量更为庞大。因此，判断这些证据的好坏，并遴选出高质量证据，将其转化为推荐意见进而促进临床实践是关键。对证据质量进行评价与定义则是第一步。2004年，由包括WHO在内的19个国家和国际组织60多名循证医学专家、指南制订专家、医务工作者和期刊编辑等共同创建的GRADE工作组（Grades of Recommendations Assessment, Development and Evaluation Group, GRADE group）正式推出了一套国际统一的证据质量分级和推荐强度系统，正式命名为推荐分级的评估、制定与评价系统（Grades of Recommendations Assessment, Development and Evaluation），简称GRADE系统。目前包括WHO和Cochrane协作网在内的100多个国际组织、协会和学会已经采纳GRADE标准，成为证据与推荐分级发展史上的里程碑事件。

#### （二）GRADE的概念

GRADE系统清楚阐述了证据质量和推荐强度的概念。证据质量指对观察值的真实性有多大的把握。推荐强度是指指南使用者遵守推荐意见对目标人群产生的利弊程度有多大把握。其中“利”包括降低发病率和病死率，提高生活质量和减少资源消耗等，"弊"包括增加发病率和病死率、降低生活质量或增加资源消耗等。证据质量分为高、中、低、极低四个等级；推荐强度分为强、弱两个等级，具体描述见表12-1。

**表12-1 证据质量与推荐强度分级**

| 证据质量分级 | 具体描述 |
|---|---|
| 高(A) | 非常有把握观察值接近真实值 |
| 中(B) | 对观察值有中等把握:观察值有可能接近真实值,但也有可能差别很大 |
| 低(C) | 对观察值的把握有限:观察值可能与真实值有很大差别 |
| 极低(D) | 对观察值几乎没有把握:观察值与真实值可能有极大差别 |
| 推荐强度分级 | 具体描述 |
| 强(1) | 明确显示干预措施利大于弊或弊大于利 |
| 弱(2) | 利弊不确定或无论质量高低的证据均显示利弊相当 |

从GRADE系统对证据质量和推荐强度的定义可以看出，该系统的方法学特征在于以下几个方面：

1.明确界定了证据质量和推荐强度的定义及其区别；

2.明确指出对证据质量的评估是对报告了重要临床结局指标的证据体的评估，而非对一个系统评价或临床试验的评估；

3.明确定义了不同级别证据的升级与降级标准；

4.使证据到推荐的过程更加公开透明；

5.同时考虑到偏好与价值观在推荐中的作用；

6.就推荐意见的强弱，分别从临床医生、患者、政策制定者角度作了明确、实用的诠释；

7.适用于制作系统评价、卫生技术评估及医学实践指南。

## 二、影响证据质量和推荐强度的因素

### （一）影响证据质量的因素

GRADE对证据质量的判断始于研究设计。一般情况下，没有严重缺陷的随机对照试验的证据起始质量为高（即A级），但有5个因素可降低其质量。没有明显优势的观察性研究的证据起始质量为低（即C级），但有3个因素可升高其质量。

1.随机对照试验

就随机对照试验而言，5个可能的降级因素及其解释见表12-2。

**表12-2　随机对照实验降级因素及其解释**

| 降级因素 | 解释 |
| --- | --- |
| 偏倚风险 | 未正确随机分组;未进行分配方案的隐藏;未实施盲法(特别是当结局指标为主观性指标,其评估易受主观影响时);研究对象失访过多,未进行意向性分析;选择性报告结果(尤其是仅报告观察到的阳性结果);发现有疗效后研究提前终止。 |
| 不一致性 | 如不同研究间存在大相径庭的结果,又没有合理地解释原因,可能意味着其疗效在不同情况下确实存在差异。差异可能源于人群(如药物在重症患者中的疗效可能更显著)、干预措施(如较高药物剂量的效果更显著)或结局指标(如随时间推移疗效减小)的不同。当结果存在不一致性而研究者未能意识到并给出合理解释时,需降低证据质量。 |
| 间接性 | 间接性可分两类:一是比较两种干预措施的疗效时,没有单独的研究直接比较二者的随机对照试验,但可能存在每种干预与安慰剂比较的多个随机对照试验,这些试验可用于进行二者之间疗效的间接比较,但提供的证据质量比单独的研究直接比较的随机对照试验要低。二是研究中所报告的人群、干预措施、对照措施、预期结局等与实际应用时存在重要差异。 |
| 不精确性 | 当研究纳入的患者和观察事件相对较少而导致可信区间较宽时,需降低其证据质量。 |
| 发表偏倚 | 如果很多研究(通常是小的、阴性结果的研究)未能公开,未纳入这些研究时,证据质量亦会减弱。极端的情况是当公开的证据仅局限于少数试验,而这些试验全部是企业赞助的,此时发表偏倚存在的可能性很大。 |

降级标准：以上5个因素中任意一个因素，可根据其存在问题的严重程度，将证据质量降1级（严重）或2级（非常严重）。证据质量最多可被降级为极低，但注意不应该重复降级，譬如，如果分析发现不一致性是由于存在偏倚风险（如缺乏盲法或分配隐藏）所导致，则在不一致性这一因素上不再因此而降级。

2.观察性研究

就观察性研究而言，3个可能的升级因素及其解释请参见表12-3。

表12-3 观察性研究降级因素及其解释

| 升级因素 | 解释 |
| --- | --- |
| 效应值很大 | 当方法学严谨的观察性研究显示疗效显著或非常显著且结果高度一致时,可提高其证据质量。 |
| 有剂量-效应关系 | 当干预的剂量和产生的效应大小之间有明显关联时,即存在剂量-效应关系时,可提高其证据质量。 |
| 负偏倚 | 当影响观察性研究的偏倚不是夸大,而可能是低估效果时,可提高其证据质量。 |

升级标准：以上3个因素中任意1个因素，可根据其大小或强度，将证据质量升1级（如相对危险度大于2）或2级（如相对危险度大于5）。证据质量最高可升级到高证据质量（A级）。

（二）影响推荐强度的因素

对于推荐强度，GRADE突破了之前将证据质量和推荐强度直接对应的弊端，进一步提出，除了证据质量，经济学因素和患者偏好与价值观等证据以外的因素也影响推荐的强度，并将推荐强度分为强推荐和弱推荐两种。而且，针对不同的证据使用者，推荐强度的含义也进行了分别定义，其具体含义见表12-4。

表12-4 GRADE系统中推荐强度的含义

| 强推荐的含义 | |
| --- | --- |
| 患者 | 几乎所有患者均会接受所推荐的方案;此时若未接受推荐,则应说明。 |
| 临床医生 | 应对几乎所有患者都推荐该方案;此时若未给予推荐,则应说明。 |
| 政策制定者 | 该推荐方案一般会被直接采纳到政策制定中去。 |
| 弱推荐的含义 | |
| 患者 | 多数患者会采纳推荐方案,但仍有不少患者可能因不同的偏好与价值观而不采用。 |
| 临床医生 | 应该认识到不同患者有各自适合的选择,帮助每个患者做出体现他偏好与价值观的决定。 |
| 政策制定者 | 制定政策时需要充分讨论,并需要众多利益相关者参与。 |

## 三、应用GRADE的优势及必要性

### （一）GRADE系统的优势

GRADE系统本身的优势在于以下几点：

1.应用的广泛性

GRADE系统可广泛应用于临床医学、公共健康以及卫生政策的制定。目前，美国疾病预防控制中心（Centers for Disease Control，CDC）、WHO、美国医疗保健研究与质量局（The Agency for Healthcare Research and Quality，AHRQ）以及英国国家健康与临床优化研究所（The National Institute for Health and Care Excellence，NICE）等国际权威公共卫生机构已将GRADE作为其制定标准或卫生指南的行业工具。Cochrane协作网也推荐使用GRADE对系统评价的证据质量进行评价。此外，GRADE工作组包括了来自40余个国家或地区的500多名不同研究背景的专家（http://www.gradeworkinggroup.org/）。

2.多学科交叉性

GRADE系统目前已在环境健康、职业健康、流行病学研究、动物实验等多学科领域中得到应用。而且，GRADE工作组针对不同的研究领域和工作重点先后成立了数个研究小组进行方法学研究和应用推广，主要包括诊断、预后、GRADE-CERQual（The Confidence in the Evidence from Reviews of Qualitative Research）、网状Meta分析、罕见病、GRADE教育等。

3.发展的时效性

GRADE系统不是一成不变的研究方法学体系，伴随着临床研究和系统评价发展以及临床决策的需求，该系统针对不同的研究目的也在不断更新和完善。

应用GRADE系统的优势在于以下几点：

1.提高决策透明度

GRADE系统使证据到推荐的过程完全透明，通过GRADE证据总结表可以呈现证据评级的详细过程以及证据质量的分级理由。

2.呈现证据体的质量

GRADE系统打破了针对单一研究的传统证据质量高低的概念，关注的是证据体（即系统评价中的结局指标）的质量。即使系统评价最终仅纳入了一个研究，但其中报告了不同的结局指标，证据质量分级仍然应针对不同结局指标分别进行。

3.系统化的评价过程

GRADE系统中，证据质量评价的过程并不是教条化地按照其升级或降级因素进行，在评价过程中需要根据系统评价的研究类型、研究特征、研究目的以及临床特点考虑影响其证据质量的因素，同时还要避免重复降级。在从证据到推荐的过程，除了证据质量外，还应该考虑资源利用、利弊平衡、公平性和患者偏好与价值观等因素。

（二）应用GRADE的必要性

众所周知，系统评价的目的之一是通过全面检索和严格评价尽可能减少随机误差和系统误差，为决策者提供参考依据。然而，系统评价制作者一般只对纳入的原始研究进行风险偏倚评价，而不会对系统评价报告的临床结局指标（包括定量分析和定性分析）的质量进行评估，故下结论时可能存在偏颇和误导。GRADE系统的应用恰恰解决了这一问题。本节以系统评价中应用GRADE方法为例，说明为什么需要GRADE分级。

譬如，某篇随机对照试验的系统评价的临床问题是：对于季节性流感患者，抗病毒药物A在降低病死率方面是否优于安慰剂？作者共纳入5项符合标准的随机对照试验，每项研究随机序列号的产生、分配方案的隐藏、盲法报告均充分且符合规范，也无失访，作者从临床角度判断，可以用Meta分析的方法合并这些研究的结果，合并后发现差异有统计学意义。只根据这些信息，研究者很可能得出“高质量随机对照试验的Meta分析结果显示，药物A治疗流感能够有效降低病死率”的结论，读者也很可能直接会将该结论应用于临床实践。

但如果进一步考察，还会有以下因素可能严重影响结论的可信性：

1.纳入的5个随机对照试验的效应大小和方向如果存在不同程度的差异，则提示研究间存在不一致性，如果不能对其进行合理解释，则对结论的信心可能会因此而降低。

2.如果5个研究的样本量都较小，合并效应的可信区间较宽，则对结论的信心可能会因为精确性不高而降低。

3.如果5个研究全部或多数是由药厂资助的，且结果均为阳性，则对结论的信心会因为可能的发表偏倚（甚至利益冲突）而降低。

4.间接性方面，如果儿科医生拟基于此系统评价结果为儿童用药，但5个随机对照试验纳入的人群均为18～65岁的成人患者，则对结论外推的信心可能会因人群的不同而降低。

综上所述，如果在系统评价中没有使用GRADE分级，则会导致：

1.遗漏其他偏倚；

2.无法给出总的证据质量级别；

3.不同的读者对结果和结论的理解会大相径庭。

表12-5举例说明了对一个随机对照试验系统评价进行GRADE分级的细节。

**表12-5　抗病毒药物A治疗流感随机对照试验系统评价的GRADE分级表举例**

| 结局指标及其重要性 | 偏倚风险 | 不一致性 | 间接性 | 不精确性 | 发表偏倚 | 证据质量 |
|---|---|---|---|---|---|---|
| 结局指标1:病死率(至关重要) | 无 | 无 | 无 | 无 | 无 | 高 |
| 结局指标2:ICU患者收治率(至关重要) | 严重[1] | 无 | 无 | 无 | 无 | 中 |
| 结局指标3:症状改善率(重要) | 严重[1] | 严重[2] | 无 | 无 | 无 | 低 |
| 结局指标4:轻微胃肠道反应(不太重要) | 严重[1] | 严重[2] | 无 | 严重[3] | 无 | 极低 |

备注：患者——流感患者；干预措施——抗病毒药物A；对照措施——安慰剂。①随机序列号的产生错误；②不一致性较大，$I^2$值为75%；③经计算总样本不够，可信区间太宽。

为进一步阐述GRADE分级在系统评价中应用的必要性，本文摘录了某杂志2012年至2013年间发表的部分未采用GRADE分级的系统评价，对其进行GRADE分级，并就结论进行解读（表12-6）。

**表12-6　未使用GRADE分级的系统评价结论的呈现及可能存在的偏倚**

| 研究目的 | 研究1:比较霉酚酸酯与环磷酰胺治疗狼疮性肾炎效果 | 研究2:比较多种消化酶制剂治疗消化不良的效果 | 研究3:比较多巴胺与去甲肾上腺素治疗感染性休克的效果 | 研究4:比较舒芬太尼与芬太尼用于术后硬膜外自控镇痛的效果 | 研究5:太极拳锻炼对老年人平衡功能和预防跌倒的效果 |
|---|---|---|---|---|---|
| 摘要中的结论 | 霉酚酸酯治疗狼疮性肾炎患者(Ⅲ型、Ⅳ型、Ⅴ型)在缓解疾病上优于环磷酰胺,但腹泻发生率高于环磷酰胺。 | 各种消化酶制剂均可有效治疗各种原因引起的消化不良;与安慰剂或空白对照组的间接对照结果显示,米曲菌胰酶片的疗效优于其他消化酶制剂。 | 与多巴胺相比,去甲肾上腺素能显著降低感染性休克患者住院期间死亡率,降低心律失常事件的发生率,其疗效及安全性均优于多巴胺。 | 与芬太尼相比,舒芬太尼用于术后PCEA时镇痛镇静效果更好,药物用量更少,术后不良反应发生率更低,临床应用更安全。 | 太极拳锻炼可降低老年人跌倒的发生,提高平衡功能。 |

续表12-6

| 可能存在的偏倚 | 1. 多数研究随机方法描述不清楚，分配方案不清楚，未采用盲法（研究1～4）；<br>2. 多数结局指标的总样本量太小，精确性存在严重问题（研究1～5）；<br>3. 部分研究存在间接性比较的问题（研究5）；<br>4. 部分系统评价结果异质性明显，提示研究间存在较大差异（研究1和3）；<br>5. 部分系统评价存在发表性偏倚的可能性（研究2）。 | | | | |
|---|---|---|---|---|---|
| GRADE分级 | 低 | 低 | 低 | 低 | 低 |
| 解读 | 低质量证据，意味着当前的研究对治疗的效果估计信心不足，即真实疗效可能与估计疗效有很大差别。以上5篇系统评价得出的有效性结论，在未来很可能被更改或完全推翻。 | | | | |

研究显示，由于时间有限和无法获取全文，临床医生经常会仅根据摘要中的结论指导实践。以上系统评价的摘要结论极易造成误导。进一步考察这些系统评价全文中的结论，发现均未综合考虑所有的降级因素，尽管结尾部分给出了“受纳入研究数量和研究质量的限制，还需要开展更多高质量的多中心随机双盲对照试验进一步验证”之类的说法，但对临床医生全面理解该系统评价提供的证据的可信程度仍然非常有限。但如果清楚地在结论后注明是低或极低质量的证据，并在结果总结表和证据概要表里面明确列出升/降级的原因，则有助于系统评价的使用者准确理解和正确应用有关证据。

## 第二节　GRADE在基础研究定性系统评价中的应用

### 一、定性系统评价在基础研究中的应用

#### （一）定性系统评价的概念

系统评价按照数据合成的方法分为定量系统评价和定性系统评价。定量系统评价通常使用Meta分析的方法定量综合纳入原始研究中的数据合并分析给出定量结果。但当纳入的原始研究之间无法合并或异质性较大时，则不推荐使用定量合成；同时定量系统评价也不能提供患者的需求、观点与态度等证据综合结果，而定性系统评价则可弥补此类不足。定性系统评价还能够提供参与者对其接受程度和依从性的证据，为定量研究提供前期理论基础，弥补单纯定量研

究的不足。随着定性研究及其系统评价方法学的发展，定性研究数量逐年增长并为公共卫生、社会工作、管理学、教育学的循证实践提供证据支持，同时为决策者的临床决策提供证据。国际上Cochrane协作网、Campbell协作网和3ie等研究机构已经有成熟的定性系统评价撰写方法。

定性系统评价纳入的研究设计类型具有多样性，研究间具有明显的临床异质性，因此定性系统评价有其特有的资料综合方法。定性系统评价在描述结果的同时需要对检索以及筛选结果进行说明，描述纳入研究的特征并分析纳入研究的特点。不同于定量系统评价以统计图表和森林图描述合成结果，定性系统评价常以描述性的语言进行结果表述。定性系统评价的结果描述除了罗列原始研究的一般特征和原始研究结果或结论外，还应该提出新的学说概念或者探讨对原始研究的新看法，并对所使用的方法进行简要的介绍与分析。定性系统评价结局指标的证据体质量评估可使用CERqual工具。随着定性系统评价方法学的不断完善，其在临床实践指南、卫生决策等方面发挥着重要作用。

（二）定性系统评价在基础研究领域的应用

基础研究之间往往存在较大的异质性，例如：动物种系、细胞类型、动物造模方式、细胞通路、蛋白功能、干预手段、观察时间、评价指标的选择等。加之，基础研究之间的结局指标也可能存在较大的异质性，故基础研究领域的系统评价大多是通过定性描述的方式进行。虽然该领域下，也有系统评价针对部分结局指标（如不良事件发生率）通过Meta分析进行了合并，但多数系统评价结局指标的合并分析仍采用定性描述的方式。因此，在基础研究领域系统评价中，需要重视定性系统评价的应用以及相关证据评价工具的使用。

下面以2017年发表在《Seminars in Arthritis and Rheumatism》杂志题为“间充质干细胞在大鼠小鼠关节炎模型中的免疫调节机制：一篇系统评价（Immunomodulatory Properties of Mesenchymal Stem Cell in Experimental Arthritis in Rat and Mouse Models: A Systematic Review）”的文章为例，简要展示定性系统评价在基础研究领域的应用。

该研究的目的是评价间充质干细胞在龋齿类动物关节炎模型中的疗效。该系统评价最终纳入了30篇动物实验，但由于在实验设计、干细胞来源、治疗剂量、干预时机、移植类型以及结局指标方面存在异质性，因此采用定性描述的方式对现有证据进行综合分析。在文章的讨论部分，作者重点围绕异质性的来源，尤其是不同类型间充质干细胞的疗效以及不同研究间结论的差异和干细胞的作用机制进行了描述和讨论。该系统评价得到的结论认为，由于现有原始研究间结论的不一致性，所以需要具有标准化实验方案和评价体系的原始研究进一步验证。

分析该案例的局限性，我们认为包括以下几点：

1.系统评价的结论不确定。对于间充质干细胞是否有治疗效果、有多大的效果，以及对于效果有多大的信心和把握，文中没有做出正面回答。

2.缺少证据体的质量评价。干预措施对实验动物的结局指标包括安全性和有效性两个方面。作者没有针对这两个重要的结局指标进行质量评价，故读者无法判断安全性和有效性两个结局指标证据质量的高低及差异。安全性和有效性的证据质量差异可能影响未来动物实验的研究方向和方法。

3.缺少对动物实验系统评价内部真实性的讨论。内部真实性反映的是原始研究本身的结果与事实的距离。该系统评价缺少对动物实验风险偏倚的评价，无法向读者展示原始研究本身的内部真实性。

4.缺少对动物实验系统评价外部真实性的讨论。外部真实性反映的是动物实验的结果向临床试验外推的可能性，包括动物实验在内的全部基础研究最终都是为临床试验以及卫生政策制定服务的。

基于本案例所展示的现有证据，是否有信心开展相关的临床试验正是外部真实性所要解决的问题。而该案例由于缺少了基于证据的质量分级和评价，故无法让研究者或者证据决策者理解该系统评价提供证据的可信度。因此，在基础研究领域的定性系统评价中，针对证据体建立证据分级是必然趋势。

## 二、GRADE-CERQual工具介绍

### （一）GRADE-CERQual概述

越来越多的研究者意识到证据分级在循证实践和临床决策方面的重要性。GRADE系统是当前证据质量和推荐强度分级的国际标准之一，被卫生领域的相关人员应用在定量系统评价、循证临床实践指南以及卫生技术评估等方面。GRADE系统目前主要对干预性定量系统评价进行分级，并不适用于定性系统评价的分级。近年来，定性系统评价数量不断增加，且定量系统评价无法很好地提供关于干预措施可接受性和可推广性的证据，不能满足研究者和决策者等证据使用者的需要，因此定性系统评价的证据分级系统的建立是必然趋势。

定性系统评价证据的分级工具（Confidence in the Evidence from Reviews of Qualitative Research，CERQual）最早开发于2010年，是由挪威知识转化中心的Claire Glenton教授和Simon Lewin教授联合Cochrane协作网、Campbell协作网、

GRADE工作组和WHO等国际相关机构制订的定性系统评价分级系统，旨在为国际指南小组使用定性系统评价证据提供支持。2010年，WHO制订了关于卫生工作者在围产期角色转化的指南（OPTIMIZEMNH），主要探索如何使高水平的卫生工作者面向基层服务，以应对缺乏基层卫生工作者这一全球难题。由于涉及工作群体的转化，而且可接受性和可行性是影响干预措施有效性的重要因素，因此指南制订小组决定全面分析可接受性和可行性的证据，并制作了3个相关的定性系统评价。作为一项开创性的工作，该小组遇到了定性系统评价中纳入的研究质量不一、结论互相矛盾、一些证据只来自特定地区或利益相关者的研究等问题，为分析这些因素对系统评价的影响，指南制订小组着手开发了针对定性系统评价证据的分级工具——CERQual。

（二）GRADE-CERQual四个方面

对于同一研究问题，有不同类型和级别的研究证据，由于不同级别研究证据解决同一问题的效果不同，故有必要研发出科学、透明的证据分级和推荐系统。从某种意义上来说，针对定性系统评价的分级工具CERQual与定量系统评价的分级工具GRADE具有相似性，两者都旨在评价证据的信度（Confidence），并用高、中、低、极低四个等级表示系统评价证据级别。CERQual分级工具还与Goldsmith等研究使用的定性研究评价方法有相似之处，均为通过评估单个纳入研究的方法学局限性、相关性、研究结果的一致性和数据充分性对定性系统评价总体质量进行分级。CERQual中的证据信度是指系统评价结果与所研究问题真实情况的相符程度。其评定的标准目前需要由研究者自行确定，整个评价过程应当透明并呈现在系统评价证据总结表中。CERQual工具基于4个方面评价定性系统评价证据：

1.方法学局限性（Methodological Limitations）

方法学局限性指原始研究设计和实施中存在的问题，需借鉴相关的定性研究方法学质量评价工具对每一个纳入的研究进行评价。“定性研究”囊括大量的研究问题和多样的研究设计。正如评价定量研究方法学质量时提出的问题一样，评价定性研究方法学质量时，我们也会提出同样类型的问题。如，研究结果的效度有多大？研究结果准确度的变异性有多大？以及研究结果的应用范围有多广？然而，由于定性研究中研究问题和研究设计的多样性，以及不同学科构建和评价定性研究的方法不同，不能简单地将评价定量研究的方法应用到定性研究中。因此，研究者们已经致力于构建评价定性研究方法学质量的理论和方法，涵盖了定量和定性研究者共同的关注点，并能有效地用于评价各种定性研究。

鉴于定性研究设计没有证据等级之分，其方法学局限性应基于每一个研究的方法学优劣势来评价。CERQual借鉴CASP（Critical Appraisal Skills Programme）评价定性研究的方法学局限性，但不排除使用其他定性质量评价工具（如UKGCSRO）。因为系统评价的结果由众多原始研究数据所支撑，所以评价其方法学质量如何影响研究结果时，应考虑每一个纳入研究的方法学局限性，并基于此给出方法学局限性的总体评价。原始研究的方法学局限性可能仅影响系统评价的某一特定结局指标，而对另一结局指标没有影响。当纳入的原始研究具有重大的方法学缺陷时，系统评价结果的信度便会降低。

方法学局限性的评价结果对系统评价的意义在于，当针对某个特定问题的系统评价所纳入研究的方法学质量低时，需要开展更多关于此类问题的高质量原始研究或更清晰地报告所用的研究方法。

2.相关性（Relevance）

相关性指纳入研究的研究目的、研究对象等与系统评价要解决问题的相符程度。一般情况下，定性系统评价的纳入标准与研究问题相一致时，纳入研究的相关性才较强。但是也有相关性较低的情况，可归纳为：

（1）间接相关，例如研究人们对禽流感的看法，但是由于缺乏相关研究等原因，纳入了猪流感的相关研究；

（2）部分相关，例如研究欧洲地区幼儿园儿童的生活模式，然而只纳入挪威地区的研究；

（3）相关性不确定，即纳入研究与定性系统评价需要解决的问题相关性不大，或者对相关性的解释不明。

当有以上情况出现时，系统评价结果的信度将会降低。

相关性的评价结果对系统评价有以下两方面意义：

（1）当相关性不强时，提示针对该研究问题需要在不同环境下开展更加多样化的原始研究及对研究结果做出更好的报告；

（2）相关性不强也可能提示系统评价所关注的问题在特定环境下并不突出或非普遍现象。

3.结果一致性（Coherence）

一致性是指综合结果与相应原始研究结果的相符程度以及是否解释了原始研究结果的差异。特定的合并模型要能够通过原始研究提供的资料或者作者（原始研究或系统评价的作者）提出的假说来解释。当原始研究中出现无关或反常的情况，不支持甚至与系统评价结果相悖，且此情况难以解释时，系统评价结果的信度会降低。合理解释研究结果间的差异是评价一致性的关键，其理论基础可以是内源性的（如源自原始研究）、外源性的（如基于已建立的概念或理论）或者原创的（如作者在综合结果过程中提出的理论）。这种差异有时很难被解释从而出现不一致的情况，包括：

（1）有效数据不足；

（2）没有深入探讨无关或反常情况的原因；

（3）系统评价作者对该领域了解不充分，不能给出合理的解释；

（4）系统评价中提及的理论有缺陷或不完整；

（5）系统评价的研究样本不理想。

对研究样本及探讨无关或反常情况原因的评价也可能出现在方法学局限性部分。对一致性的评价有助于作者明确用来合并研究的模型的适用程度，并对该模型和有异质性的研究做出更加合理的解释。需要指出的是，CERQual的目的不是消除不一致性，原始研究资料间的共性和差异对于综合结果的得出都有重要意义，综合结果时作者不应该只注重一致的部分而忽略一些有重要意义的反常案例。

一致性的评价结果对系统评价有以下三方面的意义：

（1）系统评价作者应当考虑是否能够从有差异的结果中，提出新的假说或理论；

（2）当特定系统评价结果缺乏一致性时，可能提示该领域需要更多的原始研究，并且应当及时更新系统评价；

（3）当系统评价通过抽样方式纳入研究时，系统评价的更新可以通过重新设计抽样方法来探索结果不一致的原因。

4.数据充分性（Adequacy of Data）

数据充分性指针对定性系统评价某一结果，对其相关资料的丰富性和数量做出综合评价。数据丰富性是指原始研究能够提供充分详细的信息来描述研究状况使其易于理解，如理解参与者对特定话题的观念和经验。相反，数据单薄则不易于理解研究状况，也将降低系统评价结果的信度。另外，原始研究数量不足或研究人群过少，观察结果不足时，系统评价结果的信度也会降低，因为此时无法确定是否存在其他研究得出了相类似的结果。评价数据充分性时，需要综合考虑其丰富性和所提取资料的数量（研究数量、研究人群和观察结果等），任何一方面的缺陷都会降低系统评价结果的信度。但是对此并没有固定的评判准则，作者可以从数据的饱和原则去考虑，也可以通过评价其他研究资料对系统评价结果的影响程度对数据充分性做出评价。另外，评价者也应关注反常案例。需要注意的是，评价数据充分性并不是为了增加原始研究的数量，而是让评价者更多地关注哪些地方资料不足或存在局限性。少量而概念丰富的研究或许比大量但数据稀缺的描述性研究更加有说服力。

数据充分性的评价结果对系统评价有以下两方面的意义：

（1）当数据不充分时，提示该领域需要更多的相关原始研究；当原始研究发表时，需要及时更新系统评价；

（2）数据不充分也提示可能该系统评价关注的问题过窄，应当考虑适当扩大问题范围，或纳入更多解决相似问题的原始研究，这可能关联到相关性的评价。

（三）GRADE-CERQual总体评价

单独对以上四个部分进行评价后，综合各部分的评价结果给出证据等级——高、中、低、极低，各个评级的意义如表12-7所示。

**表12-7　定性系统评价结果信度的CERQual评级意义**

| 证据质量分级 | 具体描述 |
|---|---|
| 高 | 非常有把握研究结果反映客观现象 |
| 中 | 对研究结果有中等把握:研究结果很有可能反映客观现象 |
| 低 | 对研究结果的把握有限:研究结果可能反映客观现象 |
| 极低 | 对研究结果几乎没有把握:研究结果与客观现象可能有极大差别 |

具体来说，首先将所有系统评价结果的初始证据级别视为高级别，然后依据上述四个方面，进行降级，得出定性系统评价单个合成结果的最终证据级别。也就是说，在没有其他因素影响证据信度的情况下，系统评价的每一个结果都应被认为是所研究问题真实情况的高度反映。需要指出的是，总体评价是针对系统评价单个结局指标的总体评价，而非针对系统评价所有结局指标。应注意四部分之间的相互作用，避免重复降级。具体的评级需要由多名研究人员（包括方法学家）讨论后决定。整个评价过程应当透明，最后需呈现在预先设计的定性系统评价结果总结表（Summary of Qualitative Findings Table）中。这里的“定性结果总结表”与在Cochrane系统评价中使用的“定性结果总结表”相似——总结描述综合结果及其证据分级和纳入研究情况，提供定性证据信度评级的解释（参见第三节案例分析）。

目前，CERQual工作组作为GRADE工作组中的一个小组，主要对定性系统评价的证据进行分级，尝试对定性系统评价的质量评价进行改善和规范。

CERQual正处于不断发展之中，其未来的发展方向主要包括：

1.制订CERQual的详细使用指南；

2.CERQual对不同定性合成方法的适用性；

3.CERQual四个方面的交互作用及评价顺序；

4.是否增加“传播偏倚”（dissemination bias）这一评价条目等。

虽然CERQual处于刚刚起步的阶段，需要不断完善并发展为定性证据推荐系统，但随着患者偏好、干预可推广性以及医学人文问题（如文化、信仰、生活方式对医学选择的影响）越来越受重视，定性原始研究越来越规范化，CERQual将会有更广阔的应用空间。

## 三、GRADE-CERQual工具在基础研究领域应用实例解读

（一）案例来源

以2016年9月发表在《PLoS One》题为“间充质干细胞治疗声襞瘢痕：一项临床前研究的系统评价（Mesenchymal Stem Cell Therapy for the Treatment of Vocal Fold Scarring: A Systematic Review of Preclinical Studies）”为例。注：本例中原作者并未使用CERQual工具对证据体的质量进行评价，我们根据案例分析的需要使用该工具对该案例结局指标的证据质量进行了分级。

（二）PICO

该系统评价的目的是，评价声襞瘢痕动物模型中应用间充质干细胞治疗后声襞的生物力学特征以及声襞振动特征的变化。

具体的PICO如下：

P：声襞瘢痕动物模型；

I：应用间充质干细胞治疗；

C：正常对照或应用盐水治疗等；

O：声襞生物力学特征及振动特征的变化，包括：动态黏滞度、弹性系数、黏膜波动振幅。

（三）研究背景和目的

声襞损伤后形成的瘢痕组织比正常声襞的细胞外基质的硬度高。正常声襞功能的发挥依赖于其弹性和振动特性。声襞的弹性降低会影响正常的发音功能。黏膜的硬度可以通过测量动态黏滞度以及弹性系数来反映。所以，临床上常通过测定声襞黏膜的生物力学特征来预测发音功能。间充质干细胞具有免疫调节、促进再生以及营养等作用，近年来用于多种疾病的研究治疗中。但目前

尚无关于间充质干细胞治疗声襞瘢痕的临床研究发表。因此，作者开展了此项动物实验的系统评价，评价间充质干细胞对动物声襞瘢痕修复的治疗效果。

（四）检索结果及纳入研究基本特征

该系统评价检索了PubMed、CochraneLibrary和Embase数据库，以及Google学术搜索引擎，最终纳入了7篇动物实验。纳入研究基本特征见表12-8。共76只实验动物，包括兔和狗。纳入的7篇研究均为对照动物实验。其中仅有1篇研究报道了评价者施盲，3篇研究报道了随机分组。6篇研究的实验对象为兔，另外1篇为狗。

6篇研究使用骨髓来源的间充质干细胞为干预措施，另外1篇使用脂肪来源的间充质干细胞为干预措施。有3篇研究分别采用间充质干细胞联合小肠黏膜下层、透明质酸钠或胶原蛋白海绵进行干预。6篇研究的干预方式为干细胞直接注射，1篇研究为干细胞结合至胶原蛋白海绵进行移植修复。纳入的研究中采用的干细胞来源包括：同种自体干细胞、同种异体干细胞以及异种干细胞。3项研究中使用了免疫抑制剂来减小机体对干细胞的排异。由于上述异质性的存在，所以作者仅进行了定性系统评价而未进行定量合成。

（五）研究结果与CERQual评价结果

表12-9为本系统评价的CERQual证据质量总结表。由于该系统评价无法对结局指标进行定量合并分析，因此笔者使用CERQual工具对该定性系统评价中的证据体质量进行分级。

5项研究报道了声襞生物力学特征的变化，包括动态黏滞度和弹性系数。在动态黏滞度和弹性系数方面，纳入的单个研究间的结论不一致。纳入研究选择的对照组包括盐水治疗对照以及正常对照组，而且造模方式（手术造模或电灼造模）与临床疾病发病的过程存在差异，这在一定程度上导致在间接性方面进行降级。在黏膜波动振幅方面，仅有3项研究报道了该结局指标，且在这些研究中没有将盐水治疗作为对照组。除此之外，治疗组间的干预措施也存在差异，纳入的研究采用间充质干细胞联合小肠黏膜下层、透明质酸钠或胶原蛋白海绵进行干预，联合干预手段可能对研究结果产生影响。因此，除了方法学局限性以外，在间接性以及结果异质性方面进行降级。

综合分析该系统评价的结局指标，在干预措施的施加时间方面，有6篇研究在造模后即刻给予干预，干预措施是在瘢痕形成前施加的，尚无法确认瘢痕是否形成。仅有1项研究是在确认瘢痕形成后施加，选择瘢痕形成后进行干预的方式可能更贴近于临床实际。在模式方式的选择方面，有6篇研究报道了手术造模的方式，但是没有具体描述造模的过程。仅有1篇研究报道了选择电灼的方式造模，但这种电灼造模方式的修复过程可能与手术造模存在差别。因此，对于干预措施对不同造模方式的修复效果是否存在差别尚不清楚。由此可见，纳入的动物实验除了在方法学方面存在局限性以外，相关性和结果异质性成为主要的降级因素。

（六）总结

本节所介绍的定性系统评价案例评价了间充质干细胞治疗声襞瘢痕的疗效。该研究选择生物力学指标间接反映声襞的修复效果。截至目前，尚没有检索到CERQual工具在基础研究领域定性系统评价中的应用。本节所选择的案例亦没有对定性系统评价中的证据体进行评级。为了通过案例更好地介绍CERQual工具的使用，笔者结合该案例通过CERQual工具对研究中的3个结局指标进行了证据质量分级。相信随着定性系统评价在基础研究领域的广泛开展以及CERQual工具的逐渐推广使用，类似的方法学研究以及其在基础研究领域系统评价中的应用研究会陆续发表。

**表12-8　纳入研究的基本特征**

| 作者（年份） | 研究类型 | 实验动物(对照组和干预组样本量) | 移植供体来源 | 间充质干细胞来源 | 干预组 | 瘢痕模型 | 对照组 |
|---|---|---|---|---|---|---|---|
| Choi等（2014） | 对照实验 | 兔(入组24只，以左侧为对照，每组8只) | 兔源间充质干细胞及猪源小肠黏膜下层 | 骨髓 | 1. 注射猪源黏膜下层粉末及$2\times10^7$个兔源间充质干细胞<br>2. 注射$2\times10^7$个兔源间充质干细胞<br>3. 注射猪源黏膜下层粉末 | 电凝声带瘢痕 | 1. 声带瘢痕组未进行干预 |
| Hertegård等(2006) | 对照实验 | 兔(入组10只，包括12个单侧瘢痕声带和8个正常声带) | 人源 | 骨髓 | 1. 注射$8\times10^4$个兔源间充质干细胞加他克莫司<br>2. 注射生理盐水 | 局部切除黏膜及浅表甲杓肌 | 1. 声带瘢痕组注射生理盐水<br>2. 无瘢痕组 |

续表 12-8

| 作者（年份） | 研究类型 | 实验动物（对照组和干预组样本量） | 移植供体来源 | 间充质干细胞来源 | 干预组 | 瘢痕模型 | 对照组 |
|---|---|---|---|---|---|---|---|
| Kim等（2013） | 随机对照实验 | 兔（入组24只，其中8只正常声带，4只声带单侧受损，4只声带双侧受损，其余8只出组） | 鼠源 | 骨髓 | 1. 注射 $1\times10^5$ 个兔源间充质干细胞<br>2. 注射磷酸盐缓冲液 | 切除声带瘢痕上皮及固有层 | 1. 无瘢痕组<br>2. 声带瘢痕组注射磷酸盐缓冲液 |
| Kim等（2014） | 随机对照实验 | 兔（入组40只，每组8只即每组16个声带） | 人源 | 脂肪 | 1. 注射 $1\times10^6$ 个兔源间充质干细胞<br>2. 注射 $1\times10^6$ 个兔源间充质干细胞及透明质酸交联的藻酸盐水凝胶<br>3. 注射磷酸盐缓冲液<br>4. 注射透明质酸交联的藻酸盐水凝胶 | 外科切除声带瘢痕上皮和固有层 | 1. 无瘢痕组<br>2. 声带瘢痕组用注射磷酸盐缓冲液 |
| Ohno等（2011） | 随机对照实验 | 狗（入组12只，包括伴双侧声带瘢痕8只，单侧声带瘢痕4只） | 狗源间充质干细胞加人源胶原 | 骨髓 | 1. 胶原海绵结合 $1\times10^6$ 个兔源间充质干细胞<br>2. 植入胶原海绵 | 剥离甲杓肌上皮和固有层 | 1. 无瘢痕组 |
| Svensson等(2010) | 对照实验 | 兔（入组11只，包括18个瘢痕声带，4个正常声带） | 人源 | 骨髓 | 1. 注射 $0.8\times10^5$～$1\times10^5$ 个兔源间充质干细胞加他克莫司<br>2. 注射生理盐水 | 切除甲状腺组织黏膜和浅层 | 1. 声带瘢痕组注射生理盐水<br>2. 无瘢痕组 |
| Svensson等(2011) | 对照实验 | 兔（入组12只，包括20个瘢痕声带，4个正常声带） | 人源 | 骨髓 | 1. 注射 $0.8\times10^5$～$1\times10^5$ 个兔源间充质干细胞加他克莫司<br>2. 注射生理盐水 | 切除甲状腺组织黏膜和浅层 | 1. 无瘢痕组<br>2. 声带瘢痕组注射生理盐水 |

**表12-9　CERQual证据质量分级结果**

| 结局指标 | CERQual证据质量分级 | 分级解释 | 纳入研究数量 |
|---|---|---|---|
| 动态黏滞度 | 极低 | 方法学局限性:纳入研究设计和实施中存在问题<br>相关性:造模方式与临床发病存在差异;对照组设置不同<br>结果异质性:不同研究结果间存在差异<br>数据充分性:纳入研究及样本量有限 | 5 |
| 弹性系数 | 极低 | 方法学局限性:纳入研究设计和实施中存在问题<br>相关性:造模方式与临床发病存在差异;对照组设置不同<br>结果异质性:不同研究结果间存在差异<br>数据充分性:纳入研究及样本量有限 | 5 |
| 黏膜波动振幅 | 极低 | 方法学局限性:纳入研究设计和实施中存在问题<br>相关性:造模方式与临床发病存在差异;对照组选择存在不足;干预措施中的联合干预手段不同<br>结果异质性:不同研究结果间存在差异;干预措施与对照措施间的差异<br>数据充分性:纳入研究及样本量有限 | 3 |

## 第三节　GRADE在动物实验系统评价中的应用

### 一、GRADE在动物实验系统评价应用注意事项

#### （一）GRADE在动物实验系统评价中的应用概述

按照传统GRADE方法，来源于随机对照试验和观察性研究的证据体初始证据质量分别为高和低。本节旨在阐述如何在动物实验系统评价中运用GRADE对证据质量进行分级，以促进动物实验向临床试验的转化以及为解决特殊问题（如紧急公共卫生事件）提供证据支持。最常见的动物实验研究为设置对照的动物研究。因此，本节讨论的动物实验系统评价纳入研究的实验设计与临床随机对照试验相似，具有以下特征：

1. 设置对照组；

2. 进行随机分组（如是非随机动物实验，则可当成随机动物实验，但在偏倚风险这个因素降级）；

3.进行分配方案的隐藏。

因此，在本节讨论的动物实验系统评价的证据体初始证据质量为高。

对于临床随机对照试验，GRADE系统中主要考虑5个降级因素，即偏倚风险、间接性、不一致性、不精确性、发表偏倚。在评价动物实验研究证据体的证据质量时也考虑这5个降级因素。因为GRADE方法的原则强调只有不存在偏倚（即不因5个降级因素降级）且初始证据质量为低的证据体才考虑进行升级，且升级理由为：大小效应量、剂量-效应关系、负偏倚。所以，对于设置对照组的动物实验系统评价进行GRADE证据质量分级时可暂不考虑升级因素。

（二）GRADE在动物实验系统评价中的基本原理和注意事项

1.偏倚风险

2014年，荷兰动物实验系统评价研究中心基于Cochrane偏倚风险工具（Cochrane risk of bias）系统地制订了动物实验研究的偏倚风险评价工具——SYRCLE（SYstematic Review Centre for Laboratory Animal Experimentation）ROB工具，该工具是目前唯一一个专门针对动物实验内在真实性评估的工具。SYRCLE ROB工具和Cochrane ROB工具的对比见表12-10。

**表12-10　SYRCLE ROB工具与Cochrane ROB工具对比**

| 序号 | 偏倚类型 | 领域 | 具体描述 | |
|---|---|---|---|---|
| | | | Cochrane ROB工具 | SYRCLE ROB工具 |
| 1 | 选择性偏倚 | 序列产生 | 描述分配序列产生的方法，以评价组间可比性 | 与Cochrane ROB工具相同 |
| 2 | 选择性偏倚 | 基线特征 | 无 | 为保证实验开始时两组基线可比，需描述所有可能的预后因素或动物特征 |
| 3 | 选择性偏倚 | 分配方案的隐藏 | 描述隐藏随机分配序列的方法，以便判断干预措施分配情况是否能预知 | 与Cochrane ROB工具相同。描述分配方案隐藏的方法，以判断动物入组前和（或）入组过程中干预分配可见 |
| 4 | 实施偏倚 | 动物安置随机化 | 无 | 描述动物房中随机安置动物的方法 |

续表12-10

| 序号 | 偏倚类型 | 领域 | 具体描述 | |
|---|---|---|---|---|
| | | | Cochrane ROB工具 | SYRCLE ROB工具 |
| 5 | 实施偏倚 | 盲法 | 描述对研究者和受试者实施盲法的方法，以防其知晓受试者的干预措施 | 描述对动物饲养者和研究者施盲，以避免其知晓动物接受何种干预措施的具体方法；提供所实施盲法的有效性的任何信息 |
| 6 | 测量偏倚 | 随机性结果评估 | 无 | 描述是否随机选择动物以用于结果评估及选择动物的方法 |
| 7 | 测量偏倚 | 盲法 | 描述对研究结果评价者实施盲法的方法，以防其知晓受试者的干预措施 | 描述对结果评价者施盲，以避免其知晓动物接受何种干预措施的具体方法；提供所实施盲法的有效性的任何信息 |
| 8 | 失访偏倚 | 不完整数据报告 | 完整地报告了每个主要结局指标的数据，包括失访及退出。是否明确报道了失访及退出，每组人数（与随机入组的总人数相比），失访/退出的原因，以便系统评价者进行相关的处理 | 与Cochrane ROB工具相同 |
| 9 | 报告偏倚 | 选择性结果报告 | 描述的信息可供系统评价者判断选择性报告研究结果的可能性及相关情况 | 与Cochrane ROB工具相同 |
| 10 | 其他偏倚 | 其他偏倚来源 | 除上述偏倚外，提供的信息是否可评估存在其他引起偏倚的因素。若已在计划书中提到某个问题或因素，需给出对应的回答 | 与Cochrane ROB工具相同 |

2. 不一致性

在不一致性方面，动物实验系统评价证据分级的标准与临床试验系统评价证据分级相似。如果点估计值方向一致、可信区间重叠程度高，则考虑不存在不一致性。在探讨了可能的不一致性来源后，结局评估仍存在大的不一致性时，则考虑降低证据等级。不一致性程度的判断可基于点估计值的相似性、可信区间的重叠程度以及统计学标准（包括异质性检验和$I^2$）。

3.不精确性

动物实验系统评价中评估证据体的精确性与临床系统评价证据精确性评价标准相似，需要从两个方面考虑，即样本量是否达到最优信息样本量（Optimal information size，OIS）以及可信区间的宽窄程度。对于动物实验系统评价中OIS的计算，现在还没有一个统一的标准。但是2013年，Charan等整理并发布了动物实验样本量的计算公式，可作为参考之一（具体公式见表12-11）。动物实验系统评价可基于OIS和可信区间宽窄判断是否因不精确性降级。

**表12-11 动物实验样本量计算公式**

| 结局数据类型 | 公式 | 备注 |
| --- | --- | --- |
| 连续性数据 | 样本量 $=2\times SD^2\times(Z^{\alpha/2}+Z^{\beta})^2/d^2$ | 1. $SD$为之前同类研究或预实验的标准差；<br>2. $Z^{\alpha/2}=Z_{0.05/2}=Z_{0.025}=1.96$(数值来源于$Z$值表)，即Ⅰ类错误概率为5%时的$Z$值；<br>3. $Z^{\beta}=Z_{0.20}=0.842$(数值来源于$Z$值表)，即Ⅱ类错误检验效能为80%时的值；<br>4. $d$为效应量，即两组均值的差值。 |
| 二分类数据 | 样本量 $=2\times(Z^{\alpha/2}+Z^{\beta})^2\times P\times(1-P)/(p_1-p_2)^2$ | 5. $Z^{\alpha/2}=Z_{0.05/2}=Z_{0.025}=1.96$(数值来源于$Z$值表)，即Ⅰ类错误概率为5%时的$Z$值；<br>6. $Z^{\beta}=Z_{0.20}=0.842$(数值来源于$Z$值表)，即Ⅱ类错误检验效能为80%时的值；<br>7. $p_1-p_2$为两组事件发生率的差值；<br>8. $P$为合并的发生率，即(干预组发生率+对照组发生率)/2。 |

4.发表偏倚

发表偏倚指的是研究的选择性发表，即因研究结果强度及其方向而导致不发表或延迟发表的现象。Sena E S等人的研究发现：在卒中动物模型研究中，有1/7的研究未被发表，而由于缺失这部分研究的数据使得系统评价结果比实际值高估了30%。因此，评估发表偏倚对解读动物实验系统评价结果的可信度具有重要意义。在动物实验系统评价中，评估发表偏倚最常用的三种方法分别是同时运用漏斗图和Egger检验、单独运用漏斗图、失安全系数法。然而，这些方法均有可能低估或高估发表偏倚。在动物实验系统评价中评估发表偏倚时不能单纯依据统计检验的结果进行判断，还需要考虑多方面的因素进行综合评估。第一，如果纳入的研究多数为小样本研究，且结果均为阳性，则高度怀疑存在发表偏倚。第二，如果纳入的研究结果为阳性，且均接受了药厂的资助却没有准确、恰当的利益冲突声明，则高度怀疑存在发表偏倚。另外，当我们运用GRADE方法评价已发表的动物实验系统评价的证据质量时，还需要评估系统评价的检索策略是否完善，是否存在漏检的可能。如动物实验系统评价的检索不全面，且纳入的研究均为结果阳性的小样本研究，则我们高度怀疑存在发表偏倚。

5.间接性

动物实验证据间接性的基本原理与GRADE在临床试验系统评价上的应用相似，包括：

（1）研究对象（P）的间接性

尽管动物实验中针对每一类疾病都应该选择最适当的动物模型，但由于地域差异及资源可及性等种种原因，当前同一主题的不同动物实验对动物模型的选择也不同。当纳入实验的动物模型与系统评价拟关注的具体疾病类型不相似时，则考虑可能存在间接性。

（2）干预和对照措施（I、C）的间接性

当纳入实验的干预措施与系统评价拟关注的干预措施不一致时（如药物剂量、用药次数和周期等），则考虑存在间接性。在评估研究对象和干预措施的间接性时，需要考虑这些间接性的存在是否会影响到实际研究结果。如果这些间接性对实际的研究结果影响不大，则可以考虑不降级。

（3）结局指标（O）的间接性

大部分动物实验只报告中间指标，如生化指标等，很少关注终点结局。当纳入实验运用中间指标替代终点指标，则考虑存在间接性。

（4）间接比较

如果当系统评价关注的是干预措施A对比干预措施B的效果，而纳入实验无法提供干预措施A、B直接比较的证据，只能通过间接比较确定干预措施A、B的优劣，则考虑存在间接性。

除此之外，在转化和应用上，还要考虑两种特殊情况：

（1）临床试验的转化

基于动物实验系统评价的结果进行临床转化时，由于低等动物与人体的差异较大，如果动物实验的研究对象主要为低等动物，则考虑存在间接性；而如果动物实验的研究对象主要为高级灵长类动物，则不考虑因间接性降级。

（2）临床决策或卫生政策的转化

当动物实验的研究对象主要为低等动物时，则考虑存在非常严重的间接性；当动物实验的研究对象主要为高级灵长类动物，则考虑存在严重的间接性（见图12-1）。

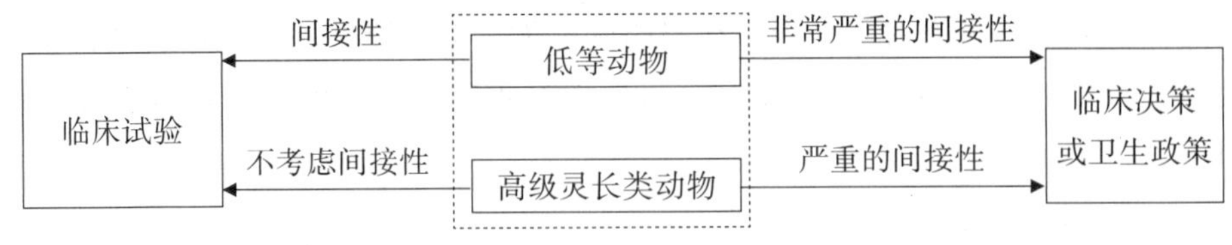


**图12-1　在动物实验研究对象上间接性的特殊考虑**

图12-2总结了基于上述5个降级因素对动物实验系统评价证据进行分级的原理和方法。

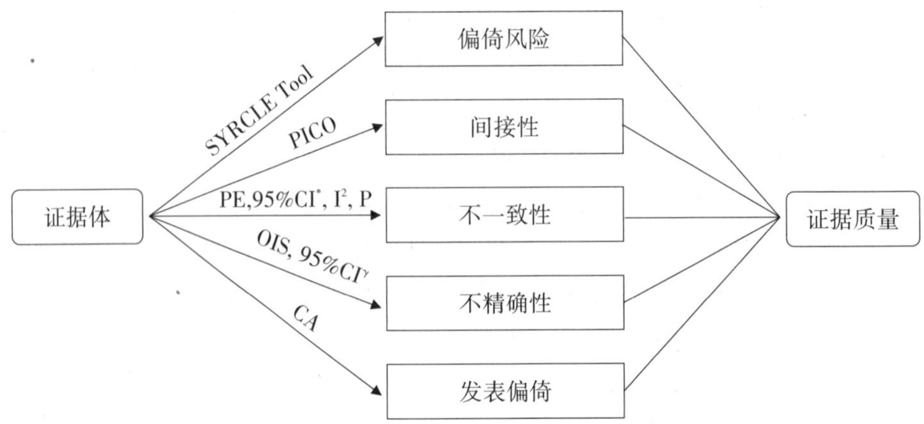


PE：Point estimates，点估计值；OIS：Optimal Information Size，最优信息样本量；CA：Comprehensive Assessment，综合评估；*：95% CI重叠程度小或无重叠；γ：95% CI过宽。

**图12-2　GRADE在动物实验系统评价中的应用原则**

（三）从动物实验系统评价证据质量到推荐的转化

1.基于动物实验系统评价证据进行临床试验转化

动物实验系统评价的结果为阳性时，证据质量越高，则对动物实验结果进行临床转化越有信心。即当证据质量为高或者中时，则建议可以进行临床转化；当证据质量为低或者极低时，则建议开展高质量的动物实验进一步确证结果。当动物实验系统评价的结果为阴性时，证据质量越高，则越确信动物实验结果不应该进行临床转化。即当证据质量为高或者中时，则建议不应该基于该动物实验结果开展后续的临床试验；当证据质量为低或者极低时，则建议开展高质量的动物实验进一步确证结果（详见图12-3）。

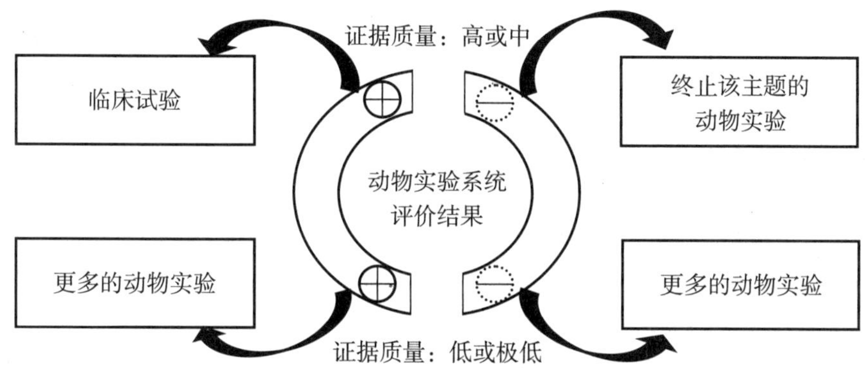


⊕：动物实验系统评价结果为阳性，⊖：动物实验系统评价结果为阴性

**图12-3　基于证据质量等级进行动物实验的临床转化**

2.基于动物实验系统评价证据进行卫生决策

一般情况下，基于动物实验系统评价得到的证据不能直接应用于临床或公共卫生决策。然而在突发公共卫生事件中，如重症急性呼吸综合征（Severe acute respiratory syndrome，SARS）、埃博拉（Ebola）等，我们需要基于实证研究进行卫生决策，但此时却缺乏人体研究。在这种情况下，动物实验的证据将为卫生决策者提供重要依据。例如：SARS爆发后，世界卫生组织指示SARS治疗专家组对当前SARS的动物实验研究和病例报告进行系统评价，确定可用于治疗SARS的可能方案，以防备SARS再次爆发时，卫生系统能够及时反应并控制疾病发展。

## 二、GRADE在动物实验系统评价应用实例解读

（一）案例来源

以2017年10月发表在《Resuscitation》题为“心肺复苏过程中应用气管导管的成人通气率的系统评价（Ventilation rate in adults with a tracheal tube duringcardiopulmonary resuscitation: A systematic review）”为例。

（二）PICO

该系统评价的目的是评价在心搏骤停的患者中，在通过气管导管开放气道后，进行每分钟10次的通气率与其他通气率比是否可以改善临床结局。具体的PICO如下：

P：心搏骤停的患者或动物模型；

I：施加心脏复苏术，通气率10次/分钟；

C：施加心脏复苏术，通气率不做限定；

O：临床结局指标，包括：出院生存率、自主呼吸循环恢复率等。

（三）研究背景和目的

目前指南推荐的心肺复苏中的通气率为10次/分钟。很多观察性研究结果提示目前在心肺复苏过程中通气率通常大于10次/分钟。还有研究证实，降低通气率仍然可以维持理想的通气-血流比。有学者认为，增加通气率会增加胸内压力从而降低回心血量，增加肺循环总量以及肺血管阻力，降低心输出量以及冠脉血管压力，增加颅内压力从而影响脑血管灌注。因此，有必要明确理想的通气率，在保证气体交换的同时保证重要器官的血流。本系统评价的目的是评价10次/分钟的通气率是否可以有效改善临床结局。

（四）检索结果及纳入研究基本特征

该系统评价检索了PubMed以及Cochrane Library，最终纳入了11篇原始研究。其中1篇为临床观察性研究，10篇为动物实验（包括9篇随机对照动物实验和1篇对照动物实验）。纳入研究基本特征见表12-12。动物实验的种属包括猪和狗。在纳入的10篇动物实验中，有2篇研究来自同一个研究团队。这2篇研究以猪为动物模型，比较了3种不同的通气率。纳入的5篇研究比较了至少2种通气率，还有5篇研究比较了至少2种按压-通气比。除了1项报道了24小时生存率外，其余10项研究均报道了自主呼吸循环恢复率。纳入的研究均没有报道出院后30天、60天、180天以及1年的生存率，以及出院后30天、60天、180天以及1年的神经功能满意率。

**表12-12　纳入研究的基本特征**

| 研究及国家 | 研究设计 | 研究对象及样本量 | 气道保护 | 干预组 | 对照组 | 结局指标 |
|---|---|---|---|---|---|---|
| Abella等；美国 | 观察性临床研究 | 院内心搏骤停(67) | 不清楚 | — | — | 自主循环恢复 |
| Aufderheide等;美国[a] | 随机对照动物实验 | 猪(21) | 气管导管 | 通气量30 $min^{-1}$ | 通气量12 $min^{-1}$ | 自主循环恢复 |
| Aufderheide等;美国[b] | 随机对照动物实验 | 猪(21) | 气管导管 | 通气量30 $min^{-1}$ | 通气量12 $min^{-1}$ | 自主循环恢复 |
| Cavus等;德国 | 随机对照动物实验 | 猪(24) | 气管导管 | 心肺复苏的压缩:通气比=15:2 | 心肺复苏的压缩:通气比=30:2 | 自主循环恢复 |

续表 12-12

| 研究及国家 | 研究设计 | 研究对象及样本量 | 气道保护 | 干预组 | 对照组 | 结局指标 |
|---|---|---|---|---|---|---|
| Gazmuri 等；美国 | 随机对照动物实验 | 猪(16) | 气管导管 | 通气量 10 $min^{-1}$，潮气量 18 mL/kg<br>通气量 33 $min^{-1}$，潮气量 6 mL/kg<br>通气量 33 $min^{-1}$，潮气量 18 mL/kg | 通气量 10 $min^{-1}$，潮气量 6 mL/kg | 自主循环恢复 |
| Hayes 等；美国 | 随机对照动物实验 | 猪(36) | 气管导管 | 通气量 35 $min^{-1}$，潮气量 20 mL/kg | 通气量 10 $min^{-1}$，潮气量 10 mL/kg | 自主循环恢复 |
| Hwang 等；韩国 | 随机对照动物实验 | 狗(30) | 气管导管 | 心肺复苏的压缩：通气比=15:1<br>心肺复苏的压缩：通气比=15:2 | 心肺复苏的压缩：通气比=30:2 | 自主循环恢复 |
| Kill 等；德国 | 随机对照动物实验 | 猪(24) | 气管导管 | 通气量 10 $min^{-1}$（压力控制通气）<br>通气量 100 $min^{-1}$（胸部按压同步通气） | 通气量 10 $min^{-1}$（间歇正压通气） | 自主循环恢复 |
| Sanders 等；美国 | 对照动物实验 | 猪(40) | 气管导管 | 心肺复苏的压缩：通气比=50:5<br>心肺复苏的压缩：通气比=100:2 | 心肺复苏的压缩：通气比=15:2 | 24 小时存活率 |
| Yannopoulos 等；美国 | 随机对照动物实验 | 猪(32) | 气管导管 | 心肺复苏的压缩：通气比=5:1 | 心肺复苏的压缩：通气比=10:1 | 自主循环恢复 |
| Yannopoulos 等；美国 | 随机对照动物实验 | 猪(20) | 气管导管 | 心肺复苏的压缩：通气比=15:2 | 心肺复苏的压缩：通气比=30:2 | 自主循环恢复 |

**表12-13　动物实验系统评价GRADE分级**

| 纳入研究数量 | 研究设计类型 | 偏倚风险 | 不一致性 | 间接性 | 不精确性 | 研究 | 自主循环恢复率（通气率10 min$^{-1}$） | 自主循环恢复率（其他） | 相对风险RR（95%置信区间） | 绝对风险降低（95%置信区间） | 证据质量 | 重要性 |
|---|---|---|---|---|---|---|---|---|---|---|---|---|
| 在出院，30天，60天，180天和/或1年时伴有利的神经/功能结果存活 | | | | | | | | | | | | |
| 0 | — | — | — | — | — | — | — | — | — | — | — | 非常重要 |
| 仅在出院时，30天，60天，180天和/或1年内存活 | | | | | | | | | | | | |
| 0 | — | — | — | — | — | — | — | — | — | — | — | 非常重要 |
| 自主循环恢复 | | | | | | | | | | | | |
| 10 | 随机对照动物实验 | 非常严重 | 严重 | 非常严重 | 严重 | Aufderheide等 | 0 | 7/14 | — | — | ⊕○○○极低 | 重要 |
| | | | | | | Aufderheide等 | 0 | 7/14 | — | — | — | — |
| | | | | | | Cavus等 | 0 | 6/16 | — | — | — | — |
| | | | | | | Gazmuri等 | 不清楚 | 不清楚 | — | — | — | — |
| | | | | | | Hayes等 | 3/12 | 5/12 | 0.60（0.18～1.97） | －16.67%（－47.58 to19.33） | — | — |
| | | | | | | Hwang等 | 0 | 24/30 | — | — | — | — |
| | | | | | | Kill等 | 11/16 | 4/7 | 1.20（0.58～2.48） | 11.61%（－24.77～47.97） | | |
| | | | | | | Sanders等 | 0 | 24/30 | — | — | — | — |
| | | | | | | Yannopoulos等 | 6/8 | 6/8 | 1.00（0.57～1.76） | 0.00%（－38.47～38.47） | | |
| | | | | | | Yannopoulos等 | 不清楚 | 不清楚 | — | — | — | — |

**续表** 12-13

| 纳入研究数量 | 研究设计类型 | 偏倚风险 | 不一致性 | 间接性 | 不精确性 | 研究 | 自主循环恢复率（通气率 $10\ min^{-1}$） | 自主循环恢复率（其他） | 相对风险RR（95%置信区间） | 绝对风险降低（95%置信区间） | 证据质量 | 重要性 |
|---|---|---|---|---|---|---|---|---|---|---|---|---|
| 自主循环恢复 | | | | | | | | | | | | |
| 1 | 观察性临床研究 | 非常严重 | 不严重 | 严重 | 严重 | Abella等 | 27例，33例对照 | — | — | — | ⊕○○○ 极低 | 重要 |

（五）研究结果与GRADE评价结果

表12-13为该系统评价的GRADE证据总结表。由于纳入研究没有报道生存率以及神经功能满意率等指标的结果，因此该系统评价无法对其证据质量进行评价。由于该系统评价已在方法学部分中预先定义了既定的结局指标，因此作者仅将结局指标在证据总结表中列出，但无法呈现结果。最终，该证据总结表主要体现了自主呼吸循环恢复率这一结局指标的GRADE证据质量。

在动物实验的偏倚评价方面，有2项研究报道了随机序列的产生方式，1项研究使用了不透明信封，多数研究没有说明具体的随机方案。纳入的全部动物实验研究不仅没有报道分配隐藏方法，也缺乏盲法的实施，故增加了合并分析的测量偏倚以及实施偏倚。9篇动物实验未报道研究对象的出组以及意向性分析。其中有5项研究得到了商业资助，2项研究未做出利益冲突声明，因此认为可能存在发表偏倚。从原始研究结果可以看出，自主呼吸循环恢复率的结论存在差别与争议，因此认为纳入的动物实验之间存在不一致性。在间接性方面的降级，最重要原因在于动物实验的结果很难推广至整个人群。另外，动物实验采用的是房颤动物模型，而且没有针对10次/分钟的通气率进行直接比较。部分动物研究评价的是按压-通气比这一干预措施对解决指标的影响。在这种干预措施中，引入了按压与通气间隙对结局的影响，与持续的胸外按压加持续的通气存在差异。因此，在间接性方面出现严重降级。在不精确性方面，动物实验的最大样本量仅为12，因此证据质量在该方面降一级。基于上述的分析，该系统评价针对自主呼吸循环恢复率这一结局指标的证据质量为极低。

（六）总结

本节所介绍的系统评价案例评价了心肺复苏通气率对结局指标的影响。在该系统评价中，作者首先提出临床问题，然后按照既定的纳入/排除标准纳入了临床研究（1篇）以及动物实验（10篇），并对临床研究和动物实验的结局指标进行了证据质量评价。由于该文章仅纳入1篇临床研究，因此我们主要围绕其动物实验部分展示了GRADE在动物实验系统评价中的应用。GRADE在动物实验系统中的应用同样遵循传统的升/降级因素，差别可能在于：1.针对动物实验的风险偏倚评价工具的多样性；2.间接性可能是大多数动物实验普遍存在的降级因素；3.动物实验领域更有可能存在发表偏倚。相信随着GRADE方法学的进步和应用的普及，其在动物实验系统评价中的应用也将得到广泛关注。

## 第四节　GRADE在其他基础医学领域的应用案例

### 一、GRADE在基因多态性与疾病关系系统评价中的应用

（一）案例来源

以2013年4月发表在《PLoS One》题为“microRNA序列或其结合位点多态性与肺癌的关系：meta分析与系统评价（Polymorphisms of microRNA sequences or binding sites and lung cancer: A meta-analysis and systematic review）”为例。

（二）PICO问题

该系统评价的目的是评价microRNA序列或其结合位点的基因多态性与肺癌的相关性。具体的PICO如下：

P：患有肺癌的病人；

I（E：exposure）：某个单核苷酸位点发生突变；

C：单核苷酸多态性位点未发生突变；

O：疾病是否发生。

（三）检索结果及纳入研究基本特征

该系统评价检索了PubMed、Embase、CNKI以及CBM数据库。最终纳入了15篇原始研究，其中对4篇研究进行了定量合并。纳入的原始研究特征见表12-14。其中12篇原始研究在亚洲人群中开展，另外3篇在欧洲人群中开展。除了一项研究（Ding等）外，其余研究均有足够的样本量。纳入的全部研究的方法

学质量均较高，平均分为8.5分。

表12-14　纳入研究的基本特征

| 作者 | 单核苷酸位点 | 年份 | 国家 | 种族 | 样本量 | 质量评分 |
|---|---|---|---|---|---|---|
| Zhan X | miRNA-196a2 rs11614913 | 2012 | 中国 | 亚洲人 | 442 | 10 |
| Ding C | rs16917496, 3 ´UTR of SET8 | 2012 | 中国 | 亚洲人 | 44 | 6 |
| Yoon KA | miRNA- 219- 1 rs213210, miRNA- 27a rs895819, miRNA-492 rs2289030, miRNA-146a rs2910164, miRNA- 423 rs6505162, miRNA-26a-1 rs7372209 | 2012 | 韩国 | 亚洲人 | 388 | 8.5 |
| Zhang S | rs465646, 3 ´ TR of REV3L | 2012 | 中国 | 亚洲人 | 2136 | 10 |
| Yang L | rs2735383, 3 ´ UTR of NBS1 | 2011 | 中国 | 亚洲人 | 3238 | 9 |
| Campayo M | rs36603 ´UTR of KRT81 | 2011 | 西班牙 | 欧洲人 | 175 | 8.5 |
| Xiong F | rs3134615, 3 ´ UTR of MYCL1 | 2011 | 中国 | 亚洲人 | 1424 | 8.5 |
| Hu Z | et- 7a- 2 rs629367,miRNA- 1 - 2 rs9989532, miRNA-29c rs2724377,miRNA-30c-1rs928508,miRNA- 31rs13283671,miRNA-33rs9620000, miRNA-125brs2241490, miRNA- 145 rs353291, miRNA- 193brs30236, miRNA- 302dand miRNA- 367 rs13136737, and miRNA-378 rs1076064 | 2011 | 中国 | 亚洲人 | 923 | 9.5 |
| Zhang MW | miRNA- 605 rs2043556, miRNA- 149 rs2292832 | 2011 | 中国 | 亚洲人 | 487 | 8.5 |
| Hong YS | miRNA-196a2 rs11614913 | 2011 | 韩国 | 亚洲人 | 834 | 7 |
| Kim MJ | miRNA-196a2 rs11614913 | 2010 | 韩国 | 亚洲人 | 1294 | 8 |
| Nelson HH | 3 ´ UTR of KRAS(LCS6) | 2009 | 美国 | 欧洲人 | 218 | 7 |
| Tian T | miRNA- 146a rs2910164, miRNA- 149 rs2292832, miRNA-196a2 rs11614913, miRNA-499 rs3746444 | 2009 | 中国 | 亚洲人 | 2093 | 9.5 |

续表 12-14

| 作者 | 单核苷酸位点 | 年份 | 国家 | 种族 | 样本量 | 质量评分 |
|---|---|---|---|---|---|---|
| Chin LJ | 3´UTR of KRAS(LCS6) | 2008 | 美国 | 欧洲人 | 4245 | 9 |
| Hu Z | miRNA- 146a rs2910164, miRNA- 149 rs2292832, miRNA-196a2 rs11614913, miRNA-499 rs3746444 | 2008 | 中国 | 亚洲人 | 931 | 8.5 |

（四）研究结果与GRADE评价结果

纳入结果显示，通过系统分析纳入的15篇文献，共报道了27个microRNA单核苷酸多态性与肺癌的相关性。其中10个位点的单核苷酸多态性与肺癌具有相关性。研究者首先对5个常见位点的单核苷酸多态性进行了定量合并，结果见表12-15。从表12-15中我们可以看到除了miRNA-196a2 rs11614913（证据质量：低）以外，其他4个位点的GRADE等级均为极低。原因在于，在单核苷酸多态性系统评价中，纳入的原始研究通常为病例-对照研究或队列研究，因此GRADE评价的起始水平为低，在这个水平上再去考虑升级因素以及降级因素。本研究中，miRNA-146a rs2910164、miRNA-149 rs2292832、miRNA-499 rs3746444以及miRNA-605 rs2043556这4个位点多态性与肺癌相关性的合并结果GRADE等级从低降为极低的原因在于不精确性（合并分析结果的可信区间较宽）。本研究报道，在5个常见基因位点的合并分析中没有发表偏倚存在，因此在发表偏倚方面没有降级。

表 12-15　miRNA单核苷酸多态性与肺癌相关性的Meta分析

| miRNA | M1 | M2 | M3 | M4 | GRADE |
|---|---|---|---|---|---|
| miRNA- 146a rs2910164 | 1.125 （0.873, 1.450） | 1.027 （0.849, 1.243） | 1.052 （0.878, 1.259） | 1.107 （0.881, 1.391） | 极低 |
| miRNA- 149 rs2292832 | 1.159 （0.891, 1.508） | 1.047 （0.889, 1.234） | 1.068 （0.913, 1.248） | 1.131 （0.881, 1.452） | 极低 |
| miRNA- 196a2 rs11614913 | 1.299 （1.096, 1.540）* | 1.204 （0.956, 1.516） | 1.217 （1.041, 1.421）* | 1.171 （0.996, 1.378） | 低 |
| miRNA- 499 rs3746444 | 0.892 （0.508, 1.568） | 0.963 （0.788, 1.177） | 0.956 （0.788, 1.161） | 0.901 （0.514, 1.579） | 极低 |
| miRNA- 605 rs2043556 | 0.708 （0.337, 1.484） | 0.864 （0.595, 1.256） | 0.840 （0.587, 1.203） | 0.754 （0.366, 1.553） | 极低 |

续表 12-15

| miRNA | M1 | M2 | M3 | M4 | GRADE |
|---|---|---|---|---|---|
| 结果显示为OR 95%置信区间; M1:纯合子的比较; M2:杂合子的比较; M3:显性模型; M4: 隐性模型;*显著差异 | | | | | |

除了对常见的5个位点的单核苷酸多态性进行合并分析外，研究者还对无法进行定量分析的位点进行了定性描述，而且对相应的结局指标进行了证据质量分级。表12-16描述了本研究中没有进行合并分析的microRNA位点单核苷酸多态性与肺癌相关性的结局指标、相关性结果以及证据质量分级结果。纳入的原始研究的类型决定了证据质量的起始等级为低，且由于在不精确性方面（可信区间较宽）进行了降级，所以多数结局指标的证据质量为极低。仅Xiong等的研究报道了MYCL1基因rs3134615位点与肺癌易感性的关系，针对此结局指标的证据质量评价结果为中，主要是考虑到了效应值较大（*OR*>2），所以对其进行了升级（从低升级至中）。仅Chin等的研究报道了在低剂量吸烟人群中，LCS6基因多态性与肺癌的易感性这一结局指标。由于从低剂量吸烟人群中得到的结果可能无法推广至整个人群，因此存在间接性的降级因素。所以，对该结局指标的证据质量从低降为极低。

**表12-16　miRNA单核苷酸多态性与肺癌的相关性结局指标的GRADE分级**

| 作者 | 单核苷酸位点 | 结局指标 | 比较模型与*P*值 | GRADE分级 | 降级原因 |
|---|---|---|---|---|---|
| Zhan X | miRNA-196a2 rs11614913 | 对化疗的反应 | CC vs. CT/TT; *OR*, 0.88, 95% CI:0.50～1.55 | 极低 | 不精确性 |
| | | 总体毒性 | CC vs. CT/TT; *OR*, 1.73, 95% CI:1.10～2.71* | 低 | |
| Yoon K A | miRNA-219-1 rs213210 | 无复发生存时间 | AG/GG vs. AA; HR,1.17; 95% CI:0.67 - 2.03 | 极低 | 不精确性 |
| | miRNA-219-1 rs213210 | | CT/CC vs. TT; HR,0.98; 95% CI: 0.61 - 1.60 | 极低 | 不精确性 |
| | miRNA-492 rs2289030 | | CG/CC vs. GG; HR,1.04; 95% CI:0.65 - 1.69 | 极低 | 不精确性 |
| | miRNA-146a rs2910164 | | CG/GG vs. CC; HR,0.52; 95% CI:0.32 - 0.85* | 低 | |

续表12-16

| 作者 | 单核苷酸位点 | 结局指标 | 比较模型与P值 | GRADE分级 | 降级原因 |
|---|---|---|---|---|---|
| Yoon K A | miRNA-423 rs6505162 | | AC/AA vs. CC; *HR*,1.09; 95% CI:0.67～1.77 | 极低 | 不精确性 |
| | miRNA-26a-1 rs7372209 | | CT/TT vs. CC; *H*R,1.16; 95% CI: 0.72～1.86 | 极低 | 不精确性 |
| Hu Z | miRNA-30c-1 rs928508 | 生存时间 | AG/GG vs. AA; *HR*,0.73; 95% CI:0.61～0.89* | 低 | |
| | let-7a-2 rs629367 | | AC/CC vs. AA; *HR*,0.91; 95% CI:0.66～1.26 | 极低 | 不精确性 |
| | miRNA-1-2 rs9989532 | | AG/GG vs. AA; *HR*,0.78; 95% CI:0.49～1.24 | 极低 | 不精确性 |
| | miRNA-29c rs2724377 | | GG vs. AA/AG; *HR*,1.35; 95% CI:0.49～3.68 | 极低 | 不精确性 |
| | miRNA-31 rs13283671 | | GG vs. AA/AG; *HR*,1.82; 95% CI:1.05～3.18*a | 极低 | |
| | miRNA-33 rs9620000 | | AG vs. AA; *HR*,1.23; 95% CI: 0.83～1.82 | 极低 | 不精确性 |
| | miRNA-125b rs2241490 | | AA vs. GG/GA; *HR*,1.20; 95% CI:0.72～2.01 | 极低 | 不精确性 |
| | miRNA-145 rs353291 | | AG/GG vs. AA; *HR*,1.47; 95% CI:1.04～2.07*a | | |
| | miRNA-193b rs30236 | | AA vs. GG/GA; *HR*,1.02; 95% CI:0.63～1.68 | 极低 | 不精确性 |
| | miRNA-378 rs1076064 | | AG/GG vs. AA; *HR*,1.10; 95% CI:0.77～1.58 | 极低 | 不精确性 |
| | miRNA-302d and miRNA-367 rs13136737 | | CA/AA vs. CC; *HR*,0.92; 95% CI:0.67～1.25 | 极低 | 不精确性 |
| | miRNA-146a rs2910164 | 生存时间 | GG vs. CC; *HR*,1.28; 95% CI: 0.89～1.82 | 极低 | 不精确性 |
| | miRNA-149 rs2292832 | | TT vs. GG/GT; *HR*,1.29; 95% CI: 1.01～1.65* | 低 | |

续表12-16

| 作者 | 单核苷酸位点 | 结局指标 | 比较模型与P值 | GRADE分级 | 降级原因 |
|---|---|---|---|---|---|
| Hu Z | miRNA-196a2 rs11614913 | | CC vs. TT/CT; *HR*,1.76, 95% CI: 1.34～2.33* | 低 | |
| | miRNA-499 rs3746444 | | GG vs. AA; *HR*,1.24, 95% CI: 0.55～2.83 | 极低 | 不精确性 |
| Ding C | rs16917496, 3´UTR of SET8 | 2年生存时间 | CT/CC vs. TT; *HR*,0.59, 95% CI: 0.33～1.06*b | 极低 | 不精确性 |
| Zhang S | rs465646, 3´UTR of REV3L | 敏感性 | TC/CC vs. TT; *OR*,0.71; 95% CI: 0.59～0.85* | 低 | |
| Yang L | rs2735383, 3´UTRof NBS1 | 敏感性 | CC vs. GG/GC; *OR*,1.40; 95% CI:1.18～1.66* | 低 | |
| Cam - payo M | rs366039UTR of KRT81 | 复发时间 | CG/GG vs. CC; *HR*,0.51; 95% CI:0.35～0.74*b | 低 | |
| Xiong F | rs3134615, 3´UTR of MYCL1 | 敏感性 | GT/TT vs. GG; *OR*,2.08; 95% CI: 1.39～3.12* | 中 | 大效应量 |
| Nelson HH | 3´UTR of KRAS (LCS6) | 5年生存时间 | TG/GG vs. TT; *HR*,0.99; 95% CI: 0.56～1.74b | | 不精确性 |
| Chin LJd | 3´UTR of KRAS (LCS6) | 敏感性 | TG/GG vs. TT; *OR*,1.36; 95% CI: 1.07～1.73* | 低 | |
| *显著相关性；a:筛选和验证的不同结果；b:卡普兰-迈耶曲线估算*HR*和95%置信区间；c:来自验证组的数据；d:来自波士顿病例对照研究组的低剂量吸烟者的数据 | | | | | |

（五）总结

本节以一篇单核苷酸多态性的文章为例，阐述了GRADE在基因多态性与疾病相关性系统评价的应用方法。值得注意的是在此类系统评价中，由于纳入的原始研究类型为观察性研究，因此起始的证据质量等级为低。后期在对证据体进行评价的过程中主要需要考虑3个升级因素。本例中仅有一个结局指标的证据体因为较大的效应量进行了升级。多数结局指标的证据体均由于不精确性以及间接性进行了降级。笔者认为，在此类系统评价中间接性是主要的降级因素。不同种族的遗传背景不同，所以不同种族人群的疾病易感性可能存在差别。因此，在某一人群中得到的结论可能无法直接推广至全部人群中。当然，在应用GRADE时还需考虑研究目的和研究对象。如果系统评价的研究对象是特定人群或种族，研究目的是评价该特定人群中某基因多态性与疾病易感性的相关性，且纳入标准中限定了原始研究中种族的类型，此时纳入系统评价分析的结局指标可以直接回答研究的目的或临床问题，或可以不考虑间接性的降级因素。

## 二、GRADE在生物活性物质制备/生物材料评价系统评价中的应用

### （一）案例来源

以2013年11月发表在《Journal of Engineering in Medicine》题为“力偶矩与口腔正畸内植物：一篇基于人工骨的系统评价（Insertion torque and orthodontic mini-implants: A systematic review of the artificial bone literature）”为例。

### （二）PICO

该系统评价的目的是评价与人工骨最大力偶矩有关的因素。具体的PICOS如下：

P：人工骨；

I：植入正畸内植物（直径小于2.5 mm）；

C：植入前后对比；

O：记录的与最大力偶矩有关的因素。

### （三）研究背景和目的

在口腔正畸的临床实践中，通常采用植入正畸内植物的方式进行干预。但拧入内植入的最大力偶矩过大会引起内植物周围骨组织坏死或者结构破坏。因此，有必要了解与植入正畸内植物最大力偶矩有关的因素。

### （四）检索结果及纳入研究基本特征

该系统评价检索了PubMed、Embase、Central以及Web of Science等数据库。最终纳入了23篇基础研究。由于纳入的研究中内植物种类、力学测试方式、与最大力偶矩有关的因素类别存在较大的异质性，因此无法进行定量合并，故采用定性的方式进行描述。纳入的23篇研究中，有5篇研究出现部分内容重复，有3篇可能为重复发表。纳入的原始研究以及报道的与最大力偶矩有关的因素见表12-17。纳入的全部研究的方法学质量评价采用Cochrane风险偏倚评价工具。

表12-17　人造骨材料最大植入扭矩相关的纳入研究

| 作者 | 最大力偶矩(MIT)相关的参数评估 |
| --- | --- |
| Kim 等 | 微小植入矫正的形状、长度及螺纹深度 |
| Kim 等 | 微小植入矫正的直径、单双螺纹 |
| Song 等 | 微小植入矫正的形状以及骨皮质厚度 |
| Lim 等 | 微小植入矫正的形状、直径、长度以及骨皮质厚度 |
| Yun and Lim 等 | 微小植入矫正的展开切割设计以及骨皮质厚度 |
| Brinley 等 | 微小植入矫正的展开和宽度的倾斜程度 |
| Kim 等 | 微小植入矫正的形状、长度、单双螺纹 |
| Hung 等 | 先导孔尺寸和皮质骨骨密度 |
| Chen 等 | 微小植入矫正的直径以及骨松质厚度 |
| Hong 等 | 微小植入矫正的形状、单双螺纹 |
| Cho 等 | 机械或人工钻导孔和骨皮质厚度 |
| Kim 等 | 微小植入矫正表面治疗的特性 |
| Barros 等 | 微小植入矫正的直径 |
| Cho 等 | 微小植入矫正表面治疗的特性 |
| Cho and Baek | 微小植入矫正的形状以及钻前深度 |
| Shah 等 | 微小植入矫正的直径和长度以及骨皮质的厚度和密度 |
| Wu 等 | 微小植入矫正的形状 |
| Wu 等 | 微小植入矫正的形状 |

（五）研究结果与GRADE评价结果

表12-18为该系统评价的GRADE证据总结表。由于纳入研究在关注的结局指标方面存在较大的变异，因此无法进行定量合并。所以作者根据报道的相关因素的类型，从内植物的设计、大小、直接等几个方面进行了证据质量的评价。由于在每一类结局指标中，每篇原始研究报道的具体相关因素在数值上存在差异，因此作者将单个具体相关因素视为一个证据体，通过GRADE对其质量进行了分级。由于，每个证据体的质量来自于单个文献，因此在降级过程中主要考虑的是原始研究本身的偏倚风险。所以，我们看到该案例中结局指标的证据质量均为中或高。

**表12-18 人造骨材料最大植入扭矩相关变量的SOF表**

| 与最大力偶矩(MIT)有关的因素 | 报道最大力偶矩(MIT)的研究 | 接受或拒绝关联 | 证据体质量 |
|---|---|---|---|
| 植入相关因素(设计) | | | |
| MIT不同长度的锥形螺丝之间没差异 | Lim等(NS) | 接受 | 中 |
| 圆柱形和锥形螺丝(1.6 mm×7 mm 和 2 mm×6 mm)的MIT要比单纯使用圆柱形螺丝高 | Lim等(NS)完全重叠,Song等 | 拒绝 | |
| 圆柱形螺丝(2 mm×13 mm)的MIT要比圆柱形螺丝(2 mm×12 mm)和锥形螺丝(2 mm×12 mm)高 | Song 等 (NS) 完全重叠,Wu等 | 拒绝 | |
| 锥形螺丝(1.45 mm×8 mm)的MIT要比圆柱形螺丝(1.45 mm×8 mm)高 | Wang(NS)疑似抄袭,Chen(NS)疑似抄袭,Lim等,Lim等完全重叠 | 接受 | 中 |
| 锥形螺丝(1.45 mm×7 mm)的MIT要比无先导孔钻孔的圆柱螺丝高 | Chao和Baek | 接受 | 高 |
| 单螺纹锥形(1.6 mm×6 mm 和 1.6 mm×8 mm)的MIT要比单螺纹圆柱形(1.6 mm×6 mm 和 1.6 mm×8 mm)高 | Kim等 | 接受 | 高 |
| 某些特定的腭上螺丝的MIT较高 | Kim等部分重叠,Kim等完全重叠,Wu(NS) | 拒绝 | |
| 植入相关因素(直径) | | | |
| 圆柱形螺丝中螺纹直径越宽(1.45 mm, 1.45 mm, 1.75 mm, 2.0 mm和2.5 mm),MIT越高 | Lim等,Lim等完全重叠 | 拒绝 | |
| 圆柱形螺丝中螺纹直径在1.2 mm～2 mm之间,越宽MIT越高 | Barros等 | 接受 | 中 |
| 单螺纹锥形螺丝越宽(1.6 mm×8 mm vs 1.4 mm×8 mm)MIT越高 | Kim等 | 接受 | 中 |
| 锥形螺丝(1.5 mm和1.6 mm×7 mm)螺纹直径越宽(1.2 mm×7 mm, 1.3 mm×7 mm 和 1.4 mm×7 mm)MIT越高 | Chen等 | 接受 | 中 |
| 圆柱形螺丝中螺纹直径越宽(2.0 mm×2.5 mm vs 1.75 mm×2.5 mm) | Shah等 | 接受 | 中 |
| 双螺纹锥形螺丝越宽(1.6 mm×8 mm vs 1.4 mm8 mm)MIT越高 | Kim等 | 接受 | 中 |

**续表** 12-18

| 与最大力偶矩(MIT)有关的因素 | 报道最大力偶矩(MIT)的研究 | 接受或拒绝关联 | 证据体质量 |
|---|---|---|---|
| 圆柱形螺丝不同核心直径(0.8, 1.0, 1.2, 和1.65 mm)MIT没有差异 | Lim等(NS)，Lim等(NS)完全重叠 | 拒绝 | |
| 植入相关因素(长度) | | | |
| 锥形螺丝越长(1.45 mm×8 mm vs 1.45 mm×7 mm) MIT越高,但无意义 | Lim等(NS)，Lim等(NS)完全重叠 | 接受 | 中 |
| 圆柱形螺丝越长(1.45 mm×9 mm vs 1.45 mm×8 mm, 和1.45 mm×7 mm)MIT越高 | Lim等(NS)，Lim等(NS)完全重叠 | 接受 | 中 |
| 单螺纹圆柱形螺丝越长(1.6 mm×8 mm vs 1.6 mm×6 mm)MIT越高 | Kim等,Kim等完全重叠 | 接受 | 中 |
| 单螺纹锥形螺丝越长(1.6 mm×8 mm vs 1.6 mm×6 mm)MIT越高 | Kim等,Kim等完全重叠 | 接受 | 中 |
| 双螺纹锥形螺丝越长(1.6 mm×8 mm vs 1.6 mm×6 mm)MIT越高 | Kim等,Kim等完全重叠 | 接受 | 中 |
| 圆柱形螺丝越长(1.75 mm×5.5 mm vs 1.75 mm×2.5 mm)MIT越高 | Shah等 | 接受 | 中 |
| 植入相关因素(螺纹类型) | | | |
| 单螺纹锥形螺丝比双螺纹锥形螺丝MIT高(1.6 mm×6 mm and 1.6 mm×8 mm) | Kim等 | 接受 | 中 |
| 1.4 mm×8 mm和1.6 mm×8 mm的单螺纹锥形螺丝比双螺纹锥形螺丝MIT高 | Kim等 | 接受 | 中 |
| 1.9 mm×6.1 mm双螺纹锥形螺丝比单螺纹锥形螺丝MIT高 | Hong等 | 接受 | 中 |
| 1.3 mm×5.5 mm双螺纹圆柱形螺丝比单螺纹圆柱形螺丝MIT高 | Hong等 | 接受 | 中 |
| 1.9 mm×6.1 mm双螺纹锥形螺丝比1.3 mm×5.5 mm单双螺纹圆柱形螺丝MIT高 | Hong等 | 拒绝 | |
| 1.9 mm×6.1 mm单螺纹锥形螺丝比1.3 mm×5.5 mm单双螺纹圆柱形螺丝MIT高 | Hong等 | 拒绝 | |
| 1.6 mm×8 mm的单螺纹锥形螺丝螺纹深度越深，MIT越高 | Kim等 | 接受 | 中 |

**续表** 12-18

| 与最大力偶矩(MIT)有关的因素 | 报道最大力偶矩(MIT)的研究 | 接受或拒绝关联 | 证据体质量 |
|---|---|---|---|
| 有棱的圆柱锥形螺丝比没棱的(1.8 mm×6 mm) MIT要高 | Brinley等 | 接受 | 中 |
| 圆柱形螺丝皮质骨直线槽越短(1.45 mm×6.5 mm),MIT越高 | Yun等 | 接受 | 中 |
| 螺旋圆柱形螺丝(1.45 mm×6.5 mm)比4.0 mm皮质骨直线槽MIT高,但与2.0 mm皮质骨直线槽MIT无差异 | Yun等(NS) | 接受 | 中 |
| 1.8 mm×6 mm圆柱锥形螺丝间距越窄MIT越高 | Brinley等(NS) | 接受 | 中 |
| 圆柱形螺丝不同螺纹长度之间MIT没有区别 | Lim 等(NS),Lim 等(NS)完全重叠 | 拒绝 | |
| 植入相关因素(表面特征) | | | |
| 与1.6 mm×6 mm的锥形螺丝机械表面相比,具有酸蚀面或可吸收爆炸介质或混合面的MIT高 | Kim等 | 接受 | 中 |
| 锥形螺丝酸蚀面比混合面(6 mm×1.6 mm)MIT高 | Kim等 | 接受 | 中 |
| 机械表面圆柱形螺丝(1.45 mm×8 mm)比喷砂和酸蚀表面处理的螺丝以及喷砂和阳极氧化表面处理的螺丝MIT要高 | Cho等 | 接受 | 中 |
| 圆柱形螺丝(1.45 mm×8 mm)喷砂和酸蚀表面处理与喷砂和阳极氧化表面处理MIT一样 | Cho等 | 接受 | 中 |
| 试样相关因素 | | | |
| 锥形螺丝(1.45 mm×6 mm,1.45 mm×7 mm,1.45 mm×8 mm)与圆柱形螺丝(2.0 mm×8 mm,2.5 mm×8 mm)的骨皮质厚度越厚,MIT越高 | Lim等<br>Lim等完全重叠 | 接受 | 中 |
| 1.45 mm×8 mm的圆柱形螺丝骨皮质厚度与MIT无关 | Lim等(NS)<br>Lim等(NS)完全重叠 | 接受 | 中 |
| 圆柱形螺丝(1.75 mm×5.5 mm, 1.75 mm×2.5 mm, and 2.0 mm×2.5 mm)在2.0 mm骨皮质厚度中MIT要比在1.0骨皮质厚度中高 | Shah等 | 接受 | 中 |
| 表面处理过的圆柱形植入物(1.8 mm×6.5 mm)在2.0 mm骨皮质厚度或4.0 mm骨皮质厚度中MIT一样 | Cho等(NS) | 接受 | 中 |

**续表** 12–18

| 与最大力偶矩(MIT)有关的因素 | 报道最大力偶矩(MIT)的研究 | 接受或拒绝关联 | 证据体质量 |
|---|---|---|---|
| 圆柱形螺丝骨皮质(1.75 mm×5.5 mm, 1.75 mm×2.5 mm, 和2.0 mm×2.5 mm)密度越高,MIT越高 | Shah等 | 接受 | 中 |
| 锥形螺丝骨皮质(1.6 mm×6 mm)密度越高,MIT越高 | Hung等 | 接受 | 中 |
| 锥形螺丝松质骨(1.2 mm×7 mm, 1.3 mm×7 mm, 1.4 mm×7 mm, 1.5 mm×7 mm and 1.6 mm×7 mm)密度越高,MIT越高 | Chen等 | 接受 | 中 |
| 直槽圆柱形螺丝(1.45 mm×6.5 mm)在骨皮质2.0 mm中比4.0 mmMIT高 | Yun等 | 接受 | 中 |
| 螺旋槽圆柱形螺丝(1.45 mm×6.5 mm)在骨皮质2.0 mm中与4.0 mmMIT相同 | Yun等 | 接受 | 中 |
| 植入程序相关因素 | | | |
| 1.6 mm×6 mm锥形螺丝MIT:无导孔>1 mm导孔>1.4 mm导孔 | Hung等 | 接受 | 中 |
| 锥形或者圆柱形螺丝(1.45 mm×7 mm)无导孔比1.5 mm和3 mm导孔MIT高 | Cho and Baek等 | 接受 | 中 |
| 锥形或者圆柱形螺丝(1.45 mm×7 mm)1.5 mm导孔比3 mm导孔MIT高 | Cho and Baek等 | 接受 | 中 |
| 1.45 mm×7 mm的锥形和圆柱形螺丝1.5 mm导孔间MIT无差异 | Cho and Baek等 | 接受 | 高 |
| 1.45 mm×7 mm的锥形和圆柱形螺丝3 mm导孔间MIT无差异 | Cho and Baek等 | 接受 | 高 |
| 表面处理过的圆形植入物(1.8 mm×6.5 mm)的机械钻孔和手动钻孔MIT相同 | Cho等(NS) | 接受 | 中 |
| 总计 | 53条相关文献 | 44条接受 | 41中,3高 |
| MIT:最大力偶矩 | | | |

（六）总结

该案例主要介绍了GRADE在生物材料领域基础研究中的初步应用。由于目前GRADE在该领域的应用较少，且方法学存在一定的局限性，因此在案例选择方面存在一定的制约。该案例属于定性系统评价，可能使用CERQual工具针对每一类解决指标进行整体评价更为合理。由于材料领域基础研究的特殊性，GRADE工具的使用还需要方法学方面的支持和完善。

## 第五节　基础医学领域应用GRADE的局限性和挑战

### 一、基础医学领域应用GRADE的局限性

在基础医学领域系统评价中应用GRADE可能有以下几点局限性：

1. 传统临床研究领域应用GRADE通常用来回答类似“A或者B是否可以应用于×病的治疗”或者“A治疗×病的疗效和安全性”这样的问题。而在基础医学领域，干预措施可能作为一种暴露因素，如“携带有A基因型的人群较B基因型人群患有×疾病的风险高”。而且，在原始基础研究中，研究场景可能更加复杂，比如评价A药物对×细胞的作用机制。此时，干预因素除了A药物本身的作用机制外，还可能引入时间因素（时间-反应）和剂量因素（剂量-反应）的作用。此时，可能更需要系统评价制定者或者研究者定义更明确具体的基础问题。

2. 在原始研究风险偏倚评估方面，基础研究方面的方法学评价工具较少，可能会影响GRADE的推广。但无论使用何种风险偏倚评价工具评价原始研究，原始研究间的偏倚风险高低是相对的，此时就需要研究者从总体上把握合并研究的证据质量和最终结论的信心程度。

3. 基础医学领域涉及基因、蛋白、分子、动物等多个研究层次，因此间接性可能是基础医学研究系统评价中的主要降级因素。基因水平受环境和遗传背景的影响，因此将研究结论推广至其他人群或者全部人群中时需要保持谨慎的态度。细胞系的建立可以为基础医学研究提供良好、稳定的细胞工具，但基于细胞系的研究结果可能与原代细胞的结果存在差异，因此将同一生物学机制在不同种类细胞间进行推广时同样要保持谨慎的态度。虽然龋齿类动物与灵长类动物存在较大差别，但在不同类型基础医学研究中发挥的作用不同，提供的证

据水平不同。并非高等动物实验的结果一定比低等动物实验的结果可靠，比如，在药物安全性评价中，基于小鼠的研究结果比灵长类动物可靠，这是因为鼠与人具有近似的遗传背景。而在生物力学的基础医学研究中，灵长类动物的结果可能比龋齿类动物的结果能够提供更加可靠的结论。这是因为灵长类动物机体的生物力学特征更加接近于人。因此，我们在基于对基础医学研究系统评价的证据体做出判断时要考虑研究的目的和特征以及研究对象与人的差异性。

4.发表偏倚可能是基础医学研究领域存在的共性问题。传统的科学观认为实验的可重复性是自明和不可或缺的，可重复的原则是科学事实成立的重要判据，是科学确定性、普遍性的奠基石。近年来有学者对高影响力杂志上发表的基础医学研究进行过调查，结果显示可重复的研究结果只占不到30%。可见，基础医学研究的可重复性差可能是增加发表偏倚的主要因素。阳性结论的原始研究易于发表，而阴性结论的研究很难发表，这就使得很多有意义的阴性结论研究不被人们所知，而已发表的阳性结论研究因为实验本身的技术条件以及环境特点，使得很难被重复。因此，在对基础医学研究系统评价进行证据评价时，在发表偏倚方面如何降级，降多少，以及现有研究给我们的可信度仍然是尚待解决的问题。

5.GRADE系统在基础医学研究领域的传播水平不足。目前基础医学研究的系统评价数量远远少于临床研究的系统评价，在已发表的基础医学研究系统评价中应用GRADE方法的研究少之又少。这可能与GRADE的起源与传播有关，未来在基础医学研究领域不仅要重视系统评价的发表更应该重视GRADE的应用。我们要始终明确的是，系统评价的目的不是描述性地综述现有的证据，而是要通过基于证据的质量评价给予基础科研工作者、临床工作者甚至临床决策者方向性的指引。

## 二、基础医学领域应用GRADE的挑战

未来GRADE在基础医学领域的应用，所面对的挑战以及需要迫切解决的问题包括以下几方面：

1.建立或完善方法学评价体系。通过评价及整合来自分子水平、细胞水平以及动物水平的证据，建立基础研究与健康体系、基础研究与循证决策、基础研究与临床转化的途径和方法学体系。

2.在干预或暴露与疾病具有明确相关性的领域，是否可以通过GRADE方法评价现有基础研究领域的证据，从而减少暴露或干预对人群的影响。

3.在基础医学研究领域中，积极发挥GRADE从证据到决策的作用，正确指导临床试验。在重大疾病或罕见病暴发中，发挥GRADE在基础医学研究系统评价中从证据到推荐的作用，为临床决策和指南制定提供依据。

4.通过GRADE工具的使用可以避免基础医学研究领域资源的过度集中，更好地分配科研资源，提高科研投入的经济效益。

5.GRADE在基础医学研究系统评价中的应用尚处于起步阶段，仍需要方法学家、基础科研工作者、临床医生等多学科团队完善其方法学体系。

（邢　丹　陈耀龙　陈　昊）

## 参考文献

1. Bastian H, Glasziou P, Chalmers I. Seventy-five trials and eleven systematic reviews a day: how will we ever keep up[J]. PLoS Med, 2010, 7（9）: e1000326.

2. Atkins D, Best D, Briss P A, et al. Grading quality of evidence and strength of recommendations[J]. BMJ, 2004, 328（7454）: 1490.

3. Guyatt G H, Oxman A D, Schünemann H J, et al. GRADE guidelines: a new series of articles in *the Journal of Clinical Epidemiology*[J]. J Clin Epidemiol, 2011, 64（4）: 380-382.

4. 陈耀龙, 李幼平, 杜亮, 等. 医学研究中证据分级和推荐强度的演进[J]. 中国循证医学杂志, 2008, （02）: 127-133.

5. Guyatt G H, Oxman A D, Kunz R, et al. GRADE:什么是“证据质量”?为什么它对临床医生重要[J]. 中国循证医学杂志, 2009, 9（02）: 133-137.

6. Balshem H, Helfand M, Schünemann H J, et al. GRADE guidelines: 3. Rating the quality of evidence[J]. J Clin Epidemiol, 2011, 64, （4）: 401-406.

7. Guyatt G H, Oxman A D, Kunz R, et al. GRADE:从证据到推荐[J]. 中国循证医学杂志, 2009, 9（03）: 257-259.

8. 陈耀龙, 姚亮, Norris S等. GRADE在系统评价中应用的必要性及注意事项[J]. 中国循证医学杂志, 2013, 13（12）: 1401-1404.

9. Gülmezoglu A M, Chandler J, Shepperd S, et al. Reviews of qualitative evidence: a new milestone for Cochrane[J]. Cochrane Database Syst Rev, 2013,（11）: ED000073.

10. 黄崇斐, 拜争刚, 吴淑婷, 等. 定性系统评价的撰写方法介绍[J]. 中国循证医学杂志, 2015, 15（09）: 1106-1111.

11. Hynes K, Bright R, Proudman S, et al. Immunomodulatory properties of mesenchymal stem cell in experimental arthritis in rat and mouse models: A systematic review[J]. Semin Arthritis Rheum, 2016, 46（1）: 1–19.

12. Lewin S, Glenton C, Munthe- Kaas H, et al. Using qualitative evidence in decision making for health and social interventions: an approach to assess confidence in findings from qualitative evidence syntheses （GRADE–CERQual） [J]. PLoS Med, 2015, 12（10）: e1001895.

13. WHO Recommendations: Optimizing Health Worker Roles to Improve Access to Key Maternal and Newborn Health Interventions through Task Shifting[M]. Geneva: World Health Organization, 2012.

14. Ibbotson T, Grimshaw J, Grant A. Evaluation of a programme of workshops for promoting the teaching of critical appraisal skills[J]. Med Educ, 1998, 32（5）: 486–491.

15. Toews I, Booth A, Berg R C, et al. Further exploration of dissemination bias in qualitative research required to facilitate assessment within qualitative evidence syntheses[J]. J Clin Epidemiol, 2017, 88: 133–139.

16. Wingstrand V L, Grönhöj L C, Jensen D H, et al. Mesenchymal Stem Cell Therapy for the Treatment of Vocal Fold Scarring: A Systematic Review of Preclinical Studies[J]. PLoS One, 2016, 11（9）: e0162349.

17. Wei D, Tang K, Wang Q, et al. The use of GRADE approach in systematic reviews of animal studies[J]. Journal of Evidence–Based Medicine, 2016, 9（2）: 98 – 104.

18. Krauth D, Woodruff T J, Bero L. Instruments for assessing risk of bias and other methodological criteria of published animal studies: a systematic review[J]. Environ Health Perspect, 2013, 121（9）: 985–992.

19. Hooijmans C R, Rovers M M, de Vries RB, et al. SYRCLE's risk of bias tool for animal studies[J]. BMC Med Res Methodol, 2014, 14: 43.

20. Charan J, Kantharia N D. How to calculate sample size in animal studies[J]. J Pharmacol Pharmacother, 2013, 4（4）: 303–6.

21. Sena E S, van der Worp H B. Publication bias in reports of animal stroke studies leads to major overstatement of efficacy[J]. PLoS Biol, 2010, 8（3）: e1000344.

22. Stockman L J, Bellamy R, Garner P. SARS: systematic review of treatment

effects[J]. PLoS Med, 2006, 3（9）: e343.

23. Vissers G, Soar J, Monsieurs K G. Ventilation rate in adults with a tracheal tube during cardiopulmonary resuscitation: A systematic review[J]. Resuscitation, 2017, 119: 5-12.

24. Chen Z, Xu L, Ye X, et al. Polymorphisms of microRNA sequences or binding sites and lung cancer: a meta-analysis and systematic review[J]. PLoS One, 2013, 8（4）: e61008.

25. Meursinge R R, Ronchi L, Ladu L, et al. Insertion torque and orthodontic mini-implants: a systematic review of the artificial bone literature[J]. Proc Inst Mech Eng H, 2013, 227（11）: 1181-1202.

附录

# 中英文名词对照

(按汉语拼音字顺排列)

| 中文 | 英文全称,缩写 |
|---|---|
| 暴露偏差偏倚 | Bias due to deviations from intended interventions |
| 比值比 | Odds ratio,OR |
| 标准化的均差 | Standardized mean difference,SMD |
| 病例对照研究 | Case control study |
| 病例系列 | Case series |
| Cochrane临床对照试验中心注册库 | Cochrane Central Register of Controlled Trials,CENTRAL |
| Cochrane协作网偏倚风险评估工具 | Cochrane Collaboration's tool for assessing risk of bias |
| Cochrane系统评价资料库 | Cochrane Database of Systematic Reviews,CDSR |
| Cochrane效果评价文摘库 | Cochrane Database of Abstracts of Reviews of Effects,DARE |
| Cochrane方法学注册库 | Cochrane Methodology Register,CMR |
| 传统文献综述 | Traditional Review |
| 单病例数据系统评价/Meta分析的优先报告条目 | Preferred Reporting Items for Systematic Reviews and Meta Analyses for Individual Patient Data,PRISMA-IPD |
| 单核苷酸多态性 | Single nucleotide polymorphisms,SNP |
| 单链构象多态性 | Single Strand Conformation Polymorphism,SSCP |
| 定性系统评价证据的分级工具 | Confidence in the Evidence from Reviews of Qualitative Research,CERQual |

续表

| | |
|---|---|
| 队列研究 | Cohort study |
| 二次研究证据 | Secondary research evidence |
| 非随机对照试验 | Non-Randomized Controlled Trials, non-RCTs |
| 非随机干预研究偏倚风险评估工具 | Risk of Bias in Non-randomized Studies - of Interventions, ROB-INS-I |
| 风险比 | Hazard ratio, HR |
| 符合方案集分析 | Per-protocol, PP |
| 干预/暴露分类偏倚 | Bias in classification of interventions |
| 个案报道 | Case reports |
| 公平性系统评价/Meta分析的优先报告条目 | Preferred Reporting Items for Systematic Reviews and Meta Analyses for Equity, PRISMA-Equity |
| 固定效应模型 | Fixed effect model |
| 国际前瞻性系统评价注册库 | International prospective register of systematic review, PROSPERO |
| 国家生物技术信息中心 | National Center for Biotechnology Information, NCBI |
| 哈迪-温伯格平衡 | Hardy-Weinberg Equilibrium, HWE |
| 核苷酸切除修复 | Nucleotide excision repair, NER |
| 横断面调查 | Cross-sectional study |
| 环境基因组计划 | Environmental Genomic Project, EGP |
| 灰色文献 | Grey literature |
| 混杂偏倚 | Bias due to confounding |
| 基因多态性 | Genetic polymorphism |
| 加权均差 | Weighted mean difference, WMD |
| 剪补法 | Trim and fill method |
| 检索过滤器 | Search filters |

**续表**

| 交叉试验 | Cross-over trial |
|---|---|
| 结局测量偏倚 | Bias in measurement of outcomes |
| 聚合酶链式反应 | Polymerase Chain Reaction, PCR |
| 均差 | Mean difference, MD |
| 科学引文索引 | Science Citation Index, SCI |
| 科技会议文献引文索引 | Conference Proceedings Citation Index-Science, CPCI-S |
| 拉贝图 | L'Abbé plot |
| 连接酶链反应 | Ligase chain reaction, LCR |
| 临床对照试验 | Controlled clinical trials, CCT |
| 漏斗图 | Funnel plot |
| 率差 | Risk difference, RD |
| Meta分析 | Meta analysis, MA |
| Meta回归 | Meta regression |
| MeSH转换表 | MeSH Translation Table |
| 美国国立医学图书馆 | National Institutes of Health, NLM |
| 美国国家生物技术信息中心 | National Center for Biotechnology Information, NCBI |
| 美国医疗保健研究与质量局 | The Agency for Healthcare Research and Quality, AHRQ |
| 美国疾病预防控制中心 | Centers for Disease Control, CDC |
| 免疫蛋白印迹 | Western blotting, WB |
| 描述性研究 | Descriptive study |
| 敏感性分析 | Sensitivity analysis |
| 纽卡斯尔-渥太华量表 | The Newcastle-Ottawa Scale, NOS |
| 评估风险比 | Hazard ratio, HR |

续表

| | |
|---|---|
| Q-Q 正态分位图 | Q-Q normal plot |
| 期望方差 | O-E and Variance |
| 人类白细胞抗原 | Human leukocyte antigen, HLA |
| 人类基因组变异协会 | Human Genome Variation Society, HGVS |
| 人类基因组流行病学导航 | Human Genomic Epidemiology Navigator, HuGE Navigator |
| SYRCLE 动物实验风险评估工具 | SYRCLE's risk of bias tool for animal studies |
| 森林图 | Forest plot |
| 生存率 | Overall survival, OS |
| 社会科学引文索引 | Social Sciences Citation Index, SSCI |
| 社会科学以及人文科学会议文献引文索引 | Conference Proceedings Citation index-Social Science & Humanalities, CPCI-SSH |
| 受试者/参与者选择偏倚 | Bias in selection of participants into the study |
| 数据缺失偏倚 | Bias due to missing data |
| 水醇浸膏 | Hydroalcoholic extract |
| 水提物 | Fruit aqueous extract |
| 随机对照试验 | Randomized Controlled Trials, RCTs |
| 随机效应模型 | Random effect model |
| 体外实验/试管内实验 | In vitro studies/ experiments |
| 体内实验 | In vivo studies/experiments |
| 推荐分级的评估、制定与评价 | Grades of Recommendations Assessment, Development and Evaluation, GRADE |
| 网状 Meta 分析 | Network meta-analysis |
| 网状 Meta 分析的优先报告条目 | Preferred Reporting Items for Systematic reviews and Meta Analyses for Network Meta analysis, PRISMA-NMA |

续表

| | |
|---|---|
| 卫生技术评估数据库 | Health Technology Assessment Database,HTA |
| 无进展生存期 | Progression-free survival,PFS |
| 无疾病生存率 | Disease-free survival, DFS |
| 系统评价 | Systematic reviews,SRs |
| 系统评价/Meta分析的优先报告条目 | Preferred Reporting Items for Systematic reviews and Meta-Analyses,PRISMA |
| 系统评价/Meta分析研究方案的优先报告条目 | Preferred Reporting Items for Systematic reviews and Meta Analyses for Protocol,PRISMA-Protocol |
| 系统评价/Meta分析摘要的优先报告条目 | Preferred Reporting Items for Systematic reviews and Meta Analyses for Abstracts,PRISMA-Abstracts |
| 限制性片段长度多态性 | Restriction Fragment Length Polymorphism,RFLP |
| 相对危险度 | Risk ratio,RR |
| 信号问题 | Signalling questions |
| 星状图 | Radial plot |
| 胸苷酸合酶 | Thymidylate synthase, TS |
| 叙述性文献综述 | Narrative Review |
| 选择性报告偏倚 | Bias in selection of the reported result |
| 亚组分析 | Subgroup analysis |
| 研究方案 | Protocol |
| 研究人员及投稿人的公开资料库 | Open researcher and contributor ID repository,ORCID |
| 乙醇萃取物 | Ethanolic extract |
| 遗传关联研究 | Genetic association study |
| 一般倒方差 | Generic Inverse Variance |
| 艺术与人文科学引文索引 | Arts & Humanities Citation Index,A&HCI |

续表

| | |
|---|---|
| 意向性分析 | Intention-to-treat analysis，ITT |
| 影响分析 | Influence analysis |
| 英国国家卫生服务系统卫生经济学评价数据库 | NHS Economic Evaluation Database，EED |
| 英国国家健康与临床优化究所 | The National Institute for Health and Care Excellence，NICE |
| 原始研究证据 | Primary research evidence |
| 约克大学证据评价与传播中心 | Centre for Reviews and Dissemination，CRD |
| 中国生物医学文献数据库 | China Biology Medicine disc，CBM |
| 重症急性呼吸综合征 | Severe acute respiratory syndrome，SARS |
| 着色性干皮病基因D | Xeroderma pigmentosum group D，XPD |
| 自身前后对照试验 | Before-after study in the same patient |
| 总生存率 | Overall survival，OS |
| 最优信息样本量 | Optimal information size，OIS |